本书由国务院侨务办公室立项、彭磷基外招生
人才培养改革基金资助出版

环境生理学

Environmental Physiology

主　　编　刘洁生　朱伟杰　王子栋

编　　者（以姓氏笔画为序）

王子栋　暨南大学医学院生理学系
王玉霞　暨南大学第一临床医学院妇产科
王立伟　暨南大学医学院生理学系
王跃春　暨南大学医学院生理学系
朱伟杰　暨南大学生命科学技术学院生殖免疫研究所
刘洁生　暨南大学生命科学技术学院生物工程学系
杨维东　暨南大学生命科学技术学院生物工程学系
何斯纯　暨南大学医学院生理学系
陈丽新　暨南大学医学院药理学系

科学出版社
北　京

内 容 简 介

本书是我国第一本环境生理学教材,较系统地介绍了环境因素和机体功能的关系。全书共11章,内容包括绪论,体液、离子和渗透,机体水平衡与渗透压调节,循环系统,环境因素对呼吸系统的影响,代谢与能量供应,环境与人体体温,环境对神经系统的影响,环境与运动系统,环境因素对生殖系统的损伤效应,环境因素对胎儿发育的损伤效应。

本书可供医学院校、综合性大学、师范院校的本科生作为教材或教学参考书,并可供有关专业的研究生、教师及研究人员参考。

图书在版编目(CIP)数据

环境生理学 / 刘洁生,朱伟杰,王子栋主编. —北京:科学出版社,2011.12

ISBN 978-7-03-032965-3

Ⅰ. 环…　Ⅱ. ①刘…　②朱…　③王…　Ⅲ. 环境生理学　Ⅳ. R339.5

中国版本图书馆CIP数据核字(2011)第252359号

责任编辑:秦致中 / 责任校对:林青梅

责任印制:徐晓晨 / 封面设计:范璧合　朱芸菲

科学出版社出版

北京东黄城根北街16号

邮政编码:100717

http://www.sciencep.com

北京凌奇印刷有限责任公司印刷

科学出版社发行　各地新华书店经销

*

2011年12月第　一　版　　开本:787×1092　1/16

2019年 1 月第十一次印刷　　印张:14

字数:332 000

定价:98.00元

(如有印装质量问题,我社负责调换)

前　言

环境科学是研究人和环境之间相互关系的科学，是新兴的跨学科的综合性学科。它涉及自然科学、医学、社会科学和技术科学等不同的领域。环境生理是研究环境因素与机体功能关系的科学。环境因素影响着人类生存和机体的功能，但是环境经过人类不同程度的加工改造，形成了新环境，又影响着人类的生存和机体的功能，所以说环境与人类生活质量和健康有着密切的关系。

自从 1975 年贝尔格莱德(Belgrade)环境教育会议以来，环境科学教学与研究取得了重要进展。由于环境因素影响机体的复杂性，对从事环境科学学习的学生和工作人员来说，迫切需要恰如其分地介绍环境生理学入门的书籍。本书的目的就是为教学需要而编写的，在符合生物医学院校入门需要的水平上阐述环境因素和机体功能的关系。全书共 11 章，前四章是总论的内容，后七章为各论。每章列出了主要参考文献，以供读者进一步查阅。

在本书编写过程中得到了暨南大学校院领导的大力支持，并由国务院侨务办公室立项，彭磷基外招生人才培养改革基金资助，在此表示深切的谢意。由于目前环境生理学尚处于萌芽阶段，编写内容的深度及广度方面缺乏经验，加之编者水平所限，可能在多方面存在不足和问题，我们诚挚地希望广大读者给予指正和批评。

编　者

2011 年 10 月 16 日于暨南园

目　录

第一章 绪 论

人类生存的环境是由陆地、水体和大气中形形色色的运动着的物质组成的，形成各式各样的生境(habitat)，影响着人类机体的各种功能，因此我们应该研究和了解环境生理，揭示环境影响机体功能变化的规律性，从而更深刻地认识生命的过程。

一、环境生理学的概念和研究对象

环境生理学是研究环境因素与机体功能关系的科学。因为生命现象是内外环境的反映，机体功能的形成、发展、衰老和疾病都与环境作用有密切关系，所以环境生理学在研究不同生境栖息地挑战条件下的功能活动具有重大意义。

机体正常功能活动是在内外环境作用下进行的，所以机体的功能在一种环境中是正常的，但并不意味着在另种环境中也是正常的。举例来说，人在平原中机体的功能活动是正常的，如果把人送到高山上去，那么机体的功能活动和精神表现都要产生变化，容易激动、发怒，情绪波动。但是人类对环境的适应又是惊人的。人类可以在高达海平面以上 8844 米的珠穆朗玛峰生活，这是喷气式飞机的巡航高度。在最高顶峰温度大约是－40℃，稀薄的低气压供给的氧气只是海平面的 1/3，而且相对湿度是零。另外更重要的是环境对新陈代谢的影响，因为生命的基础是新陈代谢，即机体与环境必须不断地进行着物质和能量的交换。这是机体生存和保持机体生命特征的必需条件。周围环境的每一变化，只要它达到足够的强度，就能影响机体内所进行的复杂的各式各样的代谢过程。既然所有的机能，即所有的生命现象都是与新陈代谢过程密切相关的，因此在新陈代谢过程中发生的任何变动都会引起机体机能状态的改变，或机体某一单独器官相应的反应。实质上，人的行为都是由外界环境的影响而引起的，所以说生理学不只是研究机体的内在功能，而环境与机体功能的关系也是研究的对象。

机体从环境中摄取生命所必需的物质，通过合成代谢形成细胞和组织的各种组分，通过分解代谢释放能量保证正常生命活动所需的能量，并且将分解产物排泄到体外环境中，为其他生物所利用，形成生物群落和生存环境之间的生态系统。

二、环境生理学的任务和研究内容

环境生理学是生理学的重要分支，它的任务是研究人和动物对正常或异常环境产生功能变化的规律，从而有针对性地采取各种措施，减少或消除不利环境因素对人和动物的影响，为改善环境质量，创造良好的环境提供科学依据。

环境生理学涉及的研究范围相当广泛，主要有：一般生境条件下机体的功能活动；不同环境对机体功能的影响，如光、高温、低温、磁作用、气候变化、水下环境、高空、高山、水污染和空气污染等对人和动物功能的影响。

三、环境的意义

环境的概念可以从不同的角度来界定，从化学热力学的观点来看，一个系统作为研究的对象，该系统以外和系统相关联的部分则称之为环境。举例来说，一个烧杯中有血液加入氯化钠

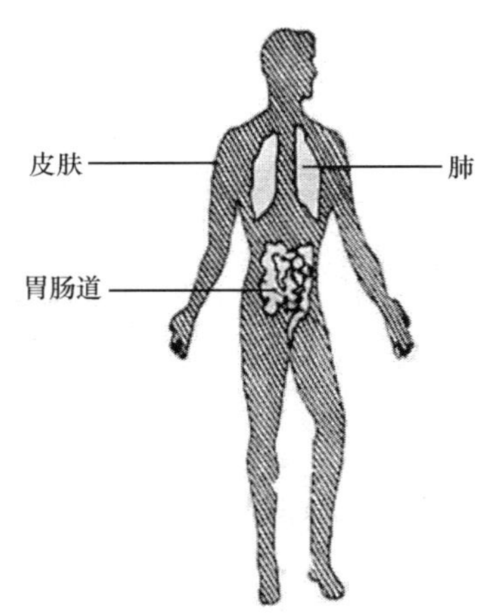

图 1-1 机体内外环境的屏障

生理盐水而稀释，这个烧杯中的血液和氯化钠生理盐水的混合液称之为系统，此混合液以外的部分则称之为环境。

从生物学的角度来看，环境是作用于生物体或生态群落并最终决定其形态和生存的物理、化学和生物等因素的综合体。从人体的观点来看则存在着两个环境：一个在体内，一个在体外。把两个系统分开的是三个保护性屏障：皮肤、胃肠道和肺中的膜系。皮肤保护身体免受外界污染物所造成的损害；胃肠道保护身体内部不被食物消化后不利身体的代谢物所伤害；肺内的膜系不被吸入的有害粒子所损伤(图 1-1)。通过这些屏障使机体功能保持稳态。

虽然屏障提供了身体的保护作用，但是这些屏障在一定的条件下都是很脆弱的。污染物可通过分解由皮脂腺所分泌的蜡膜层经过皮肤而进入身体内部。胃肠道是三个屏障中最大的一个，具有最大的表面积。当其受到可溶性的化合物便特别脆弱而易损，污染物可以很容易被吸收，摄入体内细胞中。但是身体也具有保护胃肠道的机制，可将不要的物质通过口腔呕吐出去，或经过粪便排出体外(例如腹泻情况就是如此)。在空气中存在着一些可被吸入的悬浮物质，吸入后可沉积在肺中。如果悬浮物是可溶性的则可被吸收。保护肺脏的机制则具有简单的咳嗽和具有吞噬作用的巨噬细胞将其清除，排除异物(表 1-1)。

表 1-1 体内外之间主要屏障的特征

屏障	面积		厚度		重量		每日接触物质量	
	m^2	ft^2	μm	in	μg	lb	kg	lb
皮肤	2	21	100	4×10^{-3}	12～16	30	易变，不确定	
消化道	200	2150	10～12	4×10^{-4}	7	15	3～4	$6\frac{1}{2}$～9
肺	140	1500	0.2～0.4	1×10^{-5}	0.8	0.92	24	50

体外环境是自然环境，它可分为原生环境和次生环境。原生环境是指天然形成的环境，没有受到人为活动的影响而形成的自然环境。人为活动影响下的自然环境称为次生环境，它们对人体功能都产生重要影响。

从另一种观点来看人类的环境，又可分为“个人环境”和“工作环境”。这两个环境相比较是不同的。个人环境是一个可控制的环境，而工作或周围环境基本上是不可控制的，因为工作或室外环境是高度可变，易产生影响的。个人环境受到饮食、性活动、运动、烟草的应用、药物和酒精，以及更多因素的影响。表 1-2 综合了工业化社会中这些因素对癌症发生的评估。个人环境和生活方式，这种属于个人的因素在癌症发病或死亡中约占 70%或更多。工作或

表 1-2 各种因素在癌症发病和死亡中的评估百分数

风险因素	评估百分数
烟草	30
饮食/肥胖	30
少动的生活方式	5
职业性因素	5
癌症家族史	5
病毒或生物因素	5
生殖因素	3
酒精	3
社会经济状况	3
环境污染	2
电离作用/紫外线辐射	2
药物	1
盐类及食物添加剂及污染物	1

周围的环境一般认为有三种形式:气体、液体和固体。其中每一种形式都可被污染,人类可与这三种形式的环境相互作用(图 1-2)。具有悬浮微粒和毒性气体可释放到大气中;污水和液体的废弃物则被排放到水中;固体废弃物,特别是塑料和有毒化合物则沉积到陆地上,这些周围环境的不利因素无疑对机体的功能产生重要影响。

对人类来说,日益增加重要性的另一个环境是大都市的环境,即所谓城市环境。城市环境非常重要的原因之一是现在大约世界人口的一半居住在中心城市(图 1-3)。据估计在 2030 年左右居住在城市的人口数量还要增加大约 30%。这种情况主要发生在发展中国家。令人不安的是在整个世界中城市环境的生活质量在下降。许多城市噪声、拥挤、空气污染,卫生不良,野生动植物的生境缩小,人工沟渠、溪流、沼泽被填塞,蓄水层被耗损而减少,中心城市的热岛(heat island)效应。增加制冷的费用和污染物的浓度,对人类机体的功能活动都可能产生近期和远期的影响。

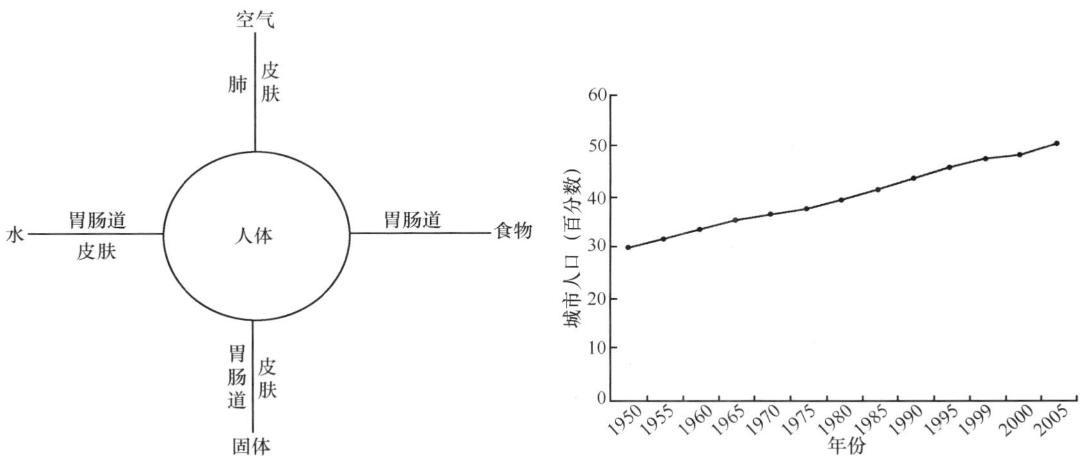

图 1-2 气体、液体和固体环境影响人体的途径

图 1-3 生活在城市中世界人口逐年增加的百分数

四、适应的作用

人体是一个独立生存非共生的机体,他能够到处运动和在各种各样的自然环境中生存。因此人类居住的生境可从西伯利亚的冻土地带和尼泊尔的高山,到南美亚马孙河热带雨林和中东的沙漠。人类生存依从于环境,受到环境的影响,机体通过适应能够在多样化的外界条件下生存。

适应是生物学中一个中心的概念,是使机体适应于不断变化的客观条件而需要的一种机制,往往是通过变异、竞争和选择过程进行的。首先适应可描述为由于选择作用的结果而在机体中形成所观察到的特征。例如,血液中血红蛋白的存在可以说是适应于使血液运输更多氧气的需要。

适应也可描述为自然选择调整对影响机体特征编码基因的过程。例如在种群中增加血红蛋白的浓度可以看做是对潜在低氧(hypoxic)环境的适应。进化适应和自然选择往往认为是同一过程。适应过程包括变异性、重复性、遗传性、竞争性和选择性。从这种意义上来看,适应在正常条件下是发生极为缓慢的过程。要经数百代、数千代才能得出稳定的特征,而且通常是不可逆转的。当然在人为干扰条件下也有可能很快的发生适应。

适应也可用于描述对环境变化而发生短时程代偿性的作用。常常用顺应这一术语来表示这种现象。当机体面对环境的变化时，在正常条件下往往会表现出三种不同水平的反应：避开、顺应或调节。它可以选择其中一种或不同的结合方式进行适应。避开（avoidance）主要是从不利的环境中避开的某些机制，进入能适应生存的地域，这是一种行为上的活动。顺应（acclimation）是机体内部状态来符合外部条件的变化，即是耐受（tolerating）。调节（regulation）是通过调节系统使机体内环境中的某些功能状态接近原初或“正常”水平。图 1-4 比较了顺应和调节的一般形式。顺应主要是适应外部条件，调节是将体内功能过高或过低调整到平衡状态。但是应当强调顺应和调节都不是绝对的，而有一定的限度，没有绝对完全的顺应和绝对完全的调节。举例来说，对体液低盐渗透压的调解，是使体液不致过度稀释，以免细胞过度肿胀，但当无力对太低渗透压进行调节时，进而成为顺应作用。对氧气和体温调节也都具有这种情况。而且有时适应是一种混合反应，既有避开，同时进行顺应和调节。

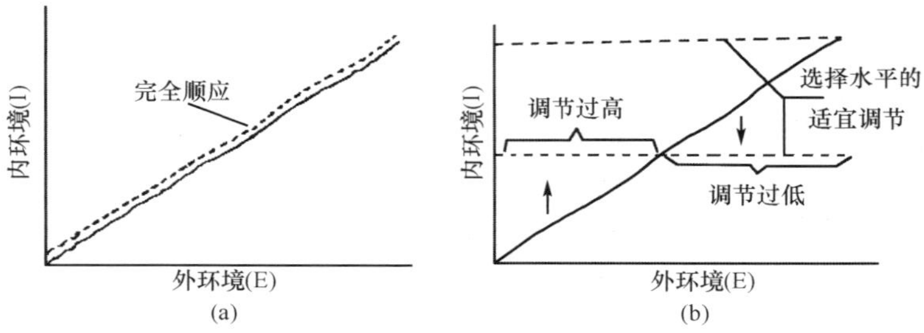

图 1-4　内环境（I）和外环境（E）之间的关系：表明顺应（a）和调节（b）的基本原理

五、不同环境中体积和功能的比率关系

由于环境的影响，有生命机体的体积有相当大的范围。最小的生命体是病毒（viruses），它只含有遗传物质，所有其他的功能都是由宿主细胞所保证的。支原体（mycoplasma）也称为类菌质体（pleuropneumonia-like organism），其重量稍大一点，小于 0.1pg。它是能够独立生存的最小质体，并可在人工培养基中繁殖。从体积大的方面来看，现今生存的最大哺乳动物是海中的蓝鲸，其重量超过 100 000kg。陆地上的非洲大象重量是 5000kg 左右。每一种群的体积都有其大小的范围，这主要取决于环境影响而形成的个体固有的性质。某些门类的不同种群动物在体积方面也有很大的变异。例如苔藓虫门或扁形动物门（Bryozoa or Platyhelminthes）含有很多种类群体，但其体积具有 2～3 个数量级的变异。哺乳动物最小的是鼩鼱（尖鼠：一种食小虫的哺乳动物，类似老鼠，但有长而尖的口鼻，小眼睛和小耳朵），完全长大时其重量大约只有 1 克。这和蓝鲸相比大约有亿万倍之差（表 1-3）。

表 1-3　某些动物和人体大小的范围

机体	质量（估计）(g)	标定单位	机体	质量（估计）(g)	标定单位
支原体（类菌质体）	10^{-13}	<0.1pg	鼩鼱（小尖鼠）	10^{0}	1g
典型细菌	10^{-10}	0.1ng	仓鼠	10^{2}	100g
四膜虫	10^{-7}	0.1μg	人类	10^{5}	100kg
轮虫	10^{-4}	0.1mg	象	5×10^{6}	5000kg（5 吨）
蚜虫	10^{-3}	1.0mg	蓝鲸	10^{8}	100000kg（100 吨）
蜜蜂	10^{-1}	100mg			

由于生存环境的关系，机体随着适应而发生体积、结构和功能上的变化。器官的结构和功能随机体大小而发生变化是一种比率效应。当体积质量增加时，器官和组织大小与功能也随之呈比例性的改变是很明显的。一个熟知的例子是脊椎动物体积质量增加而体内的骨骼相应增粗增大，以支持体重和所进行的运动。但是有些情况则采取其他方法适应性的变化进行解决。例如呼吸由简单扩散进行的气体转运，在短距离上效应是快速的，而当体积增加时就受到制约。但是通过对流的方式来解决，或通过气道的面积和循环系统的同时发展来克服体积增大所引起的气体转运的制约。

机体体积大小和组织器官大小的变化是等长性的变化，组织器官随着体积增加而增大。有些情况是异长性的变化，机体体积的增加，组织器官并不一定呈比例的增加。例如，体积增加两倍，并不意味着需要两倍的氧气或双倍的性腺。在不同种系之间虽然体积相同但功能上却有明显的差异。有袋类哺乳动物和真哺乳动物体积大小相同，但前者的基础代谢率通常约低 30%。环境对体积和组织器官功能的比率关系具有重要影响，同样体积的动物在沙漠中生活的其基础代谢率要低得多。这些情况都说明比率效应是与多种因素相关联的。

（王子栋　朱伟杰　刘洁生）

参 考 文 献

达尔文．舒德干等译．2005. 物种起源．北京：北京大学出版社

孔繁翔．2000. 环境生物学．北京：高等教育出版社

孟繁强．2003. 环境毒理学基础．北京：高等教育出版社

Angiletta MJ et al. 2003. Tradeoffs and the evolution of reaction norms. Trends in Research in Ecology & Evolution，18：234-240

Garland T. & Carter PA. 1994. Evolutionary physiology，Annual Review of Physiology，56：579-621

Hochachua KB. & Somero GN. 2002. Biochemical Adaptation：Mechanism and process in physiological Evolution. Oxford：Oxford University Press

London M. 2006. Environment，Health and Sustainable Development

Louw GN. 1993. Physiological Animal Ecology. UK：Longman，Harlow

Marquet PA. & Taper ML. 1998. On size extremes across landmasses. Evolutionary Ecology，12：127-139

Spicer JI. & Gaston KJ. 1999. Physiological Diversity and its Ecological Implication. Oxford：Blackwell science

Storey KB. & Storey JM. (ends)2000. Environmental stressors and Gene Responses. Amsterdam：Elsevier

Vaccri DA. et al. 2005. Environmental Biology for Engineers and Scientists. Wiley-Interscience

Withers PC. 1992. Comparative Animal Physiology Saunders College Publishing. Fort Worth

第二章　体液、离子和渗透

人体中的体液，主要是一种水溶液，如唾液、胃液、肠液、尿液和泪液等都是水溶液。食物的消化吸收、营养物质和气体的运输转化、代谢物的排泄都离不开水溶液，所以水溶液在机体的功能中具有重要作用。

所有的生命体本质上都是一系列相互联结的水溶液。确切地说，水是生命的基础，也是人类的重要环境因素之一。地球上所有的生命过程都是围绕着水这个既普通又奇特的分子而进化的。水构成了机体总体质量的60%～90%。在软体无脊椎动物，这个比例还要大得多；而硬骨动物，具有骨骼质量多的机体比例可能稍小一点。水分布在细胞内液和细胞外液中，细胞内液和细胞外液中的溶质则存在一定的差异。

水不仅是机体的主要构成要素，还具有许多生理作用：

(1) 水是生物机体进行新陈代谢的介质。营养物质和代谢产物以及调节物质的运输都离不开水。

(2) 水具有调节体温的作用，如水的蒸发在高温环境条件下对体内散热起着重要作用。

(3) 水中含有人体生长发育和生理机能所必需的许多化学元素，特别是获得微量元素的重要来源，人在有水饮用情况下，可生存数周，但缺水几天内就可能死亡。

(4) 每个细胞和细胞内的细胞器都需要水达到临界的平衡，以便能够执行固有的功能。水跨细胞质膜进出细胞则伴随着许多生命攸关的现象，例如水跨细胞膜的恒常流动则与不同的离子通道相耦联。在分子水平，分散的水分子或小的水聚集体与维持生物活性大分子，如核苷酸、蛋白质及糖类等构象密切相关。在代谢过程中，水在有关的体内水解、浓缩和氧化还原反应中都是必需的反应物。

本章的重点是论述体液的功能及面对环境的变化如何保持体液正常功能的运作。

第一节　体液中水的作用

一、体液中水的性质和效应

水是体液中的主要溶剂，也是人类面对的重要环境因素之一。由于水分子的构筑特点，所以它有许多重要的性质：

(一) 水分子的结构是角形的

水分子含有两个H原子，以共价键和中心的氧原子相联结，但是由于O原子具有很强的负电性，所以这个键具有离子键的某些特征，水分子表现出偶极效应(dipole effect)。每个H原子荷有轻微的正电荷，O原子荷有双重的负电荷，因此这就扭曲了这个分子，而离开了直线性，使其键角产生了104.5°。H_2O的分子结构如图2-1所示。分子形状呈平面三角形，氧原子居中，键角104.5°，O—H键长0.14nm，使水能轻微的聚积。

(二) 水分子氢键的瞬时性

水分子由于偶极效应，使水能够通过两个氢原子与其他分子形成续发性微弱连接

（氢键）。所以一个水分子能瞬时的和其他两个水分子相联结。一个水分子的氢原子被吸引到其他两个水分子中的氧原子上，这样就产生了具有四面体的三维结构的液体水。但是这种结构是非常短暂的。因为只要 20kJ·mol^{-1} 能量就可以破坏了氢键，对于水分子内的 H—O 共价键则需要 110 kJ·mol^{-1} 的能量才能给以断裂，以致每一个氢键持续时间大约只有 10^{-11}～10^{-10} 秒。

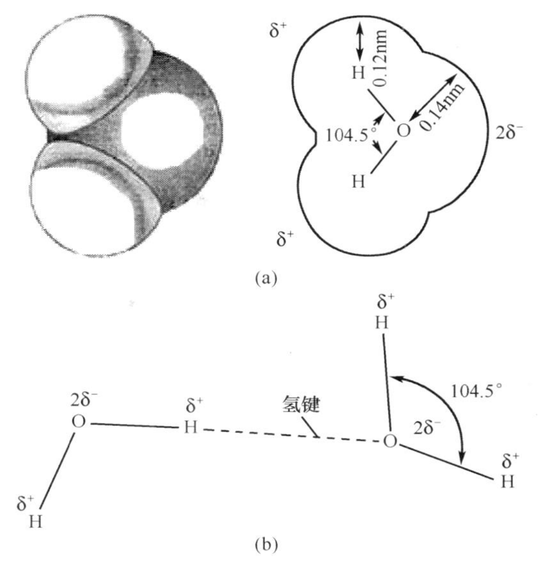

图 2-1　水分子的结构

(a) 水(H_2O)分子的键角与荷电分布；

(b) 临近水分子间氢键的形成

（三）水分子结构的无序性

水作为一种液体，具有无序的结构（图 2-2）。因为具有氢键的水分子迅速运动，常常描述为“闪烁群”的结构，所以是无序的。但由于氢键的结合，水又趋向于聚积状态，所以在 4℃时水有最大的密度。

（四）水分子结构的多形性

水分子在任何瞬间大部分都是和氢键联结在一起的，所以水的熔点和沸点比类似分子（如 NH_3 或 H_2S）都预期要高得多。这就意味着水可以发生固体或气体。但是在地球表面常温条件下通常是液体。在低温 0℃时水形成冰（图 2-2b）显示为晶体状态。冰的结构是氢键形成的结果，主要是偶极性质相互作用形成的。冰具有良好的氢键网络。水的另一种形态是气体，在 100℃水形成水蒸气，它不具有氢键。水的中间态为液体。所以在不同温度条件下水分子的结构是多形性的。

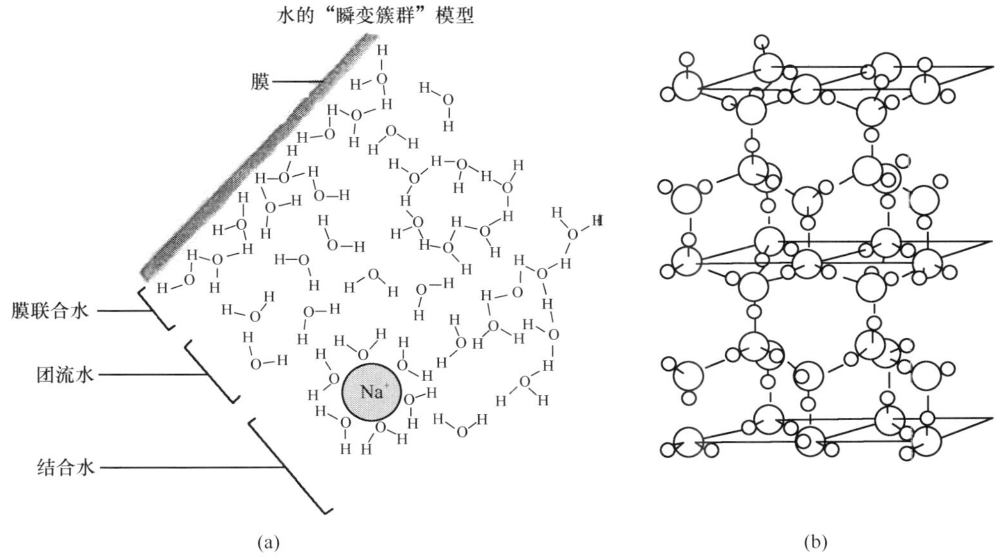

图 2-2　水的结构

(a)细胞内团流水、结合水和膜联合水的图像和结构；(b)冰的结构

（五）水分子氢键具有能量贮存作用

水中的氢键可以作为能量的贮存器(约贮存 20kJ · mol^{-1})。水在低温环境中形成冰的晶体结构,由氢键所联结。当冰溶解时,氢键部分断裂释出溶解潜热(6kJ · mol^{-1})。当水汽化作用时所有的氢键都断裂产生较大的汽化作用潜热(40～44kJ · mol^{-1})。这种性质常被利用作为控制体温的一种方式。

（六）水分子的表面张力作用

水分子内部的联结则引起相当的表面张力,这可以为许多小动物所利用,能够生活在水体的界面上。具有疏水表皮的小动物在池塘和波动的水面支持下可以存活。有些浮游生物借助水的表面张力而产卵,漂浮其上,获得发育。

（七）水的密度和比重

单位体积内所含物质的质量称为密度。在 4℃时纯水的密度为 1 克/厘米^3;海水的密度为 1.03 克/厘米^3 左右。4℃时纯水 1 立方厘米的重量为 1 克,以水为标准,水的比重为 1。同体积的其他物质的重量与水相比,比值大于 1 者为比重大,小于 1 者为比重小。水中溶有盐类或其他物质时,密度增加,比重也相应增加。所以海水的密度和比重较淡水大,海水的比重为 1.03。

了解水的密度和比重有重要意义,因为进入水中的人体或物体会发生浮沉现象。有些在淡水中沉没的物体,在海水中就不容易沉没或根本不沉没。水的密度是不因受压而增加的,体积也不会因受压而缩小。当对水施加压力为常压(一个大气压)的 200 倍时,水的体积缩小一般不超过 1%。所以将水称之为“不可压缩性流体”。人体组织中水占 70%左右,体内物质多溶于水,这样的特性使人体细胞、组织与结构也同样具有“不可压缩性”,保持它固有的形态。

二、水的离子化作用

水具有很小的离子化作用。当水的内部氢键断裂时,可能形成 3 个 H 原子和 1 个水分子中的 O^+ 相结合,或一个 H^+ 与另一个水分子的 O 相结合形成 H_3O^+[水合离子(hydronium)]和 OH^-[羟离子(hydroxyl ions)]。但是水这样的离子化只是很小的一部分。这两个离子的浓度为 10^{-11} mol · l^{-1}。水中所存在的水合离子可以很容易供出多余的质子,进行短距离的运动。这在某些生化反应中有重要的参与作用。水的离子化的性质则产生两个重要的结果:①在化学层面上来看,H_3O^+ 是一个酸,即它可以供出质子,而 OH^- 是一个碱,它能够接受质子。因此水既能以酸又能以碱而起作用。所以它是两性物质(ampholeric)。它能够溶解和中和在水中的荷电基团。这对于溶解的氨基酸和蛋白质是极为重要的。这些物质在水溶液中,它们含有带正电荷的氨基($—NH_3^+$)和带负电的羧基($—COO^-$)。哪一个基团在水中占优势将取决于溶液的酸度。在正常 pH 条件下大多数蛋白质都带净负电荷。②水离子化的另一个结果是其电导极大。因为 H_3O^+ 和 OH^- 离子作为电荷的载体而起作用。纯水的电导极低。但当水中存在任何电解质时,电导都会显著提高。

三、水的溶剂作用

水可以说是万能的溶剂,它可以溶解晶体离子化合物,如 NaCl,由于水分子的偶极效应，能够克服各个 Na^+ 和 Cl^- 离子间的静电吸引作用。任何的离子都可能在水中溶解，虽然某些离子，如碳酸盐(carbonate)和硅酸盐(silicate)只是轻微溶解，因此往往它们却被用于形成生物的背壳和其他永久性的生物结构。水也能溶解非离子和有机化合物，如糖和酒精。因为这些物质也具有极性。水也能与部分极性的分子，如肥皂(油酸钠和有关的化合物)起反应，所以它们被称为"两亲性分子"(amphipathics)。这些物质具有亲水的头和疏水的尾，使溶质分散为极小的滴或胶束(micelle)。只有完全没有极性的分子才很难溶解在水中。由此可见，在活细胞中都利用了这些溶剂的性质。

第二节 水的特点及其对机体的影响

一、水的温度与水下低温对机体的影响

(一) 水的温度

物体升高1℃所需的热量称为热容量，质量为1克的物质升高1℃所需的热量叫做比热。举例来说，纯水升高1℃所需的热量是1卡，水的比热则为1卡/克·度。海水的比热(盐度为20%)则为0.95卡/克·度。空气的比热则为0.24卡/克·度。由于水的比热比空气大，所以水温升高或降低比空气要慢得多。

海水温度升高的主要热源是太阳的辐射热。海水的温度变化是比较缓慢的，但随着海区纬度大小的差异、季节气候不同、日照时间长短以及水的深浅度而变化。

海水深度与海水的温度有一定的关系，由于海水的比热大，太阳辐射只能达到一定深度，所以水的深度不同，海水的温度也不同。一般情况是水温随水的深度增加而降低。水的表层温度较高，中间层较表层要低，而且温度下降急剧，往往深度增加很小，温度下降很大。中间层以下至海底为底层。表层和中间一般10米左右。各层温度以底层较为稳定。在200米的大陆架深度，底层终年保持在3～5℃。表层和中间层因受多种因素的影响，温度变化较大。我国沿海各海区表层水温全年的变化如表2-1所示。

表2-1 我国沿海各海区海水表层温度全年变化情况

海区名称	测量地点		全年各月份表层水温(℃)											
	名称	北纬	1	2	3	4	5	6	7	8	9	10	11	12
黄海	青岛	30°05′	3.1	2.43	3.64	8.28	13.65	18.78	23.21	26.19	24.74	19.35	12.85	5.29
	成山头	37°23′	2.02	2.5	4.4	8.29	12.5	16.21	19.14	23.78	23.55	18.29	14.48	6.5
	大连	38°56′	2.5	1.4	2.3	5.1	9.9	15.6	19.8	23.6	21.8	17.3	10.6	7
东海	舟山	30°01′	14.08	8.3	12.57	16.81	17.25	17.84	21	25	28	24.5	21.4	17.81
	福州、基隆	25°40′	20.5	19.4	19.6	22	24.5	26.5	27.6	26.7	27.2	24.1	23.2	20.7
南海	汕头、高雄	22°37′	21.3	21.2	22.5	25.7	28.03	30.2	29.4	27.6	29.5	27.8	24.1	22.2
	榆林	18°13′	21.2	23.1	25.5	26.9	30.8	30	28.9	29.4	29.1	27.92	25.7	27.8

通常一日之内，海水温度上午常比下午低1℃左右。了解水的温度，对潜水时，尤其是在深度潜水，对水的低温影响机体的功能做好预防，避免受冷是非常重要的。

(二) 水下低温对机体的影响

通常海水的温度都低于皮肤的温度。夏季表层水温比较高，但中间层和底层的水温仍

然较低。在裸体潜水时,皮肤和水直接接触,因为皮肤温度高于水温,因此在潜水过程中,人体的热量将以温差梯度,通过全身与水接触面积,以传导、对流和辐射三种方式向水中散失。

水的导热系数(即单位时间,单位长度内温度降低1℃时单位面积所容许通过的热量)比空气大20多倍,所以在水下身体的热量大部分是以传导方式散失的,与皮肤最接近的一层水分子受皮肤温度作用后便会很快离开,冷的水分就会自由流进来替换,这样往复,便以对流的方式带走身体很多热量。而人在水中以辐射方式散失的热量是很少的。

机体受到寒冷刺激后,主要产生两种生理效应:即增加产热和减少散热,皮肤失热时刺激了冷觉感受器。反射性地增加肌紧张,颤动、组织氧化加速等。此时机体产生的热量,除供给机体活动时所消耗的能量,同时机体还发生一系列减少热量散失的反应,如皮肤血管收缩等。

如果水温过低或在水下停留时间过长,代偿作用不能补偿失去的热量,则出现体温降低现象。由于体温降低,机体代谢率也随之下降,机体在水下活动能力减少。一般机体温度下降到27～29℃时,可失去知觉,降到22℃时,会有生命危险。

在水下工作的人员体温降低后出水,其体温降低的状况,一般要持续2～4小时,然后经过高于正常体温0.5～1.5℃的波动以后,才恢复到正常,如果出水后的人员洗热水澡,喝热的饮品和进行适当的活动等,可使体温恢复较快。在体温恢复之前,不应反复在水下作业。

(三) 水的阻力

机体在水中作业或运动时,要受到水的阻碍,这种阻碍作业或运动的力就是水的阻力。水的阻力大小与水及物体的相对运动速度,物体的形状以及物体与水接触的正面面积大小有关。

当水流动时,尤其流速较快时,作业人员在水下的活动会受到水的阻力影响。如果是逆水前进则阻力更大,如果是顺流也很费力,湍急的水流会使水下作业人员的动作遭到极大困难,甚至不能进行作业。水下作业人员的动作越快,受到的阻力也越大。

水在流动时,机体与水之间存在着摩擦力,同时水与机体表面之间也存在着摩擦力。如人在水下活动,必然要推开一部分水,所以每进行一个动作都会受到水的摩擦阻力的影响。

由此可见,水的阻力对水下作业人员的影响主要有两方面,一方面是妨碍水下作业人员在水下的动作;另一方面作业人员为了克服水的阻力要消耗很多的能量。

(四) 水的浮力和水下工作的稳度

1. 水的浮力

水作用于浸入其中的物体所产生垂直向上的力称之为水的浮力(floating power)。浮力的大小等于被该物体所排开水的重量。当浮力大于物体的重量(正浮力)时,物体上浮;反之,当浮力小于物体的重量(负浮力)时,物体则下沉。负浮力越大,下沉越快,所以物体在水中所受浮力作用的大小,不取决于物体的重量,而是取决于浸入液体中的物体所排开的液体重量(阿基米德定律 Archimedes law)。比重小的物体容易上浮;比重大的物体容易下沉。同时浮力与液体本身的比重有关,比重大的液体其浮力大;比重小的液体其浮力小。前已论述海水的比重大于淡水,故同样的物体在海水中比在淡水中容易漂浮。

了解沉浮的道理,目的在于了解人潜入水下作业后,如何利用沉浮的规律,而获得在水中的行动自由，不发生事故，完成水下作业任务。

在水下作业装备都配有压铅、潜水鞋等压重物，主要是为了增加负浮力，因为穿戴压重的装备，体积的增加大于重量的增加，下水后，排开水的重量会超过身体的重量加上压重的装备重量的总和，形成正浮力，使水下作业人员不致下沉。因此，必须配备重物来抵消正浮力，使其具有一定的负浮力。但是增加的重量要适当，一般是水下作业人员刚能下潜，并保证不致因潜水服装内气体过多而不自由地漂浮上来，压重物不宜过重，因为过重可造成水下作业人员在水下活动困难和容易疲劳。有经验的水下作业人员为了水下活动的需要，则可以有意识地控制负浮力的增减。例如在一定范围内排气超过供气，可以增加负浮力，加速下潜或防止漂浮；若排气少于供气而增加体积，利用负浮力减少，以助爬高、移动位置或搬动重物等，则可以节省水下作业人员的体力消耗。

2. 水下作业人员的稳度

水下作业人员在水下行走或作业时采取不同的体位或姿势，如站立位、半屈位、跪位等，不管采取什么样的体位或姿势，都是应使自己身体处于最稳定和便以作业的位置。水下作业人员在水下能够自如地保持身体平衡的程度，则称为“水下作业人员的稳度”。

为了掌握水下作业人员的稳度，必须要了解水下作业人员的重心和浮心的关系。

水下作业人员在水下有一定的重量，故有一个重力作用的中心，称为重心。重心是使水下作业人员身体铅直向下的作用。水下作业人员因受水的浮力作用，其所受浮力作用的中心，称为浮心，浮心就是使水下作业人员铅直上浮的作用点。水下作业人员在水中的稳度决定于重心和浮心的位置关系，如果水下作业人员在水中取直立位，要保持这种位置的稳度，重心和浮心必须在人体长轴同一直线上，而重心要低于浮心，同时两点间的距离要适当，不能太远或太近。如果重心和浮心的位置不适当，水下作业人员的稳度就会受到影响，重心对维持水下作业人员的稳度较浮心更为重要。所以重心的位置一定要恰当，如果压重物装备不适当或失落时，重心位置即要变更，水下作业人员要维持一定稳度就会发生困难。

水下作业时通常可能出现下述几种情况：

(1) 重心在浮心之上，因为压铅位置挂得过高，水下作业人员进入水中后，重心位置在浮心之上，水下作业人员感到“头重脚轻”容易倾倒。水下作业人员两只潜水鞋都脱落时，也可能发生这种情况。

(2) 重心位置过低，主要是压铅位置挂得过低，使重心位置下移，虽然水下作业人员不易倾倒，但在水下下屈身或进行其他活动就比较困难。

(3) 重心和浮心不在身体长轴上，如果水下作业人员取直立位，而重心偏向一侧，则身体将朝向重心所在一侧倾倒，当一侧压铅绳子断开或一只潜水鞋脱落时，就会出现这种现象。

(4) 重心和浮心重叠在一起。在水中，水下作业人员排开水的重量和它全身总重量一样，即重力和正浮力相等，使重心和浮心重叠在一点上，此时潜水员似呈“失重”状态，可以悬浮于水中任何深度，但这种情况极少发生。

应该指出，水下作业人员的稳度固然决定于重心和浮心的位置关系，但也不能忽视水下作业人员主观判断的作用。当平衡受到破坏时，会引起水下作业人员的感觉，他将通过自己的判断来进行调节，维持身体的平衡状态。水下作业人员处于稳度不好的情况下进行作业，要消耗较多的能量，会迅速地引起疲劳，甚至未能完成任务就不得不出水。在水下作业人员失去平衡而努力调节又不能及时改变的情况下，会发生不稳定状态或导致事故，因此，医务人员一定要重视水下作业人员的稳度。

（五）静水压（hydostatic pressing）的作用

在水下作业过程中首先遇到的是水的静压力和压力变化对机体的影响。这里主要讨论静水压的基本概念及其与呼吸气体的关系。

1. 静水压的形成

水有重量，水面以下不同深度的位置，单位面积所承受的水的重量，即为“静水压”。静水压从表层循序层层下压，所以静水压的大小决定于水的比重和水的深度，用公式表示即：

$$P=0.1hd。$$

式中： P＝静水压（千克/厘米）

h＝水的深度（即水柱高度）（米）

d＝水的比重

0.1 为换算系数（见下文）

从式中可以看出，当水的比重不变，水越深（水柱越高），静水压越大。水的深度不变，水的比重越大，静水压也越大。静水压与水容器大小、形状、总水量无关，无论是在大海或是在游泳池中，只要水的比重、水深一样，其静水压是相等的。

2. 静水压的表示方法（计量单位）

潜水医学或其他高气压作业中，静水压的大小常用“大气压”或“千克/厘米”为计量单位来表示，因此，必须了解大气压以及用大气压为单位所表示的静水压：

（1）大气压：地球表面上的物体都承受由大气压的重量而形成的压力，这种压力称为大气压。通常在纬度 45°的海面上，温度 0℃时，单位面积上所受到的大气压力，等于同面积上受 76cm 高度水银柱的重量，以此作为标准，叫做一个大气压（又称“大气压强”）。一个大气压的重量等于 76cm 的水银柱高与水银比重的乘积，即 $76\times13.6=1033.6\text{g/cm}^2$，即 1.0336kg/cm^2。一般舍去小数，以一个大气压为 1kg/cm^2 计算，即相当于每平方厘米面积上承受 1.000cm^3 水的重量，如果将 1.000m^3 的水在 1cm^2 面积上重叠起来成 1000cm 高的水柱来表示相当于一个大气压的重量，那么就可以明显地看出：“10 米高的水柱的重量等于 1 个大气压”。由此推算，作业人员每下潜 10 米就增加承受 1 个大气压的静水压，上述公式中的换算系数“0.1”就是由此而来的，即水柱高度（单位为米）计算得出的静水压数值，要被 10 除才得出以大气压为单位的静水压值（工程上，凡作用于容器壁的力为 1kg/cm^2，也称为 1 个大气压；用“kg/cm^2”来表示，称为“工程大气压”）。

（2）绝对压：人在水下时，实际承受的压力不仅是静水压，而且还有水面以上的一个正常大气压，在水下单位面积上实际承受的总压力称为绝对压；以简单的公式表示：

绝对压＝1 个大气压＋静水压

举例来说，人潜水至水下 20 米深处，所受到的绝对压是空气的 1 个大气压，加上静水压 2 个大气压，共 3 个大气压；依次类推，潜至 30 米处时，绝对压则为 4 个大气压。

（3）附加压：从绝对压中减去水面空气的一个大气压，即为附加压，以公式表示：

附加压＝绝对压（以大气压为单位）－1 个大气压

在水下作业中，习惯称下潜深度为若干大气压，就是指的附加压，即静水压。在水下作业时医学、工业上用来测量压力的仪表，都以大气压为基线，1 个大气压时，表针在零位，因此，这些表刻度数值指的是附加压，所以附加压又称“表压”。人在加压舱内受到的附加压每增加 1 公斤/cm^2，就相当于增加 10 米深的静水压，因此，有时，把人在加压舱内的加压称为模拟潜水。

3. 静水压和水下作业人员呼吸气体的关系

由于静水压的存在，人在水下必须呼吸与所在深度处压力相等的压缩空气。如果呼吸正常大气或压力不够高的压缩空气，肺内压将低于外界压，胸廓被压挤，呼吸就会发生困难。

人在水下所受的压力随水的深度增加而升高，随水深减小而降低。但是在不同的水深处静水压增减相等，而绝对压增减的百分比不相等，如下表所示：在较浅的深度，静水压增减所引起的绝对压改变的百分比小，根据波意耳定律(Boyle's law)(亦称马略特定律)：温度不变，一定质量的气体的体积与压强成反比。因此，水下作业人员呼吸的一定量气体，受静水压作用时，其体积与压强均发生改变。

这样给水下作业人员带来的问题是：当水下作业人员下潜至较浅的水层时，由于气体体积被压缩的比例大，如果供气量不能适应下潜的速度，水下作业人员的潜水版内压低于外界的水压，就会引起水下作业人员受压挤。反之，如果水下作业人员从水底上升出水临近水面时，水下作业人员的潜水服内呼吸气体膨胀比例较大，可增加正浮力促使水下作业人员上升速度加快，但还有可能水下作业人员此时屏住呼吸上升，尤其是用密闭循环式装备较轻的水下作业人员，由于外界气压降低，肺内气体就会发生膨胀，又加排气不畅，以致肺内压猛升，可引起“肺气压伤害”。

二、失水与水过多

失水(dehydration)是指体内液体丢失，水过多(water excess)是水在体内潴留过多。无论是失水或水过多都使机体内环境发生变化，致使功能失常。

(一) 失水

失水表现为细胞外液(血流、间质液)量减少。根据体液丢失的程度可分为：①轻度失水(失水量占体重 2%～3%)；②中度失水：失水量占体重 3%～6%；③重度失水：失水量约占体重 6%以上。水丢失多伴有电解质(特别是 Na^+)的丢失。

失水的原因主要是摄水不足或水的丢失过多。摄水不足是由于供水缺乏，供水量不能满足机体需要，水丢失过多主要是肾脏和消化道丢失大量体液，或由于大量出汗，呼吸加深加快，由皮肤、呼吸道丢失水分。

失水时与电解质特别是 Na^+ 丢失的比例可分为低渗性失水，即电解质的丢失多于水的丢失；等渗性失水，水和电解质呈正常比例的丢失；高渗性失水，水的丢失多于电解质。根据失水的性质，则表现不同的症状，高渗性失水，早期表现口渴、少尿。失水严重则口渴加剧，尿少而尿钠高。中等以上失水，则常常表现颜面潮红，容易引起脱水热。精神神经症状表现有幻觉、谵妄等。

低渗性失水，以无口渴为特点，由于钠丢失多，往往表现恶心、呕吐、四肢无力、挛痛，以腓肠肌表现最明显，精神神经症状表现神情淡漠、昏厥、木僵，以致昏迷、尿量较少，尿钠减少或缺如。

(二) 水过多

健康人饮用较多的水，如果肾脏功能良好，可通过调节机制，抑制下丘脑-垂体后叶分泌的抗利尿激素，排出大量稀释尿可维持水和电解质总量的正常比例。如果在病理状态下，水在体内潴留过多，超过正常体液水量，水和电解质比例失衡，引起细胞外液量增加。血液中 Na^+ 减少，出现低钠血症。如果过多的水从细胞外液进入细胞内，使细胞内水分过多，即可引起水中毒(water intoxication)。

水过多地原因主要是抗利尿激素分泌增多或治疗尿崩症时，应用抗利尿激素过多，引起水过多地在体内潴留，催产素也有类似的作用，但较弱。另外，肾脏排水功能不良和肾上腺皮质功能衰退对抗利尿激素抑制作用减弱，饮水过多，容易导致水潴留，引起水过多。

水过多的表现：轻度时可无症状，体重增加，当渗透压降低达 250mmol/L 时，或血 Na^+ 低达 120mmol/L 时，即表现乏力、疲倦、嗜睡、皮下水肿、恶心、呕吐、腹胀、食欲减退，严重时焦虑、惊厥以至昏迷，而出现神经系统症状，此时即为水中毒。在急性水过多时，主要表现为精神神经症状，如头痛、视力不清，定向模糊。嗜睡与躁动等相互交替、肌肉抽搐、共济失调，以至发生昏迷。当细胞发生水肿时则出现颅内压增高，表现为剧烈头痛、喷射性呕吐、惊厥、血压增高、呼吸和心跳缓慢。如果发生脑疝则可引起呼吸、心跳停止。

第三节　环境中水的污染对机体生理功能的影响

环境中水的污染是指体内因某些化学毒物、生物或放射性物质的介入而改变了水体的性质，影响了水的有效利用，导致机体功能改变，危害人体健康。水污染的危害主要是因为排入水体的物质超出了水体本身的自净能力所引起的。

水的污染原因有两种，一是自然污染；二是人工污染。因为雨水对各种矿石的溶解作用所产生的天然矿毒水及火山爆发和干旱的风蚀作用产生的大量灰尘而引起水的污染，是一种自然污染。水体接纳大量未经处理的工业废水、生活污水和各种废弃物质造成水质恶化则为人工污染。

一、水中重金属的危害

(一) 汞中毒

水俣病是由于摄入甲基汞而引起的慢性中毒性公害病，首先发生在日本熊本县水俣地区故名。大量含汞废水排入水体后，在某些细菌作用下，转化为毒性更大的有机汞(甲基汞)。甲基汞通过食物链的富集作用，可在生物体内逐级传递，逐步富集，当人长期服用含有甲基汞的鱼、虾、贝类之后即可发生水俣病。

有机汞在人体内较稳定，可较长时间循环不变，烷基汞在脑组织中蓄积最为明显，其次为肝、肾。甲基汞在人体中的生物半衰期(即出现排泄使体内含量减少一半所需的时间)约为 70 天。中毒的基本毒理机制是汞与酶蛋白的巯基(—SH)相结合，阻碍细胞的新陈代谢。

主要的症状是：末梢神经感觉障碍，听觉减退，向心性视野缩小。共济失调，并能使胎儿发生畸变，严重时出现精神错乱、痉挛致死。此种神经失调症状主要是由于甲基汞蓄积于脑组织所产生的。

(二) 镉中毒

水中镉可通过饮水或食物链进入人体，经过在人体的蓄积，一般潜伏期可长达 10～30 年，镉中毒引起的病叫做骨痛病。主要的症状为腰、手、脚等关节痛。时间长了行动困难，骨骼软化萎缩，易发生骨折。晚期病人在饮食不进、虚弱病痛中死亡。

骨痛病主要是由于镉引起肾脏损害产生的，特别是肾小管重吸收不完全，使钙过多的丢失，并且不能由增加吸收得到补充，势必耗损骨骼中的钙，导致骨质疏松和引起骨的软化。镉能引起高血压病及前列腺瘤。

（三）砷中毒

水中的砷主要来自农作物及土壤上施用含砷的农药。砷可蓄积到细胞的原浆，与酶蛋白的巯基（—SH）结合，影响细胞的代谢。造成神经系统的损害，引起毛细血管和肾小球的病变。

急性砷中毒主要症状胃肠发炎，产生霍乱样的“米泔水”粪便，续之，尿量减少，引起尿闭，循环衰竭。多量砷进入人体，引起中枢神经系统麻痹，慢性砷中毒常引起多发性神经炎、肝脏轻度肿大和疼痛，有时出现黄疸。

（四）铅中毒

铅造成环境的污染主要来自两方面，一是工矿开采，冶炼、修造、焊接和使用含铅材料制造过程，以粉尘排放到环境；二是汽车排气，四乙基铅作为防爆剂加入汽油，铅尘随汽车排放污染大气。

水体中铅可通过食品和饮料进入人体，分布于软组织，如肝、脾、肾、胰等，体内的铅90%～95%蓄积于骨骼，血铅的正常值上限为40μg/100ml，尿铅正常值上限为80μg/L。

铅的中毒机理为铅易与蛋白质的巯基结合，抑制含巯基的酶，如抑制红细胞δ-氨基酮戊酸脱水酶（δ-amino-levulinic acid dehydrase，ALA-D），抑制合成血红素（heme）的前身物质——原卟啉与铁（Fe^{2+}）的结合过程，血红素的合成减少，造成低色素性贫血。另外铅抑制三磷酸腺苷酶的活性，三磷酸腺苷酶分布于细胞膜上，控制红细胞膜外的K^+、Na^+和水分的转运，当铅控制该酶之后，红细胞内、外K^+、Na^+和水分失控，导致红细胞内K^+和水分脱失而发生溶血。对神经系统的损害是由于铅中毒时ALA-D使血清δ-氨基酮戊酸（δ-amino-levulinic acid，δ-ALA）增多，δ-ALA可通过血脑屏障进入脑组织，损伤大脑和小脑皮质细胞干扰代谢活动，脑内毛细血管内皮细胞肿胀、管腔变窄、血流瘀滞、渗透性增加，引起血管周围水肿，造成弥漫性脑损伤。

铅中毒时，血铅浓度达60～80μg/100ml就会出现头痛、头晕、疲乏、记忆力减退、失眠、食欲不振、便秘、腹痛等症状。幼儿比成人大脑对铅敏感得多，对儿童智力发育和对环境反应能力均有严重影响。

（五）铬

水体中铬污染主要是由铬矿开采和冶炼、铬铁矿炼钢，颜料、玻璃、陶瓷等工业生产中排出的“三废”直接或间接引起的，通过饮食和饮水，以及与皮肤或黏膜接触侵入人体，经消化道进入人体后主要分布在肝和肾脏，引起恶心、呕吐、腹痛、胃溃疡，慢性中毒引起中毒性肝炎、肾炎、铬性贫血，铬在人体生物半衰期为27天，主要通过粪、尿、汗、乳汁等排出体外。

二、水中有机物的危害

（一）酚中毒

酚污染物主要来源于工业企业排放的含酚废水，如煤气厂、焦化厂、石油化工厂等排放的废水。酚是一种中等强度的化学毒物，是一种细胞原浆毒，其毒性作用是与细胞原浆中的蛋白质发生化学反应，低浓度时，细胞发生变性，高浓度时使蛋白质凝固。酚作用于蛋白质时，并不与之结合，此点和强碱、强酸不同，所以当细胞受到酚作用损伤、坏死、破碎时，酚能从中分离出来，并继续向深部组织渗透，继之引起深部组织损伤和坏死。

急性酚中毒病人发生短暂的头痛，眩晕、耳鸣、精神亢奋，继之疲乏晕倒，口舌青紫、皮肤冰冷、体温下降、肌肉痉挛、尿量减少，最终呼吸衰竭；慢性酚中毒以消化道及神经系统症状为主，发生头晕、头痛、厌食、恶心、腹泻、贫血、全身乏力等。

（二）有机氯农药的危害

有机氯农药属于高效广谱杀虫机剂，是农药使用量最大的一类，如 DDT、狄氏剂、艾压剂、六六六、氯丹等。它们在环境中不易破坏和分解，在使用农药喷洒过程中因防护不严，浸湿衣服，接触液体而引起中毒，也可能通过食物链的传递而富集。经胃肠吸收后，主要蓄积在脂肪组织和中枢神经系统，其次为蓄积在肝、肾、脾等。

有机氯的急性中毒主要表现为神经系统的症状，如肌肉震颤、阵发性及强直性抽搐，最后可由全身麻痹而死亡。急性中毒可见有肝脏肿大、肝细胞脂肪性变及坏死，并可发生肌肉、胃肠道黏膜坏死等，慢性中毒使体内多种酶受影响，破坏性周期、抑制胚胎发育，发生致畸、致突变作用。

有机氯农药中毒机理可能是由于氯化烃的脱氯反应。有机氯通过胃肠道等途径进入体内血流循环，即与基质中的活性氧原子发生作用，引起脱氧链式反应，产生不稳定的氧化产物，分解很慢，成为新的活性中心，作用于周围组织，由于这个链式反应进行很慢，起作用的农药可被血流带走而溶于脂肪组织中，并长时蓄积。

有机氯农药为一种神经刺激剂，中毒时，中枢神经的应激性显著增加。有机氯杀虫剂能抑制脑细胞膜上的 Na^+-K^+-ATP 酶（即 Na^+，K^+-泵），由于 Na^+-K^+-ATP 酶受抑制，对神经的功能和机体内渗透性的调节产生影响。

第四节　机体中水和溶质的转运

一、水和溶质在溶液中的运动

水和溶质在生活组织不同部位之间的运动是十分复杂的，但可以由以下的相对简单的法则和原理来理解。

水和溶质在溶液中的运动，最基本的法则是扩散作用，它是由 Fick 扩散法则所确定的，而扩散取决于扩散面积、运动物质的浓度梯度和扩散系数。扩散系数往往由通透性 P 所代替。这可用下式来描述：

$$\text{Flux}=D\cdot A\cdot(C_{\text{in}}-C_{\text{out}})/\text{t}$$

此处通量（Flux）表运动物质的数量，D 为扩散系数（作为物质运动的特征和通过膜的特征），A 为扩散面积，C_{in} 和 C_{out} 为内外侧物质的浓度。

如果扩散所涉及的是生物膜时，膜的厚度大约为 10^{-8} m，所以 Fick 定律可简化，通透系数 D 被 10^{-8} m 除可得膜对该物质的通透性。对于单位面积的膜，Fick 氏定律可改写为

$$\text{Flux}=P\cdot(C_{\text{in}}-C_{\text{out}})$$

扩散不需要能量，也不释放能量，它完全取决于运动分子的固有动力能量。因此所有的扩

散运动通常都是顺着下降的梯度(化学浓度、热或电位梯度)进行的。

二、水和溶质通过膜的被动性运动

(一) 膜的结构和性质

自从20世纪初叶建立起细胞膜基本上为脂质双层以来,对膜的结构和化学进行了广泛的研究。在电子显微镜中可以显示清晰的细胞膜脂质双层图像(图2-3a)。

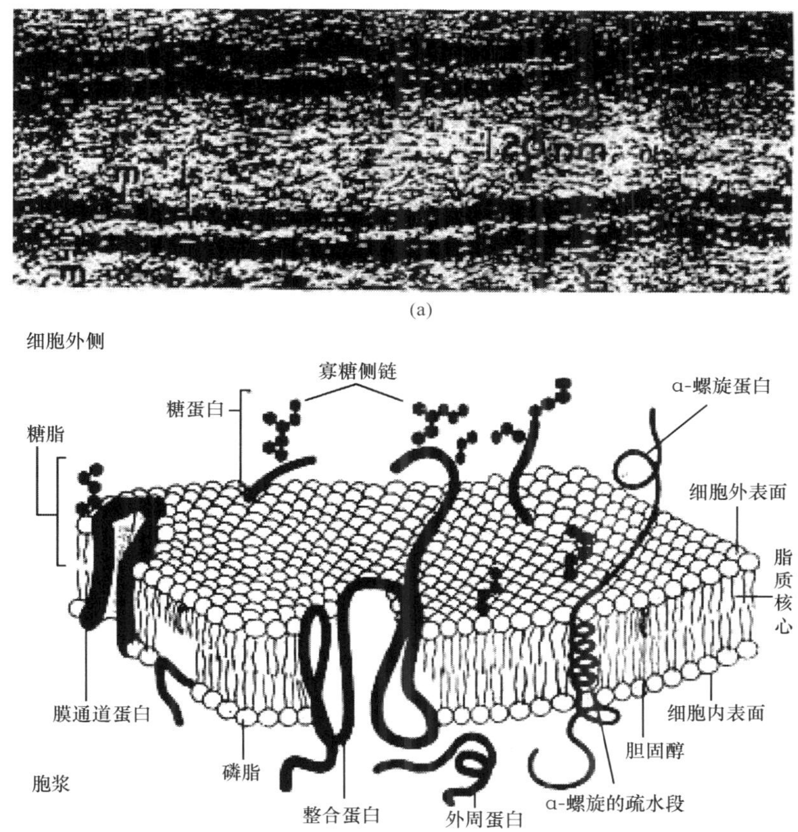

图2-3 细胞膜的结构

(a)细胞膜的双层结构电子显微示波图,m表膜;is指细胞间空间;(b)膜结构的"液态镶嵌"模型图解;表示出脂质分子排列的双层结构,以及处于或跨越膜的蛋白质成分

1935年Davson和Danielli提出了膜结构的磷脂双层结构(phospholipid bilayer model)可以解释膜的许多性质。该模型的基本特征是:①膜具有双分子的脂质核心,厚度为50Å,这与研究红细胞抽提的膜质估算相符合;②膜的内外蛋白质依附于脂质的头部极性基团。这个模型持续了25年,基本上得到了普遍的承认,只有近年来对这一模型提出了挑战。

1960年以后积累了大量证据对简单的双分子膜脂蛋白模型提出了质疑。例如业已发现:①锇(Os)用于膜的染色很容易与脂质头部极性基团相结合。②膜的脂类成分很容易被加在细胞外介质中的脂肪酶所破坏。因此设想这些脂质并不被蛋白质层所包裹,而是暴露在液体介质中。对自生物膜分离的蛋白质进行分析,显示其中许多蛋白质主要是球形和疏水的，看来它们在脂肪内比在脂质和介体介质之间要稳定得多。

这些研究结果和许多其他发现都表明，脂类和蛋白质在生物膜中的排布比 Davson-Danielli 模型所显示的要复杂得多。首先业已明确某些蛋白质是穿过膜的，以致膜的中央部分不是一个连续的脂质层；其次膜的整个外周并不完全被蛋白质所覆盖，实际上有很大的区域是脂质直接和内外液体部分相接触的。最后现在已经清楚膜蛋白质仿佛是在高速流体性的脂质平面内"浮动着"（float）。

这些新的概念是现在已经被普遍接受的"Singer-Nicholson 液态-镶嵌模型"（fluid-mosaic model）的重要基础。液态-镶嵌模型（图 2-3b）能够更好地理解膜的通透性。看来膜是具有液态性质的脂质双层，它们具有内部的脂质碳氢区（hydrocarbon zone），是由疏水的脂质尾组成的。表面的极性区有着亲水的脂质分子的头基向着周围的水溶液。脂质分子主要是磷脂（25％～32％干重），特别是甘油磷脂（glycerophosphatides）和鞘脂（sphinglipids）。在外层有少量的胆固醇，对膜结构的稳定性起重要作用。主要的脂质结构如图 2-4 所示。

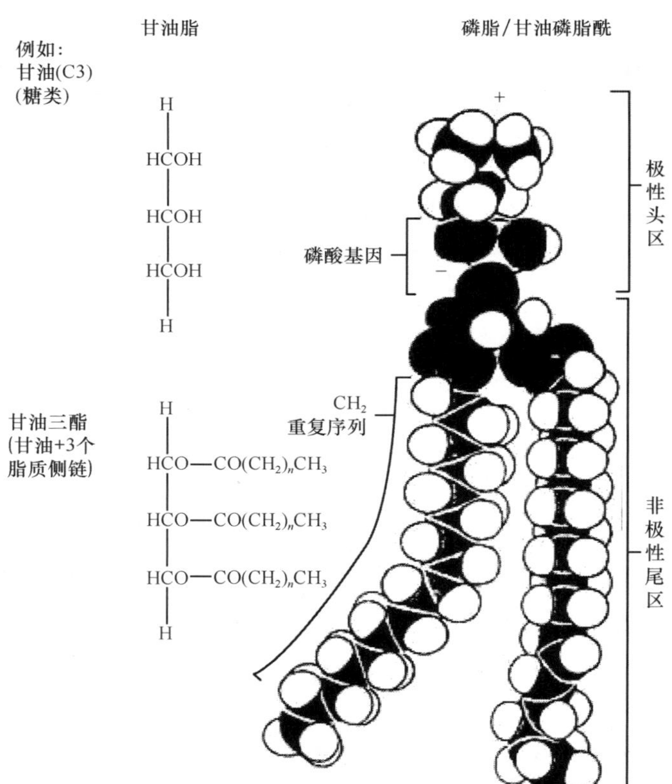

图 2-4 典型膜的脂质结构以及甘油磷脂、磷脂酰胆碱的图解

在表面的某些部分有蛋白质和糖脂。某些整合蛋白质完全跨越膜双层，形成通道(channel)和载体(carrier)或转运体(transporter)。有些蛋白质只突出在细胞膜外侧，有些蛋白质则突出在膜的内侧。这些蛋白质具有短的糖链，它们荷负电，起着调控细胞粘连和离解的作用或是作为膜外侧受体结构的一部分而起作用。

跨越膜的整合蛋白质通常是埋藏在膜的碳氢核心中的非极性部分，或投射到极性区，它们具有球形结构。膜的内侧则和微管(microtubules)及微丝(microfilaments)相耦联，它们对膜脂的侧向运动(lateral motion)或水平运动(horizontal motion)起重要作用。

膜的结构也可能发生变化，细胞内和细胞之间都有发生变化的可能性。所以不能认为存在着一个"典型"不变的细胞膜。因为在细胞内可能其某些部分有个别的脂质浓缩区，也可能存在着液体或"固体"区，也可能有集中转运蛋白形成迅速通道的区域和局部离子浓度梯度的区域。在细胞表面也可能存在特异的脂质，如神经细胞突起的髓鞘，它是一种具有绝缘性能的膜结构。在某些条件下，细胞膜中可能增加胆固醇的含量，而使脂质活动减弱。由此可见，在不同环境条件下，细胞膜的结构是可能发生变异的。

（二）膜的通透性

在生物系统中，不论是整体动物、组织、上皮层，还是单个细胞，任何溶质的通透性则取决于所通过的脂质双层膜，对于脂溶性溶质来说，特别是具有少量或没有—OH 残基的物质，它们不需要专门的通道或载体来通过膜，基本上时扩散性的。在通透的速率上只单纯的取决于它们在脂质中的溶解度。对于水溶性溶质和某些气体，如 CO_2，也可以借助简单的扩散很容易地通过膜。水本身也可以通过水通道来进行通透。大的水溶性分子需要其他的方式来跨越膜，它们可利用大直径的通道或载体来通过膜。举例来说，脊椎动物的膀胱膜具有许多小的通道可以进行小的通透，而存在的少量大通道则可使尿素进行通透。膜对水的通透，应用水的放射性同位素(氧化氚和氚)很容易测定，通常以每秒微米来表示。在生物系统中水的跨膜扩散通透大约为 0.1～1 每秒微米，很少能达到 10 每秒微米的，关于膜上的通道和载体对于溶质的通透将在下文中叙述。

（三）选择性通透和离子通道

各种离子在溶液中都有一个专一的迁移率。某些离子运动很快，而另一些离子则运动相对缓慢。这种情况的主要决定因素是摩擦阻力(frictional drags)(拉力)。因此这与离子大小有密切关系，但是应当指出，并不是离子越小迁移就越快。因为离子携带有水化壳，即离子带有所谓的"水化层"("hydration layer")。十分小的离子带有较大的水化壳，可能产生很小的迁移。而较大的离子携带较小的水化壳，可能具有很快的迁移。在表 2-2 中表明了重要的水化数值，以及结晶和水化的离子半径(这些数值是平均值，水化壳和周围的自由水是可以相互交换的)和迁移率。从表上可以看出水化壳较小的迁移率较大，原子量较大的阳离子迁移率是较大的。

不同离子的迁移率是细胞膜对不同离子通透性的差异造成的，差异的机制主要归因于离子通道。通道时通过膜的整合蛋白中的小孔形成的。所有的膜基本上都有通道。通道对不同大小的离及其电荷分布是相对专一性的。因此，可以区分为 Na^+ 通道、K^+ 通道、Ca^{2+} 通道等。这些阳离子通道也可以接受其他的阳离子通过，但跨越膜的速率要慢得多。例如，脊椎动物神经轴突中的 Na^+ 通道，也能够通透 Li^+ 离子，但是基本上不通透 K^+ 和 NH_4^+。在细胞膜中的 K^+ 通道则对 Na^+ 基本上也是不通透的。膜通道对离子的通透并不完全取决于离子半径，与荷电的分布也有重要关系。

表 2-2　重要的生物体液离子水化状态、离子半径和迁移率，以及与青蛙神经轴突 Na^+ 和 K^+ 通道通透性的相对比值

离子	原子量	水化数值	离子半径		迁移率	Na^+	K^+
			结晶	水合	($\mu ms^{-1}/voltscm^{-1}$)	P/P_{Na^+}	P/P_{K^+}
Li^+	6.94	36	0.060	—	4.01	0.930	<0.010
Na^+	22.99	4.5	0.95	0.512	5.20	1.000	<0.010
K^+	39.10	2.9	0.133	0.396	7.64	0.086	1.000
Ca^{2+}	40.08		0.099	—	—	0.000	0.000
NH_4^+	18.04		—	—	—	0.160	0.130
Rb^+	85.47		0.148	—	—	<0.012	0.910
Cl^-	35.45	2.9	0.181	—	7.91	—	—
Br^-	79.70	2.4	0.195	—	8.28	—	—

通道对离子的选择性主要是由通道的结构所决定的。通道有非常精细构象的膜蛋白所形成。孔洞的大小与荷电及离子水化有关。由于发现能阻滞某种类别的通道而不影响其他通道的特殊毒素取得了很大的进展。其中最常用的是河豚毒素(tetrodotoxin)(TTX)。它是由日本的河豚(puffer fish)及其相关的鱼类提取的。在细胞外液中那摩浓度(10^{-9} mol×L^{-1})。它就能与钠通道相结合，并能阻断钠经过通道的流动。据认为 TTX 进入钠通道的外口，并物理性的阻塞小孔。这种阻滞现象在细胞膜的记录中显示出长时期的无通道的活动。某些局部的麻醉药也是钠通道的阻滞剂。由蛇、蝎子(scorpions)和海葵(sea anemones)提取的毒素则和某些 Na^+ 通道相结合，引起异常的开放，因而增加了 Na^+ 离子的通透性。

离子通道还没有一个系统的分类，目前主要是根据影响通道开闭的动力学来划分的。在生理条件下，离子通道的开闭主要是受跨膜电压、神经递质或化学配体的控制。所以一般将离子通道分为两大类：①电压门控通道(voltage-gated channel)，又称为电压敏感性通道(voltage-sensitive channel)或电压依赖性通道(voltage-dependent channel)，包括 Na^+ 通道、K^+ 通道、Ca^{2+} 通道以及 Cl^- 通道等。②化学门控通道(chemical-gated channel)，又称为递质敏感性通道(transmitter-sensitive channel)或配体依赖性通道(ligand-dependent channel)，包括神经-肌肉接头的乙酰胆碱受体通道和去甲肾上腺素受体通道等。但是这种分类并不是绝对的，因为神经递质可以影响电压门控性通道，而化学门控通道也受膜电位的影响。

近年来，大部分通道蛋白已被克隆，因此可以确定有关膜通道的家族，并揭示出通道的分子结构，对生理功能的了解有重大意义。

三、载体转运

载体转运(carrier transport)是一种单向易化扩散(uniport-facilitated diffusion)，是由蛋白质所介导的，但仍然是“下坡”过程。载体蛋白由于具有和基质结合的位点而不同于通道。这种结合位点是专一性的，从膜的一侧一次性地与基质相结合。由载体跨生物膜的转运则不服从 Fick 氏定律，而呈现饱和动力学(saturation kinetics)，即载体转运的速率随着溶质浓度的增加而增加，当浓度的增加接近饱和，则扩散速率不能再进一步增加，而呈现饱和状态（图 2-5）。典型的例子是人体血液中红细胞摄取葡萄糖的情况。在膜外蛋白质载体有一个糖的结合位点，该位点与糖结合后，载体携带糖跨越膜到达膜内侧，然后将糖释放出来。但当所有载体的位点都被充满时，扩散速率就不能再增加，而达到饱和。载体则以以往穿梭的方式使葡萄糖跨越膜。糖和氨基酸跨越真核细胞膜就是通过单向转运体系统进行的。

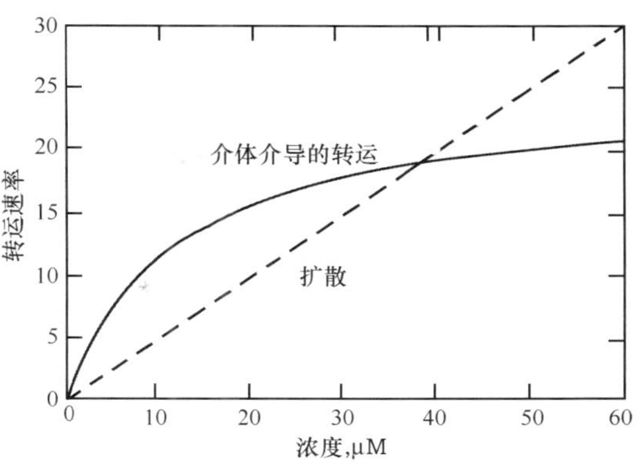

图 2-5 载体介导的转运和跨膜扩散的比较

四、主 动 转 运

有些细胞的转运过程不能用简单扩散和易化扩散来解释，例如小肠和肾脏的肾小管上皮细胞可将葡萄糖从低浓度测转运到高浓度侧（即从管腔到血液）。与此类似，所有细胞都以此种方式将细胞内 Ca^{2+} 离子驱出到细胞外环境，以维持细胞内 Ca^{2+} 离子浓度比细胞外低 1000 到 10.000 倍。这些情况与简单和易化扩散的被动转运相反的现象是如何进行的呢？这需要消耗能量，使分子或离子逆着它们的浓度梯度从低浓度侧到高浓度侧，其所消耗的能量是细胞从 ATP 分解所获得的。这种类型的转运叫主动转运。如果一个细胞用氰化物(cyanide)毒化（该化合物可以抑制氧化碳酸化作用），则主动转运将被抑制，而被动转运则不受影响，仍然可以进行转运作用。

（一）原发性主动转运(primary active transport)

细胞膜上的蛋白质载体需要直接从 ATP 水解所释放的能量进行运作时，则为原发性主动转运。这种载体是整合蛋白质，它们镶嵌在较厚的膜部分，它们以下述的程序进行运作：

(1) 被转运的分子或离子与载体蛋白一侧上的专门“位点”相结合。

(2) 这种结合的复合物促进 ATP 分解，进而引起载体蛋白发生磷酸化作用。

(3) 由于磷酸化作用的结果，载体蛋白发生构象的变化。

(4) 载体蛋白的类铰合运动(hinge-like movement)，在另一侧释放所转运的分子或离子。这种转运方式如图 2-6 所示。

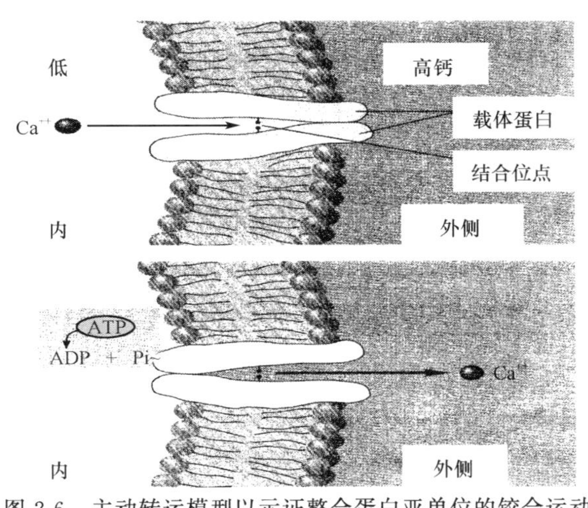

图 2-6 主动转运模型以示证整合蛋白亚单位的铰合运动

（二）钠-钾泵(the sodium-potassium pump)

原发性主动转运的载体进行循环运作，往往称之为泵(pump)。一些载体每次只转运一种分子或离子，另一些载体则将一种分子或离子和另一种分子或离子进行交换式转运。后一种类型最重要的载体是 Na^+/K^+ 泵（此蛋白质载体实际上是 ATP 酶），它可使 ATP 转变为 ADP 和 Pi，从细胞内主动的驱出 3 个 Na^+ 离子到细胞外，它同时转运细胞外 2 个 K^+ 离子到细胞内。这种不相等的交换很明显的产生静电荷的运动。所以这个泵被描述为生电泵（electrogenic—pump）。这种转运是能量依赖性的。因为 Na^+ 在细胞外液中浓度越高，而 K^+ 在细胞内液中的浓度就越高。换句话说，这两种离子的转运是逆着它们的浓度梯度进行的（图 2-7）。

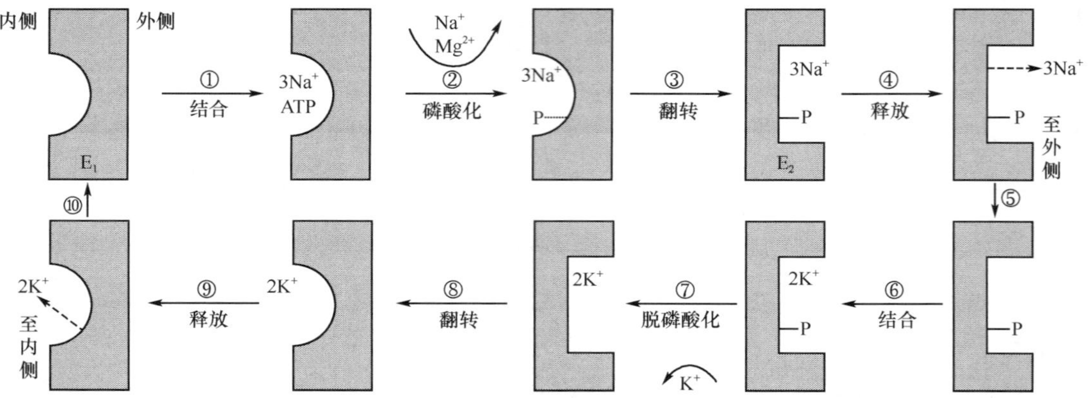

图 2-7　当 Na^+/K^+ ATP 酶与水解 ATP 相结合时所发生的位点变化模型，同时表现出 Na^+ 和 K^+ 离子跨细胞膜的交换图示

所有细胞均具有 Na^+/K^+ 泵，每个白细胞具有大约 35.000 个 Na^+/K^+ 泵。肾脏内的肾小管部分每个细胞具有数百万个 Na^+/K^+ 泵。这表示需要巨大的能量消耗以维持跨细胞膜的 Na^+ 和 K^+ 的浓度。这种极高的 Na^+ 和 K^+ 的梯度则产生三种功能：

（1）极高的 Na^+ 浓度梯度可用于提供其他分子进行协同转运的能量。

（2）Na^+/K^+ 泵的活性可以被调控（主要是通过甲状腺激素），以调节身体静息状态的热能消耗和基础代谢率。

（3）跨神经和肌肉细胞膜的 Na^+ 和 K^+ 离子梯度可用于产生电脉冲。

此外，由细胞内主动驱出 Na^+ 对于渗透状态非常重要，因为如果泵停止了活动，细胞内 Na^+ 浓度增加，将吸引水分进入细胞，使细胞功能受到损害。

（三）Ca^{2+} 和 H^+ 泵

在细胞中普遍存在着另外两个泵，即 Ca^{2+} 泵（Ca^{2+}-ATP 酶）和质子泵（H^+ 泵，即 H^+-ATP 酶）。在骨骼肌细胞内的肌质网质中具有很高浓度的 Ca^{2+}-ATP 酶，而在线粒体则有丰富的 H^+-ATP 酶。它们都逆着浓度梯度将 Ca^{2+} 和 H^+ 泵出细胞外。

（四）续发性主动转运

续发性主动转运（secondary active transport）或称协同转运（co-transport），在此过程中，分子或离子“上坡”运动的能量是由 Na^+“下坡”转运到细胞内获得的。通过 Na^+/K^+ 泵作用使水解是为了需要维持细胞内低 Na^+ 的浓度。Na^+ 扩散进入细胞，能给予不同分子或离子进入细胞的“上坡”运动的能量。它也能给予分子或离子外出细胞运动的能量。例如，在小肠和肾脏上皮细胞中，葡萄糖通过同时和 Na^+ 结合的载体逆着其浓度被转运（图 2-8）。

由于 Na^+/K^+ 泵造成的 Na^+ 离子浓度梯度的结果，葡萄糖和 Na^+ 以同向转运的方式移向细胞内。由于 Na^+/K^+ 泵和葡萄糖载体在上皮细胞上的分布，使 Na^+ 和葡萄糖从肠和肾小管的管腔转移到血液。

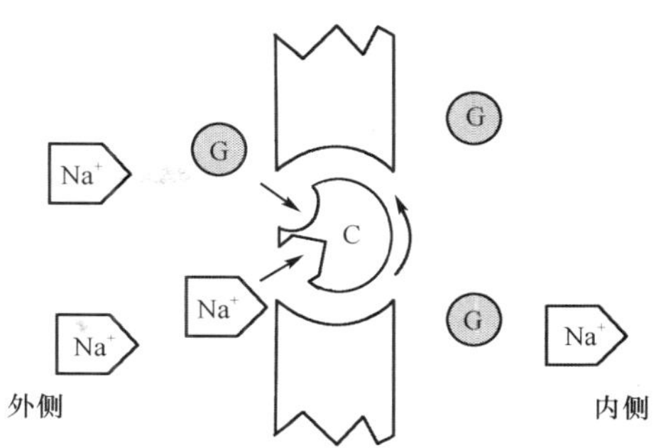

图 2-8 续发性主动转运机制图解

G 表示葡萄糖，C 表示载体

协同转运也可以反向方式进行转运。例如，某些 Ca^{2+} 的"上坡"驱出则耦联到 Na^+ 的被动扩散进入细胞。通常细胞内 Ca^{2+} 是小于 10^{-6}mm，需要通过 Ca^{2+} 的连续外向流出以维持细胞内低 Ca^{2+} 水平。如果胞外 Na^+ 被移除，以致没有内向的 Na^+ 流入，Ca^{2+} 的外向流动则相当缓慢。因此这两个离子可能通过交换的载体（Na^+ 流入，而 Ca^{2+} 流出）方式相链接。由此可见，Na^+/Ca^{2+} 是反向转运。对于这种进行交换转运的直接能源仍然是 Na^+/K^+ 泵。因为建立 Na^+/Ca^{2+} 交换则取决于 Na^+ 梯度。

五、胞吞作用（内吞）和胞吐作用（外排）

细胞膜对于大物质分子，如蛋白质、细菌、病毒及质粒等是不能通透的，但可通过胞吞（入胞，endocytosis）或胞吐（出胞，exocytosis）作用而吞入（swallow）或排出（remove）这些物质。这些过程不同于前述的小分子物质和离子的转运过程，而是伴随着膜的运动，包括质膜内陷（caveola in plasma membrane）、囊泡形成和移位（vesicle formation and translocation）、膜的重组（membrane recombination）、融合（membrane fusion）等，都需要能量供应。胞吞和胞吐作用过程如下：

（一）胞吞作用

细胞首先将摄取物质吸附在细胞表面，然后吸附区域的细胞膜内陷形成小囊泡，把该物质裹在里面。最后小囊泡脱离细胞进入细胞内部，这一过程即为胞吞作用。

胞吞作用分为两种形式：

(1) 胞饮作用（pinocytosis，cell drinking）：指小分子溶质或液体的摄入，即包有液态物质的囊泡称为胞饮体（pinosome）或胞饮小泡（pinocytotic vesicle）。通过这种小囊泡来完成此过程。小囊泡直径只有 70mm，称为微胞饮体（micropinosome）或微胞饮囊泡（micropinocytotic vesicle），因此这一过程也称微胞饮作用（micropinocytosis）。

(2) 吞噬作用（phagocytosis）：如果溶质为固体物，此时质膜变形伸出伪足包绕吞噬物，最后质膜封闭，而将吞噬物吞入细胞内，然后与溶酶体融合而被分解。体内巨噬细胞（macrophage）和白细胞（leukocyte）是典型对异物进行吞噬作用的例子。

（二）胞吐作用

使细胞内物质排出的一种方式，需排出的物质由膜包绕形成囊泡，然后囊泡转移到质膜内侧的特定部位，称为微孔体（porosome）处，囊泡停靠后融合，并发生肿胀，引起囊泡内压力增加破裂而将内容物排放（excrele）出细胞。

六、受体介导的内吞作用

被转运物质与膜表面的特殊受体蛋白质相互作用而引起内吞作用称为受体介导的内

吞作用(receptor-mediated endocytosis)(图 2-9)。

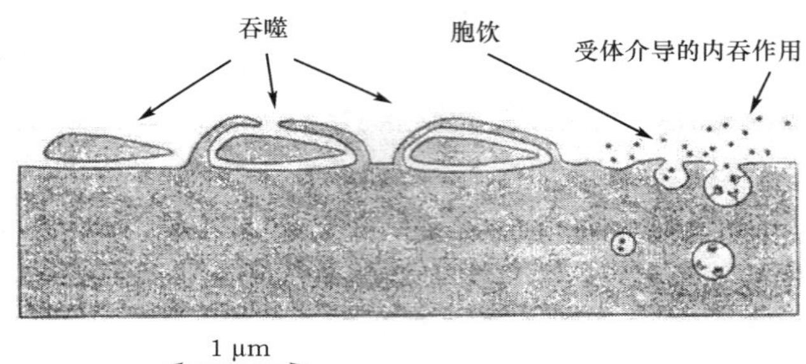

图 2-9　吞噬、胞饮和受体介导的内吞作用示意图

通过这种方式进入细胞的物质已不下 50 余种，包括以胆固醇为主要形式的血浆低密度脂蛋白颗粒结合了铁离子的铁运蛋白(transferrin)，结合维生素 B_{12} 的运输蛋白，多种生长调节因子和胰岛素等一部分多肽类激素，抗体和某些细菌毒素，以及一些病毒(流感和小儿麻痹病毒)等。受体介导的内吞作用的特点是：

(1) 速度快。

(2) 可使细胞摄入大量的特定大分子，而不需要带进过多的细胞外液体，实际上这是一种选择性浓缩机制。

细胞对胆固醇的摄取是受体介导内吞作用的典型实例，现叙述如下：

(1) 通常血中的胆固醇与低密度脂蛋白(LDL)结合形成球形小颗粒而进行运输，每一个 LDL 颗粒内含有约 1500 个酯化的胆固醇分子，外面包围着一层脂质双层，此脂质双层仅含有单一的膜蛋白。

(2) 当细胞需要胆固醇合成质膜时，LDL 颗粒与位于细胞质膜上的衣被小窝(coated pit)区上的 LDL 受体蛋白相结合。

(3) 具有与受体结合的 LDL 颗粒的衣被小窝凹陷，最后形成的衣被小泡脱离质膜，游离在细胞质中。

(4) 接着衣被小泡迅速脱去衣被，并与其他小泡融合形成更大的囊泡。其中的 LDL 颗粒与其受体脱离，两者分隔到不同的小囊泡中。

(5) 含受体的小泡返回到质膜，插入衣被小窝区，准备再结合其他的 LDL 颗粒。

(6) 含有 LDL 的小泡则与溶酶体融合，LDL 颗粒内的胆固醇被溶酶体水解成游离的胆固醇分子进入细胞质，称为合成细胞膜的原料。

第五节　细胞内成分浓度的调节

一、细胞内成分的浓度

从进化角度来看，大约在 30 亿年以前，可能是在寒武纪的浅海中最早的生命体时通过生物膜将细胞封闭。海水是适度含盐的，海水的成分与现在的海洋没有太大的区别。所以细胞内的盐分与海水是相似的。大多数门类的动物，细胞内的浓度与海水是等渗的。只有少数类别的动物进入淡水和陆地的生境，因此细胞内成分的浓度发生某些偏离。表 2-3 列出了不同生境中的各种动物肌肉和神经的细胞内溶质的成分。

表 2-3 不同生境条件下各种动物的肌肉和神经组织细胞内溶质的成分

动物种类	溶质浓度 mM							
	Na^+	K^+	Cl^-	Ca^{2+} *	SO_4^{2-}	PO_4^{3-}	氨基酸	总的 NPN**
海洋								
环节动物								
沙蚕	125	195	124					412
软体动物								
贻贝(珠蚌)	79	152	94	7	9	39	289	
乌贼(墨鱼)	31	189	45	2				678
甲壳动物								
对虾(明虾)	24	188	53		1	164	476	602
蟹	54	146	53	5				617
节肢动物	29	129	43	4	1	96	136	
脊椎动物								
盲鳗	32	142	43		104		290	
银鲛	28	120	37	3	189		378	767
鲑(大马哈鱼)	21	264	3		46		49	
淡水								
软体动物	5	21	2	12		20	11	
甲壳类动物								
淡水螯虾	11	122	14	9				153
昆虫类								
泥蛉	1	136	1					
陆地								
脊椎动物								
蛙	15	126	1	5		10		68
大鼠	16	152	5	2				70
人类	14	140	4		4		8	

* Ca^{2+} 为总浓度:主要是螯合的,自由钙水平通常系数是小于 1mM,往往还小于 1μm

** 对于大多数动物来说给予的是总的非蛋白氮(NPN),而不是氨基酸的浓度,故有很高的数值。

已经确知,在动物中占主导地位的细胞内阳离子是 K^+ 离子,细胞外液占主导地位的阳离子是 Na^+ 离子。为什么在细胞内优先选择的是 K^+ 离子而不是 Na^+ 离子?主要是由于 K^+ 离子对蛋白质有较低的去稳定效应,以及由于 K^+ 离子有较低的荷电密度。K^+ 离子的低密度的荷电则减少了水分子间的相互作用,而有利于其他溶质在细胞内更容易被解离。虽然有某些动物生活在很浓盐类的环境中,如盐湖(Salt lake),但是在正常条件下总的细胞内阳离子浓度($[Na^+]i+[K^+]i$)不会超过约 300mmol/L(很少达到像在乌贼鱼巨大轴突中 440mm)。这种较低的总的细胞内离子浓度也是和盐对蛋白质结构的去稳定效应有关,这样将导致增容的蛋白质进入水相。钙离子在动物细胞内浓度也是很低的,游离钙离子很低,正常是低于 10^{-6}mmol/L。这都是通过细胞的转运机构完成的,以致建立起跨膜阳离子梯度。细胞可以从不同的离子浓度梯度中获益,但是也要付出在离子浓度调节方面所需的能量代价。

细胞成分的另一重要方面是小的有机分子,主要是氨基酸,大多数动物的细胞至少30%的渗透浓度是由氨基酸和其他小的有机分子造成的。他们在细胞内渗透适应和容积调节中起重要作用,在正常生理 pH 条件下,这些有机分子取代了荷负电的离子,实际上起着阴离子的作用,以致主要的无机阴离子,氯离子在细胞内比细胞外液中浓度小得多,其他的无极阴离子,如重碳酸盐和磷酸盐(phosphate),硫酸盐(salgate)在细胞中的浓度更低,尽管在动能上作为细胞 pH 水平的缓冲剂是非常重要的。

二、细胞内容物含量的综合调节

在正常生理条件下细胞内容物是相对恒定的,但面临着多环境变化的挑战,细胞内容物浓度是如何保持相对恒定的呢?这是一个生命攸关的问题。这主要是依靠浓度调节和容积调节机制的激活,现分述如下。

(一)细胞内容物的浓度调节

细胞内 Na^+ 和 K^+ 的水平主要是通过 Na^+/K^+ 泵系统以保持细胞内高 K^+ 和低 Na^+ 水平部分上也受细胞内 pH 水平调节,通过 H^+ 排出和 Na^+/H^+ 交换进行调节,而 pH 本身则取决于 CO_2 与 HCO_3^- 水平链接的复杂酸-碱调节系统。

Ca^{2+} 水平则可通过 Na^+/Ca^{2+} 反向转运蛋白(antipoters)进行调节,动力好、是由 Na^+/K^+-ATP 酶系统形成的 Na^+ 梯度获得的。但是在保持细胞内低 Ca^{2+} 中并不是太重要的系统,因为如果细胞外 Na^+ 被完全消除时,Ca^{2+} 的外流仍然是持续进行的,这是由于有专门的 Ca^{2+} 泵或 Ca^{2+}-ATP 酶膜蛋白的缘故。这个泵可以担负几乎所有的从细胞内主动驱 Ca^{2+} 离子发生异常增高的时候才进行运作的。

细胞内大量的 Mg^{2+} 主要是被螯合的,以及与细胞内其他分子相结合的。例如大多数 ATP 酶都具有 Mg^{2+} 的结合位点,因此细胞内游离的 Mg^{2+} 是处于非常低的水平。

大多数脊椎动物细胞的氯离子水平的维持基本上是通过被动性转运进行的。虽然有可能随着 Na^+ 和 K^+ 进行同向转运。其他的阴离子和磷酸盐、硫酸盐和碳酸氢盐等离子则涉及比较复杂的调节形式,主要是其他转运系统相互作用协同进行的。

总之对于绝大多数细胞来说,可以认为只有 Na^+,K^+ 和 Cl^- 是最重要的离子和能够改变胞浆渗透压的。其他离子基本上都是以反馈型式和平衡转运系统影响胞内浓度的。各种分子和离子跨细胞膜转运的可能的方法总结如图 2-10 所示。

(二)细胞容积的调节

细胞内外具有多种离子进行转运,但是在细胞内有机大分子的浓度也是很高的,而且不能透出细胞外,所以在等渗条件下细胞则倾向于肿胀。外向离子泵的作用则是抵抗这种作用的关键因素。细胞内普遍存在的 Na^+/K^+ 泵就是这种关键因素之一。因为该泵的净效应是 Na^+ 的排出,并携带水分子出细胞,所以说 Na^+ 泵具有避免细胞肿胀的功能,这种功能可能是原始细胞祖传下来的一种保护机制。细胞对容积调节可能至少有千种机制:

(1) 细胞膜对水分具有不同的通透性,向内渗透获得水分比向外渗透丢失水分要快得多。

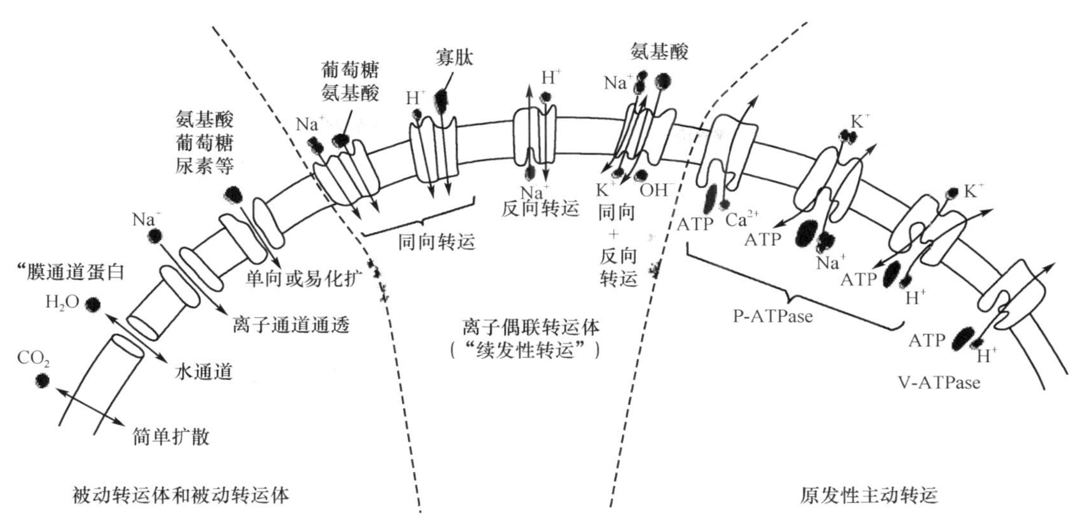

图 2-10　跨膜移动分子所可能应用的各种运转方法的总图解

(2) 在细胞对水的通透中存在着适应性的降低(adaptive reduction)，这可能是细胞膜通透的直接反应，或者可能是对激素，如抗利尿激素的一种反应。通常认为这种缓慢的水运动可能对容积调节起重要作用。

(3) 在细胞容积调节中能够引起一系列继发性转运系统。细胞皱缩时发生 $Na^+/K^+/2Cl^-$ 同向转运，而当细胞皱缩时发生 K^+/Cl^- 外排，平行激活 K^+ 和 Cl^- 通道，引起调节性容积缩小。

(4) 细胞在不同浓度的溶液中，细胞内的溶质变化可以认为是作为渗透的效应器而起作用。例如，脊椎动物上皮细胞在高渗溶液中通过摄取溶质(尤其是 NaCl)进行容积调节，在低渗溶液中，细胞丢失溶质(主要 KCl)进行容积调节，膜上的 Na^+/K^+-ATP 酶(Na^+ 泵)则作为调节细胞容积的另一种功能。当应用哇巴因(ouabain)处理脊椎动物上皮细胞或应用阻断供给 Na^+ 泵的 ATP 的代谢毒物，控制其容积调节的功能便丧失了。

但是应当指出，细胞离子溶质的调整作用对细胞内浓度变化会带来巨大的风险。因为细胞内离子浓度的调整对许多酶类反应速率、蛋白质稳定性以及细胞的正常功能会产生潜在的影响。因此在进化过程中许多细胞逐渐在细胞内增加氨基氮(amino-nitrogen)进行适应性调节。例如在低渗环境中则减少细胞内的氨基酸，而在高渗环境中则增加细胞内的氨基酸，而使细胞在生境变化的条件下更好地适应渗透性的紧张。在细胞容积调节中往往诱导合成蛋白质，使其作为细胞的保安成分起作用也是非常重要的。

综上所述，水、离子和其他溶质的转运可以说是细胞的基本功能。它通过有选择性的离子通道和被动性的转运体，以及有选择性主动转运的离子泵而进行介导的。这些过程在细胞功能中进行各式各样的整合，作为机体功能稳定的基础。在不同器官、组织中进行的有关过程将涵盖在后续章节中叙述。

(王子栋　刘洁生)

参考文献

陶恒沂 . 2005. 潜水医学 . 北京:高等教育出版社

Eveloff JL & Warnock DG. 1987. Activation of ion transport systems during cell volume regulation. American J Physiology,252:F1-F10

Gilles R. 1997. "Compensatory" organic osmolytes in high osmolarity and dehydration stresses: history and perspectives. Comparative Biochemistry & physiology A,117:357-365

Kinne RKH. 1993. The role of organic osmolytes in osmoregulation ;from bacteria to mammals. J Experimental Zoology,265:346-355

Okada Y,Maena E,Shimizu T,Dezari K,Wang J & Morishma S. 2001. Receptor-mediated control of regulatory volume decrease(RVD)and apoptative volume decrease(AVD). J Physiology,532:3-10

Shultz SG. 1989. 膜生理学纲要(王子栋等译). 北京:科学出版社

Shuttleworth TJ. 1989. Overview of epithelial ion-transport mechanisms,Canadian Journal of Zoology,67:3032-3038

Smith PR & Benos DJ. 1991. Epithelial Na^+ channels. Annual Review of Physiology,53:509-530

Willmer P,Stone G & Joneston L. 2005. Environmental physiology of Animals,second Edition. Blackwell Publishing

Wither PC. 1992. Comparative Animals physiology. Saunders College Publishing,Fort Worth

Yancey PH. 2001. Water stress,Osmolytes and proteins. American Zoologist,41:699-709

第三章　机体水平衡与渗透压调节

水是机体的主要成分之一，在生命活动中扮演着重要角色，保持水平衡是维持机体稳态的先决条件之一。在正常成人，水约占体重的60%，其中2/3分布于细胞内，另外1/3分布于细胞外，细胞则生活在这一富含水的环境中。渗透压是决定细胞内外水分布的关键因素之一，渗透压的改变会影响水的分布，导致细胞和机体功能活动的异常或失衡。体内水的总量和渗透压的水平受环境和体内代谢的影响，机体通过各种调节机制使水和无机盐的获得和丢失达到平衡，从而使体内水量和渗透压水平保持相对稳定。

第一节　环境与水平衡

地球上形形色色的动物生活在不同的环境中，其水和渗透压平衡不断受到环境的影响和挑战，如生活在淡水环境中的动物，水可能会从周围低渗的环境进入体内，而生活在干燥的陆地环境中的动物则会大量地丢失水。为了生存，经过漫长的进化过程，生活在不同环境的动物产生了不同的适应和调节机制，以维持体内水和渗透压的相对稳定。

动物可通过行为调节以及生理适应和调节来应对环境的变化，以维持机体的稳态。生理适应或顺从(conformity)是指生物体通过改变自身内环境来适应外环境的挑战，如通过漫长的进化过程，几乎所有非脊椎海洋动物和少数脊椎海洋动物的体液渗透压与周围海水环境相等，以利于机体水平衡的维持。生理调节(regulation)是指生物体通过各种生理调节机制来维持一个与外环境不同并相对独立的内环境的稳定，如通过利用皮肤或外壳的阻挡作用、通过调节摄取和排泄机制等，使机体在不同的环境条件下维持体内水和渗透压的相对稳定。

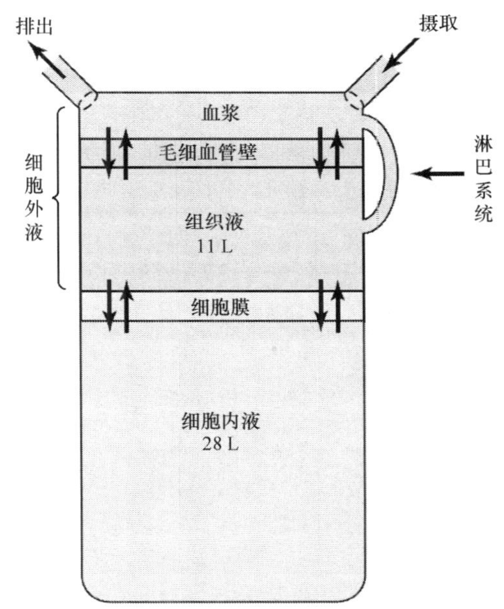

图 3-1　机体水平衡

图中是体重70kg成人的平均数据

机体内水平衡与否决定于机体获得和丢失水的总量。人体可通过喝水(或饮料)、进食和有氧代谢获得水分，通过呼吸道黏膜和皮肤的渗出而蒸发(不感蒸发)、汗腺的发汗、肾脏的排泄、消化道和生殖系统的分泌(其中大部分被重吸收)等丢失水分(图3-1，表3-1)。水的获得量和丢失量变化较大，与饮食习惯、环境温度和湿度、活动强度等有关。在正常情况下，水的丢失和获得处在动态平衡状态。

表 3-1 健康成人在环境舒适时水的获得与排出量

获取途径	获取量(ml/24h)		排出途径	排出量(ml/24h)	
	正常	高强度运动		正常	高强度运动
食物	500	不定	皮肤不感蒸发	350	350
喝	1600	不定	呼吸道不感蒸发	350	650
代谢	200	≥200	发汗	100	5000
			尿	1400	500
			粪便	100	100
总获取	2300	不定	总排出	2300	6600

在人类,每天有氧代谢产生的水远小于机体丢失的水,因此,必须通过喝水或进食补充水分以维持水平衡。当水的获得量小于排出量是,会造成机体脱水(dehydration)。同时,脱水不可避免地会造成体液渗透压的上升。不同的动物对失水的耐受性差异较大。低等动物对失水的耐受性较高,而高等动物如鸟类和哺乳类动物的耐受性较低(骆驼例外,可耐受 30%的失水)。蚯蚓可以耐受 75%的水分丢失(丢失机体中总水量的 75%);而人类仅可耐受 3%～4%的水分丢失而不出现明显的症状,失水 5%～8%可引起头晕,10%造成生理机能减退,15%可致死。

水是维持稳态或生命所必需。然而,对于每天应喝多少水目前仍存在不同的意见。如表 3-1 所示,在活动较少以及气候温和时,正常健康成人每天喝大约 1.6 升即可满足机体的需要,但是许多人认为每天应喝约 2 升的水,并且还应扣除咖啡类和酒类等饮品的量,因为这些饮品可引起利尿。然而,从事水平衡研究的权威生理学家 H. Waltin 认为这建议或看法是缺乏生理学或营养学依据的。近年的研究资料表明,咖啡和酒精的利尿作用被人们过分夸大了,因此,这部分液态饮品应部分计入机体的摄水总量中。在高温、干燥和高海拔的环境或在运动和作长途飞行时,增加摄水量当然是必需,然而在平时人们应喝多少水?最佳的办法或答案可能就是由渴感来调节人的摄水量。主张多进水的人可能会反驳说,当出现渴感时,机体已明显缺水。然而,这种担心是错误或不必的,因为,机体对水平衡的改变非常敏感,轻微的缺水或渗透压升高即可引起渴感,而这种轻微的改变远未达到损害机体的水平。

第二节 机体与环境之间的水交换以及渗透压调节器官

水平衡与否决定于机体获得和丢失水的总量。体表、肾、胃肠道、呼吸器官和生殖道等组织和器官是机体与环境之间进行水和电解质交换的主要场所,其中肾在大多数动物的水平衡和渗透压调节中起重要作用。

一、体 表

(一) 机体外表面的水交换

1. 交换形式

水的流动方向和量决定于渗透压差和静水压差。生物体的体表并不是对水绝对不通透的，如果生活在非等渗（即环境的渗透压与机体内部的渗透压不相等）的环境中，将有或多或少的水以被动扩散（渗透）的形式通过体表进入体内或从体表丢失。渗出到体表和呼吸道表面的水可通过蒸发而丢失。水和离子可通过不同的机制进出体表，并可受到不同机制的调节，既有被动扩散机制，也有主动转运机制。

2. 体表通透性

根据其所处的环境，不同种属的动物其体表的结构各异，对水的通透性差异极大。鱼类和两栖类的体表对水的通透性较高，在沙漠中生活的动物其体表对水的通透性极低。人类的皮肤具有角化层，可防止水的丢失，但对水仍有一定的通透性，平均每天通过渗透作用从皮肤表面丢失（皮肤不感蒸发）的水约为300～400ml。当环境温度升高、人体活动增加或发热时，不感蒸发可增加。婴幼儿不感蒸发的速率高于成人，因而在缺水情况下更易发生严重脱水。在严重烧伤病人，由于皮肤角化层甚至皮肤的整层结构受破坏，皮肤不感蒸发丢失的水可为正常的10倍，每天达3～5L。不感蒸发造成的水丢失是不可避免的，因此，在临床计算补液量时，必须补充这部分失水量。

通过不同的机理，体表对水和离子的通透性可受到不同程度的调节。除被动扩散丢失水外，人和一些动物的皮肤中还具有汗腺，在环境温度升高或机体产热增加时，可通过增加汗腺分泌而增加蒸发散热使体温保持相对稳定，但同时也加速了水和离子的丢失。人的汗液中水占99%；固体物质占1%，其中大部分是NaCl，其余是KCl、尿素、乳酸等。汗腺分泌的原液等同于无蛋白的血浆，为等渗液，当流经汗腺导管时，在醛固酮的作用下，汗液中的NaCl可被汗腺导管重吸收，最终排出低渗汗液。因此，机体大量发汗时，可使血浆渗透压升高，导致高渗性脱水。另外，在发汗速度过快时，由于汗液中的NaCl不能被充分重吸收，在丢失水的同时可丢失大量的NaCl，导致机体水电解质平衡紊乱，故在大汗后补水的同时应注意补盐，如运动后补充含30～40mmol/L NaCl以及5%～10%葡萄糖的溶液有助于机体的恢复。

人体的汗腺包括大汗腺和小汗腺两类。大汗腺分布于腋窝和阴部等处，可能与性功能有关。小汗腺在掌心和脚底最多，额部和手背次之，躯干和四肢最少但分泌能力最强。发汗反射的主要中枢位于下丘脑，可能与体温中枢重叠或在其附近；支配汗腺的神经主要是交感胆碱能纤维，其末梢释放乙酰胆碱作用于M受体使汗液分泌增加。由温热刺激引起的发汗称温热性发汗（thermal sweating），见于全身，主要参与体温调节。有些汗腺受肾上腺素能纤维支配，精神紧张或情绪激动时可引起其分泌，称精神性发汗（mental sweating），主要见于掌心、足底、腋窝和前额等处，意义不明。另外，汗腺也可在一定程度上接受血液中肾上腺素和去甲肾上腺素的刺激。

汗腺的分泌受环境温度、湿度、风速和机体活动的影响。正常人在安静情况下，环境温度升至大约30℃时开始发汗。湿度高、无风和着衣较多时，体热不易散失，气温25℃时即可引起发汗；空气湿度增加时，虽然发汗增多，但汗液不易蒸发，导致体热贮积，可反射性引起大量出汗。在机体活动时，即使气温低于20℃也可出现发汗。

3. 体表通透性的习服性变化

当环境发生变化时，体表对水和离子的通透性可在较短的时间内发生某种程度的习服性改变。这些习服变化主要有两类。一类是表皮细胞膜离子通道和水通道的改变，包括细胞膜上通道蛋白数量的增加或减少。如可通过合成新的通道蛋白或将位于细胞内的通道蛋白转移到细胞膜上来增加细胞膜通道的数量。第二类习服性通透性变化主要通过改变表皮中细胞外表面的物质成分来实现,例如,合成新的物质或改变包括脂类在内的物质的空间排列和结构。如在高温的环境中,昆虫通过增加直链碳氢化合物的比例来提高其表皮中脂质的熔点,从而改变其通透性。

（二）机体外表面的渗透压调节

在人类及陆生高等动物,皮肤的渗透压调节机制在机体水电解质平衡调节中不起主要作用,而在许多低等动物,发生在体表的渗透压调节活动却非常活跃。

1. 高渗性调节(hyperosmotic regulation)**和盐的摄取**

所有生活在淡水和大多数生活在半咸水中的动物均属于高渗性调节者(hyperosmotic regulators),这些动物的体内渗透压均高于其生活环境的渗透压。由于渗透压差和离子浓度差的存在,水趋向于流入体内,而电解质趋向于流出体外。降低表皮对水和离子的通透性有助于防止水的进入和盐的丢失,但这些动物需要通过皮肤和腮获得生存所需的气体,因此,起呼吸作用的体表(包括腮)维持较高的通透性。为了生存,必须将进入机体的水排出,同时从周围环境中获取电解质以维持水电解质平衡。这些动物的皮肤或腮具有主动摄取电解质的机制,如钠-钾泵(简称钠泵,也称 Na^{+}-K^{+}-ATP 酶)等,水则以尿的形式排出。

2. 低渗性调节(hyposmotic regulation)**和盐的分泌**

海水含高浓度的盐,渗透压较高,几乎所有非脊椎海洋动物和少数脊椎海洋动物的体液渗透压与周围海水环境相等,因此,周围环境渗透压对这些动物的影响有限。然而,少数非脊椎海洋动物和多数脊椎海洋动物体属于低渗性调节者(hyposmotic regulators),其体内的渗透压低于海水,水趋向于流出体外,而电解质趋于扩散入体内。

为了补偿丢失的水,这些海洋动物(四足类除外)必须大量喝水,但同时也带进大量的盐。为了维持水电解质平衡,这些盐必须被排出体外。进入体内的一价离子通常由腮或直肠腺主动排出,从肠道进入的二价离子通常会存留在肠道中随粪便排出。

在海洋中生活的四足类动物实际上与陆生动物一样具有肺,它们通过露出水面呼吸空气获取氧。其皮肤对水和盐的通透性较低,能起较好的隔离作用,因此,周围海水对体内环境影响较小。海洋哺乳类动物利用肾生成高渗尿而将盐排出。海洋爬行类和鸟类也具有肾,但不能产生高渗尿,进入体内的盐则由特殊的盐腺排出。

二、肾与渗透压调节器官

虽然有些动物可完全通过其体表来调节水平衡及体内的渗透压,但是对于大多数动物来说,机体的渗透压是由特殊的结构来调节的,包括从亚细胞、单细胞的简单装置到包含多种组织的复杂器官。这些特殊的结构通常称为排泄器官或肾。这些调节装置除了调节渗透压外,有些还可排出废物,如人的肾脏。尽管渗透压调节器官的来源、大小和复杂性差异巨大,但它们均具有一些共同的结构和工作原理。几乎所有的这些器官均由一至多条的管状结构所组成,包括原尿的生成和收集部位以及原尿的处理部位(重吸收和分泌),另外,大多数还有浓缩和稀释尿的装置。

在人类,肾脏的肾单位(nephron)是尿生成的基本功能单位,与之相连的集合管(collecting duct)与其一起共同完成尿的生成过程。肾单位由肾小体(renal corpuscle)及与之相连接的肾小管(renal tubule)组成。肾小体由肾小球(glomerulus)和肾小囊(Bowman's capsule)构成,肾小管分成近端小管(proximal tubule)、髓袢(loop of Henle)和远端小管(distal tubule)三段(图3-2)。包在肾小囊中的肾小球(毛细血管球)是生成原尿的滤过装置,而肾小管和集合管则具有重吸收和分泌功能,可对对原尿进行加工和处理。通过尿的生成和排出,肾脏起到了排出机体代谢产物以及进入机体过剩的物质和异物、调节水和电解质平衡、调节渗透压和体液量以及调节酸碱平衡等方面的作用。

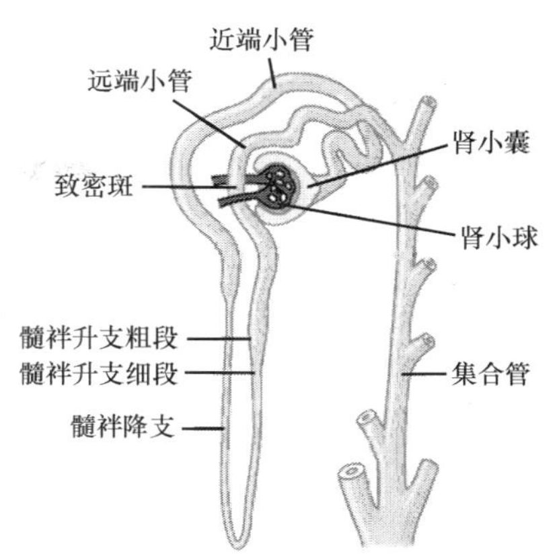

图 3-2　肾单位示意图

(一) 原尿的生成

生成原尿的基本方式有滤过和主动分泌两种。除了少数动物采取主动分泌的方式之外,大多数动物的以滤过的形式生成原尿。

在滤过生成原尿的过程中,静水压促使部分血浆或体液通过渗透压调节器官(肾)的滤过膜生成原尿。滤过膜属于半透膜,可以允许除血浆蛋白等大分子和血细胞之外的小分子的物质(如水、电解质、尿素、氨基酸和葡萄糖等)自由通过。因此,除了不含蛋白质和血细胞之外,原尿的成分和渗透压与血浆基本相似。原尿中 99%的物质将被重新吸收加以利用,而进入机体的小分子毒物、机体代谢产生的废物或多余的物质将被排出体外。不同种属的动物有不同的滤过系统。在人和其他脊椎动物,肾单位是尿生成的基本功能单位,包在肾小囊中的肾小球(毛细血管球)是生成原尿的滤过装置。

在人类,肾脏的滤过膜由毛细血管内皮细胞、基膜和肾小囊脏层足突细胞(podocyte)的足突(podicel)构成。毛细血管内皮细胞上有许多直径为 70～90nm 的小孔(fenestration);基膜主要由胶原蛋白Ⅳ构成,具有直径为 2～8nm 的多角形网孔;肾小囊上皮细胞(足突细胞)有许多反复分枝的突起,相互交错形成裂隙,裂隙间有带孔(4～11nm)的膜覆盖(图 3-3)。滤过膜的三层结构均带负电荷,可防止带负电的大分子物质如蛋白质通过。菊粉(一种可溶性的多糖类物质)可自由通过滤过膜,并不被肾小管重吸收和分泌,也不影响机体的功能,因此可利用它来测量肾小球的滤过率。

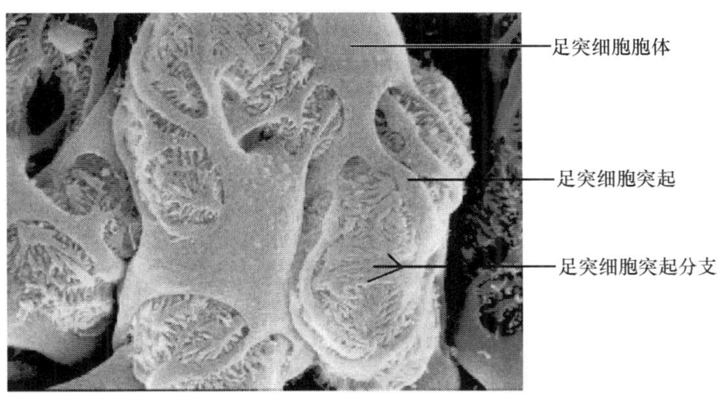

图 3-3　肾小囊上皮细胞(足突细胞)及其包裹的肾小球毛细血管

在少数动物,如昆虫、水蛭和硬骨鱼等,可通过主动分泌的形式生成原尿。主动分泌主要由细胞膜上的泵来完成。如细胞膜上离子泵可将离子泵入管腔,离子转运造成的渗透压改变可使水伴随进入管腔。另外，水流经细胞间隙时还可使溶解于其中的其他一些物质伴随流动。与滤过相比，主动分泌更容易被调控，但其排出不同外来毒物的能力则较低。

（二）肾小球滤过液（原尿）的加工处理

原尿生成以后流经各段肾小管时，几乎所有的动物均具有特定的机制对其进行加工和处理，将其中有用的物质（如水、无机盐、葡萄糖和氨基酸等）重吸收，同时小管上皮细胞还可将一些不需要的物质分泌到小管腔中，最后生成终尿。

大部分物质主要在近端小管通过主动和被动重吸收的形式来摄取。在人类，约65%～70%的Na^+、Cl^-、K^+、Ca^{2+}、水，约85%的HCO_3^-，以及几乎全部糖及氨基酸在近端小管重吸收；约15%～20%的水和电解质等在髓袢重吸收；约10%的水和电解质等在远端小管和集合管重吸收。另外，尿素在人类尿的浓缩机制中和在海洋板鳃类鱼的血液渗透压的维持中起重要作用，因此，肾小管中还存在有尿素的重吸收机制。H^+、NH_3或NH_4^+可在各段小管分泌，K^+可被远端小管和集合管分泌。肾小管还可分泌一些大分子的外来异物和药物。如进入人体内的酚红（phenol red），94%由近端小管主动分泌而排出，因此，可利用这一特性检测近端小管的分泌功能。

近端小管对溶质和水的重吸收可随肾小球滤过率的变化而变化。当滤过率增加时，近端小管对Na^+和水的重吸收率也随之增大，反之亦然，这种现象称为球-管平衡（glomerulotubular balance）。实验证明，人近端小管对Na^+和水的重吸收率总是占肾小球滤过率的65%～70%，称为近端小管的定比重吸收（constant fraction reabsorption），可能与肾小管周围毛细血管的血浆胶体渗透压变化有关。醛固酮可促进远曲小管和集合管对Na^+的重吸收以及对K^+分泌，而抗利尿激素则可促进远曲小管和集合管对水的重吸收。

（三）尿量与尿的浓缩和稀释

肾脏每天生成大量的原尿，即使是排等渗尿的动物，大部分原尿也会被重吸收，废物则随小量的等渗终尿排出体外。如通过小管上皮钠泵对钠主动重吸收以及伴随的氯和水被动吸收可使终尿量大大减少。人每日尿量大于2500ml为多尿（polyuria），少于400ml为少尿（oliguria），少于100ml称为无尿（anuria）。

在人和一些动物，可以通过特殊的机制调节终尿的浓度，生成渗透压低于体液的低渗尿（hyposmotic urine）或渗透压高于体液的高渗尿（hyperosmotic urine）。人尿渗透压可低达30～40mOsm/L，也可高达1200～1400mOsm/L。

由各种原因造成机体内水过多而需将其排出时，需排出低渗尿。在淡水无脊椎动物和大多数淡水脊椎动物，肾小管不断主动重吸收无机盐，而小管上皮对水的通透性低，因此生成的终尿为低渗尿。在人类，在体内水过多时可使抗利尿激素分泌减少，使远曲小管和集合管对水的通透性降低，而小管液中的NaCl继续被髓袢升支粗段以及远曲小管和集合管重吸收，因而形成低渗尿。

当机体缺水时，机体在排出废物的同时需尽量减少水的排出，此时排出高渗尿则有利于水电解质平衡的维持。现有的证据表明，机体内不存在对水的主动转运机制，水是如何被从相对高渗的尿转运到相对低渗的体液中的？有关机制较复杂，在人类和脊椎动物，高渗尿的生成与肾髓质高渗梯度的形成和维持有关。当低渗的小管液从远曲小管进入集合管，穿过肾髓质高渗区时，在抗利尿激素提高集合管对水通透性的前提下，水分被抽吸到管外，使管内液体浓缩导致渗透压增高，生成高渗尿。

由髓袢、集合管构成的逆流系统是形成肾髓质高渗梯度的结构基础，而直小血管则与肾髓质高渗区的维持有关(图 3-4)。

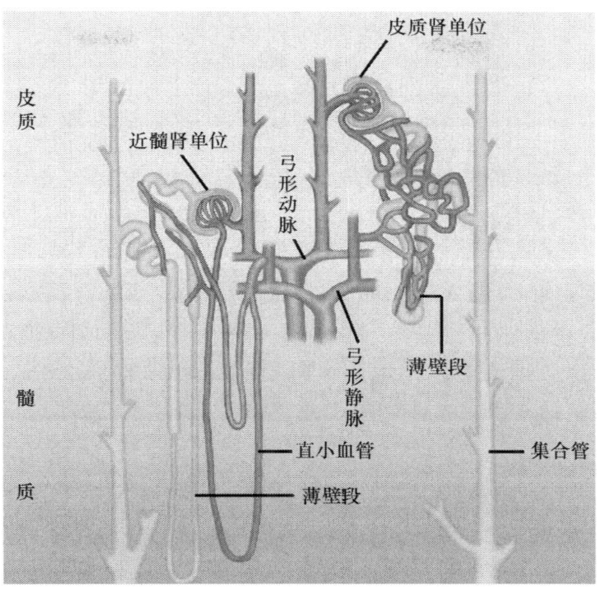

图 3-4　肾单位和肾直小血管

外髓部的高渗梯度主要由 NaCl 重吸收造成的。位于外髓部的髓袢升支粗段可通过 Na^{+}-K^{+}-$2Cl^{-}$ 同向转运的形式主动重吸收 NaCl，但对水不通透，从而管周髓质形成高渗梯度。

内髓部高渗梯度的形成主要与尿素的再循环和 NaCl 的重吸收有关。远曲小管、皮质和外髓部的集合管对尿素不易通透，当小管液流经这些部位时，在抗利尿激素的作用下水被重吸收而尿素吸收很少，使小管液中尿素的浓度逐渐升高，这些小管液流经对尿素通透性高的内髓集合管时，尿素顺浓度差向管周间质大量扩散，造成内髓间质高渗(图 3-5)。

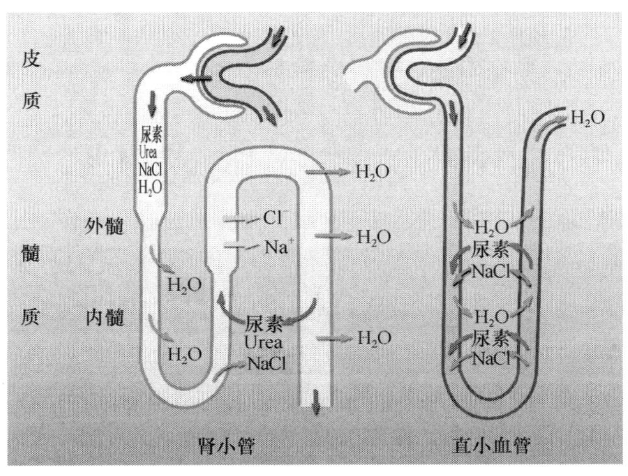

图 3-5　肾髓质高渗梯度的形成和维持

髓袢降支细段对水通透，而对 NaCl 和尿素不易通透，在高渗梯度的作用下，水进入管周间质，使小管液浓度逐渐升高，至髓袢折返处达到高峰。髓袢升支细段的通透性与降支细段相反，对 NaCl 通透性高，对尿素中度通透，对水相对不通透，小管液中的 NaCl 顺浓度差扩散入间质，进一步加强内髓的高渗梯度，而小管内的 NaCl 浓度则逐渐降低。

因为髓袢升支细段对尿素有中度的通透性，从内髓集合管扩散到组织间液的尿素可进入升支细段，经升支粗段、远曲小管、皮质和外髓集合管返回内髓集合管，在该处再扩散到组织间液而形成尿素的再循环。

肾髓质的直小血管(vasa recta)也呈 U 形，与髓袢伴行，形成逆流系统，但其管壁对水和电解质的通透性高并且无选择性。直小血管降支进入髓质高渗梯度时，组织间液中的溶质进入血管内，而水则离开小管进入组织间液；在直小血管折返后，水和电解质的流动刚好相反。另外，直小血管壁对蛋白质通透性低，血液中的蛋白质形成的胶体渗透压有利于水回到血管中。直小血管这一逆流交换作用使肾髓质的高渗梯度得以维持，直小血管仅将髓质中多余的溶质和水带回血液循环。

肾脏产生浓缩尿的能力与髓袢的存在与否以及髓袢的长度有关，但有时髓袢的长短并不能完全正确反映浓缩尿的能力，例如，沙漠小哺乳类动物可产生非常高的高渗尿(有些可高达 6000mOsm/L)，澳大利亚跳鼠(notomys)可产生高达 9000mOsm/L 的高渗尿，而它们的髓袢并不特别长。

肾单位的数量与机体的质量有关。一般来说，个体大的动物肾单位的总数较多，肾皮质相对较厚，但髓质相对较薄，与小动物比，浓缩尿的能力相对较低。

肾脏除了上述功能外，还可通过排出 H^+、重吸收 HCO_3^- 而参与机体酸碱平衡的调节。

(四) 终尿

在两栖类和陆生动物，生成的终尿储存于膀胱，然后排出体外。有些动物的膀胱还可对尿进行进一步加工处理，如爬行动物的膀胱上皮细胞有 H^+ 泵，可分泌 H^+，并受 CO_2 水平的调节。

不同种属的动物，其终尿的浓度差别很大，水生和两栖动物尿的渗透压几乎与其血浆相等，鸟类和哺乳类动物可生成高渗尿。

(五) 排泄系统对氮的排泄

蛋白质和氨基酸以及核苷酸中含氮，其代谢过程中产生的氮通常从排泄器官排出。含氮排泄物主要以滤过等被动的形式进入原尿中，但某些动物也可将其分泌入小管液中，如 NH_3 或 NH_4^+ 可被肾小管上皮细胞分泌到小管液中。排泄器官还可通过调节重吸收量来调控它们的排出量。

常见的含氮排泄物包括氨、尿素和尿酸三种。其他含氮排泄物如尿囊素、尿囊酸、肌酐和鸟嘌呤则少见或含量低。

氨易溶于水，可以气体氨(NH_3)的形式或与 H^+ 结合成 NH_4^+ 的形式排出。排出的途径包括腮(如鱼类)、肺和肾等。

尿素在水中的溶解度中等，有一定的毒性，是大多数陆生脊椎动物的主要含氮排泄物，随尿排出，其他一些动物也可生成尿素，如某些鱼、蚯蚓、蜗牛和淡水龟等。

尿酸在水中的溶解度低，能形成糊状的固体而无毒性，常被一些生活在缺水环境中的动物用来排泄氮而不必伴随丢失水。这些动物在缺水的环境或条件下，为了不消耗水排出含氮废物，将生成尿酸盐结晶，存留于体内特殊隔离部位，以抵抗脱水维持生命。如在昆虫的幼虫阶段，常以这种形式存留尿酸盐废物，蜕皮时这些废物将随之脱落排出。

三、胃 肠 道

水生动物渗透压调节的方式之一是喝进大量的水，因此，其肠道很自然成为第一线的渗透压调节器官。除了肉之外，其他食物的构成与动物本身组织的成分并不相似，食物的渗透压和离子浓度与机体组织本身并不相等，因此，这些非肉食动物的胃肠道也是渗透压调节器官，在渗透压和离子浓度调节中起重要作用。

在如海葵和扁虫等最简单的低等无脊椎动物，尤其是那些生活在河口和淡水的动物，肠道是机体内唯一充满液体的空腔，在水盐平衡调节中起关键作用。这些动物的肠腔只有一个开口，另一端是盲端，无特殊的功能分化部位，其消化功能与水盐调节功能在同一上皮完成。

在其他动物，由于肛门的出现，使消化道各段的功能分化成为可能，不同段可对食物进行不同的处理。同时，各段分泌不同的消化液并营造不同的环境，为不同的酶提供最佳活动条件。消化活动可以在某段特殊 pH 中进行，而水盐调节或吸收可在另一段不同的 pH 环境中完成。在较复杂的非脊椎动物，消化道壁出现了类似肠道分支的消化腺和盲肠(ceca)结构，这些结构成为机体离子和渗透压调节系统的一部分。

（一）唾液腺

唾液腺的分泌物可润滑口腔和食管，其中含的消化酶(在人类主要是淀粉酶)可对食物进行初步的消化，分泌物中的物质可在消化道的其他部位被重吸收。在某些特殊的动物，尤其是吸血动物，唾液腺具有排泄和渗透压调节功能，如硬蜱在吸血的同时，通过分泌唾液将需排泄的水、钠、氯等注入宿主体内。在其他一些节肢动物，储存于唾液腺的水可作为应急水源。

（二）中肠

中肠在脊椎动物相当于胃和大部分肠段，是机体最重要的消化和吸收部位，同时也是水盐的吸收和调节场所，在大多数动物，所摄取的食物中约 75%的水、95%的单价离子在这些部位被吸收，另外，一些消化产物(如葡萄糖、氨基酸等)的吸收与离子的转运相偶联。在一些动物如有翅昆虫，中肠起到肾的作用，是排泄和渗透压调节的主要器官。

（三）后肠

在大多数动物尤其是陆生动物，后肠(大肠)是水平衡的主要调节场所之一，其中的水分和电解质可被吸收。在一些动物如鸟和爬行类水被吸收后，含氮排泄物尿酸可形成结晶随粪便排出，因此可以最小的失水代价排出废物。后肠还可作为许多节肢动物的水储存库。在许多昆虫的幼虫和成虫、千足动物、半陆生蟹等，肠内容物可被稀释或浓缩。一些动物甚至可利用直肠吸收空气中的水分。

大多数生活在干旱环境的动物，尤其是在沙漠中生活的昆虫和蜘蛛，其排泄器官将排泄物排入后肠，并在其中被吸收。许多鸟类和爬行类动物也以类似的方式将排泄物排入泄殖腔进一步加以处理。

（四）人类的消化道

人体的消化道(包括口腔、食道、胃、小肠和大肠等)既是营养物质的消化和吸收场所，也是水盐的主要摄入和吸收部位。另外，消化道及消化腺每天分泌大量的消化液，其中大部分被重

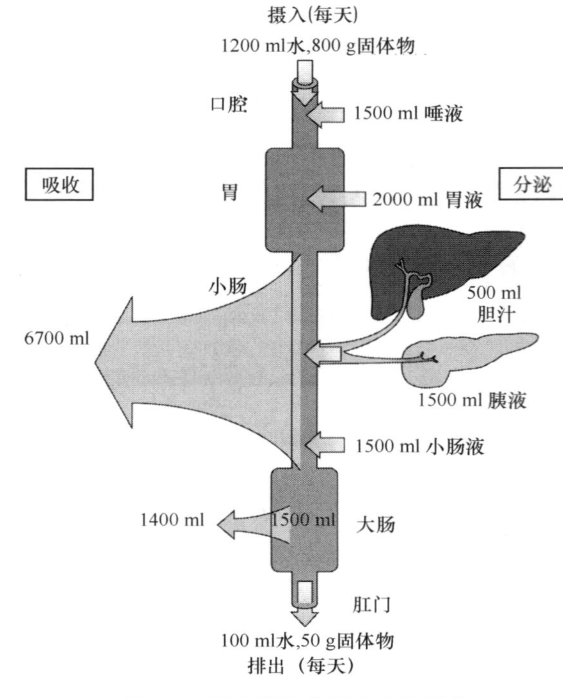

图 3-6 消化道的分泌和水的吸收

吸收。如果重吸收障碍或分泌过多(如霍乱毒素的影响),将会导致严重的水电解质紊乱,甚至危及生命(图 3-6)。

四、呼吸器官

在人类,甚至旱生动物,呼吸道的表面是湿润的,因此在呼吸过程中,机体的水将有部分以蒸发的形式丢失。在非等渗水生动物以及生活在非常潮湿的环境中的两栖类动物,气体以扩散的形式进出有呼吸功能的体表或表面(如腮),同时水盐也顺其本身的浓度梯度移动。

通过呼吸系统的结构进化,可大大减少呼吸过程中所伴随的水丢失。丢失水和获得氧的比例可通过计算获得。在利用体表进行呼吸时,每获得 1ml 的氧将有 2.1mg 的水丢失。而在用肺呼吸时,在肺泡丢失的水将大大减少(每获得 1ml 的氧丢失水 0.1～0.3mg)。

在人类,每天由呼吸道不感蒸发的水约为 300～400ml。当空气进入呼吸道后,将其中的被湿润的水蒸气饱和。空气在被呼出之前,其水蒸气压将达 47mmHg。肺泡中的气体的水蒸气压通常较稳定,一般维持在 47mmHg 左右。由于空气中的水蒸气压通常小于 47mmHg,因此,在呼吸过程中,将丢失水。在环境温度下降或空气较干燥时,吸入的空气中的水蒸气压将大大降低,导致呼吸道不感蒸发失水明显增加,这也是人们在寒冷时感到呼吸道干燥的原因之一。另外,在各种原因造成呼吸加快时,从呼吸道丢失的水将增加。

在人和哺乳动物以及鸟类,由鼻甲等特殊结构形成的鼻逆流系统使水丢失大为减少。吸气时,空气在鼻中吸收组织的热量而被加热,同时使鼻腔表面的温度降低;呼气时,呼出的较热气体通过热交换被温度较低的鼻黏膜冷却,使呼出气中的部分水蒸气凝结成水而留在体内。因此,鼻腔的逆流作用防止了水和热量的丢失。

另外,有些动物还可通过调控呼吸孔来防止水的丢失。

五、生殖道以及繁殖过程中水的丢失

生殖道也是丢失水的途径之一。如在人类生育期的妇女,随着月经的出现,每个月将从生殖道丢失部分水。另外,生殖道的分泌也会引起水的丢失。

对于陆生动物,水丢失是生殖或繁殖后代过程中可能遇到的问题之一。所有陆生并且不在水中繁殖后代的动物均采取体内授精(包括直接和精囊体内授精)的办法以防止繁殖后代过程中水的丢失。

水平衡的维持是卵和幼虫发育阶段所要解决的难题之一。水生动物的幼虫与其成体相比,受到的挑战相似但更大,因此,幼虫的渗透压调节器官相对较大。有些动物尽量缩短或取消幼虫发育期，并采取由富含蛋黄的卵直接繁殖的办法去克服渗透压调节的难题。胎生性哺乳类和个别其他动物的胚胎在母体内发育成长，其水盐平衡完全依赖母体来调节。陆生产卵动物通过精心选择产卵地或环境来协助卵以及在其中发育的胚胎维持水盐平衡，有些动物甚至将卵产在宿主的体内。不同种属动物卵的结构不完全相同，但均具有特殊的结构防止水的丢失，同时又可以进行气体交换，以保证胚胎的正常发育。另外，通过产卵地点的选择和父母的伏窝照料(调节窝的湿度和温度)，可减少水的丢失。然而，尽管具有这些特殊的保护机制或采取了相关的保护措施，卵丢失水分仍是不可避免的。如在卵的 21 天孵育期中，可丢失 10 升水蒸气，排出 4 升二氧化碳，并且摄取 5 升氧气。

第三节　水分的获取

机体获取水有多种途径，人和大多数动物主要通过饮食和有氧代谢获得水分。另外，有些动物还可直接通过体表或通过体表和体内的特殊装置从周围的水环境或湿润的土壤和空气中吸取水分。

一、代　谢　水

糖、脂类和蛋白质氧化分解时，最终均可生成水和二氧化碳，因此代谢产生的水是动物水的来源之一。在这三种物质中，按重量计算，每克脂质氧化分解时产生的水较多；但由于每克脂肪氧化分解时耗氧以及产生能量较多，所以按释放每单位能量时所产生的水计算，则糖产水较多(见表 3-2)。相对于通过饮食经口摄入的水来说，在许多动物的机体总水中，代谢产生的水所占比例较小。在夏天，由于代谢加强，代谢产生水的绝对量增多，但如果按占机体总获得水的百分比来换算，则冬天安静情况下产生代谢水的比例较高。

表 3-2　三大营养物质氧化分解时产生的代谢水

营养物	代谢水(g/100g 营养物)	释放能量(kJ/g 营养物)	代谢水/能量比(g/kJ)
糖	0.56	17.6	0.032
脂质	1.07	39.3	0.027
蛋白质(终产物为尿素)	0.39	17.0	0.022
蛋白质(终产物为尿酸)	0.50	18.4	0.027

在干旱环境中生活的小动物，代谢水是维持机体水平衡的主要因素。在非常干燥的环境中生活的衣蛾，其 70%的摄入食物被用于产生代谢水。有些沙漠动物在冬天对代谢水的依赖度较高，但在夏天活动增多时，则对外来水源需求增加。

在一些低等并依赖单纯扩散获取氧和排出二氧化碳的动物，在干燥时可通过摄取额外的食物来产生较多的代谢水。但是，对于依赖特殊的呼吸器官的通气来进行气体交换的动物，通过增加物质分解代谢来产生额外代谢水这一途径的生理意义不大，因为代谢加强导致的耗氧增加必然引起呼吸加强，后者将使水的丢失增加。人们曾认为骆驼可通过消化其储存的大量脂肪产生代谢水来维持其水平衡，但这一观点是错误的，因为由代谢耗氧增加引起的肺通气加强所导致的额外丢失水的量大于从分解代谢中获得的水。然而，有证据表明，快速飞行的昆虫和有些飞行的甲虫，代谢产生的水大于其丢失的水。

二、从饮食中获取的外来水

从饮食中获取外源性水是机体获得水的主要途径。人和动物可以通过直接喝水获得机体所必需的水，也可以从含水的食物中获取水分。食肉动物和食虫动物的食物（动物组织）含水较多，盐含量也较适中。而植物性食物中的水分、电解质含量和成分则差异较大，如有些植物性食物含水极高，但几乎不含盐。

机体具有特殊的调节机制控制动物的饮食行为。当内环境发生改变时，可通过感受器激活或抑制相关的调节机制，使动物根据机体本身的需要选择不同的食物或改变喝水行为，以维持机体水电解质和渗透压等的平衡。如人的下丘脑中具有渗透压感受器，当机体缺水使血浆晶体渗透压升高时，可引起渴感促进喝水行为；血容量减少导致血管紧张素Ⅱ增加也可引起渴感。当机体缺盐时，可引起动物寻找和进食较咸食物的欲望。一般来说，胃内容物引起的胃扩张可抑制渴感和进食欲望。另外，存在于人下丘脑中的摄食中枢和饱食中枢可对摄食行为进行调节。

三、从体表获得的水

所有生活在淡水和大多数生活在半咸水中的动物，其体内渗透压均高于其生活环境的渗透压。由于渗透压差和离子浓度差的存在，水趋向于流入体内。

四、陆栖动物获取水的途径

陆栖动物通过三种途径获得水：①机体氧化代谢生成水；②以不同方式获取液态水；③从空气中的水蒸气获取水。机体氧化代谢生成水有限，大多数陆栖动物主要通过喝水或从食物获取水，少数动物可从潮湿的泥土、水洼或水塘中经体表获取水或从露珠获取水，极少数动物可直接获取空气中的水。

（一）代谢水

糖、脂类和蛋白质氧化分解时，可生成水和二氧化碳（见前述）。

（二）液态水的获取

除了大多数陆栖动物以喝或吃的形式获取液态水外，还有些动物以其他一些方式获取液态水。

（1）露水的利用：直接饮用天然形成的露珠，或动物通过自身的特殊结构或构筑特殊装置使空气中的水凝结成露珠并加以利用。

（2）利用渗透作用经皮肤（如蛙）或腮（如螃蟹）从周围的水环境中获取液态水。

（3）利用渗透作用经体表的特殊装置从周围的湿润的泥土或物质表面获取液态水，如昆虫和多足类动物。

（4）利用机体的特殊抽吸装置或毛细管从湿润的泥土中吸取液态水。

（三）从空气中获取气态水

少数节肢动物可利用其特殊的结构从非饱和的空气中直接获取水分。其中大多数种类可从湿度大于80%的空气中获取水，有些昆虫可从湿度低达40%的空气中获取水。从空气取水的机理有多种。

（1）唾液腺分泌高浓度的高吸湿性的物质到体表特定位置，利用其特性吸水并经毛细管吸收。

（2）将空气吸入肛门和直肠，利用其附近的高浓度 KCl 或其他高吸水性的物质从空气中吸水。

一些动物如昆虫的蛹可利用目前未知的机理从体表吸取空气中的水分。

第四节　神经系统和激素在水平衡、渗透压调节中的作用

机体主要通过神经调节、体液调节和自身调节等方式对各种功能活动进行调节。在水平衡和渗透压调节中，这三种调节方式均发挥作用，本节重点讨论神经和体液因素在机体水平衡和渗透压调节中的作用。

一、肾交感神经

肾交感神经释放的去甲肾上腺素有以下作用：①激活 α 受体使肾入球和出球小动脉收缩，并且肾入球小动脉比出球小动脉收缩更明显，因此，导致肾血流量减少和肾小球毛细血管压下降，使肾小球滤过率减少。②激活 β 受体促进肾近球小体的近球细胞分泌肾素，通过激活肾素-血管紧张素-醛固酮系统，增加远曲小管和集合管对 Na^+ 的重吸收以及对 K^+ 分泌。③直接促进近曲小管和髓袢对 Na^+、Cl^- 和水的重吸收。缺氧、血容量降低和血压下降等因素可使交感神经兴奋，从而调节肾的功能。

二、肾素-血管紧张素-醛固酮系统 （renin-angiotensin-aldosterone system）

肾素是肾近球小体（图 3-7）的近球细胞分泌的一种蛋白酶，可作用于肝脏分泌的血管紧张素原，生成血管紧张素Ⅰ，后者在肺血管中的血管紧张素转换酶的作用下生成血管紧张素Ⅱ，血管紧张素Ⅱ可刺激肾上腺皮质球状带分泌醛固酮。

血管紧张素Ⅱ的功能：①促进直接促进近端小管对 Na^+ 的重吸收。②通过使血管收缩而影响肾小球滤过率。在浓度较低时主要引起敏感性较高的肾出球小动脉收缩，使肾血流减少但肾小球毛细血管压升高，因此肾小球滤过率变化不大。浓度较高时使肾入球小动脉强烈收缩，肾小球滤过率下降。③使系膜细胞收缩，减小滤过膜的滤过系数。④刺激肾上腺皮质分泌醛固酮以及垂体释放抗利尿激素。⑤刺激下丘脑引起渴感。⑥使血管收缩，升高血压。

醛固酮作用于远曲小管和集合管的上皮细胞，使管腔膜上的 Na^+ 通道和基底膜上的 Na^+-K^+ 泵的数量以及线粒体中 ATP 合成酶增多，进而促进 Na^+ 的重吸收以及 K^+ 分泌，同时 Cl^- 和水的重吸收也伴随增加。另外，醛固酮还可促进汗腺、唾液腺、胆囊以及消化道等对 Na^+ 的重吸收以及 K^+ 的分泌。

肾素的分泌受入球小动脉的牵张感受器、肾近球小体的致密斑（Na^+ 感受器）、交感神经以及血液中儿茶酚胺（肾上腺素和去甲肾上腺素）等的调节。当肾动脉灌注压下降使入球小动脉的受牵拉程度降低、流经致密斑 Na^+ 量减少、交感神经兴奋以及血液中儿茶酚胺增多使近球细胞分泌肾素增加。

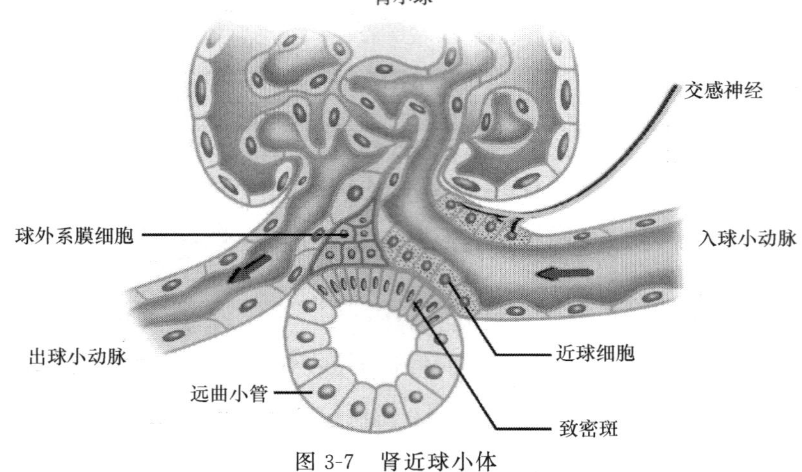

图 3-7 肾近球小体

三、抗利尿激素

抗利尿激素(antidiuretic hormone),也称血管升压素,在下丘脑的视上核和室旁核的神经元胞体内合成,并沿其轴突运输到神经垂体储存和释放(图 3-8)。抗利尿激素有 V_1 和 V_2 两种受体,抗利尿激素可通过激活 V_2 受体使位于远曲小管和集合管的上皮细胞内的水通道蛋白装载在管腔膜上,进而增加管腔膜对水的通透性,使水重吸收增加。抗利尿激素激活位于血管平滑肌的 V_1 受体可引起平滑肌收缩,外周阻力增加,血压升高。血浆晶体渗透压升高可兴奋位于下丘脑体渗透压感受器,促进抗利尿激素。血容量和血压升高可分别兴奋心肺感受器(容量感受器)和颈动脉窦及主动脉弓压力感受器,抑制抗利尿激素的分泌。

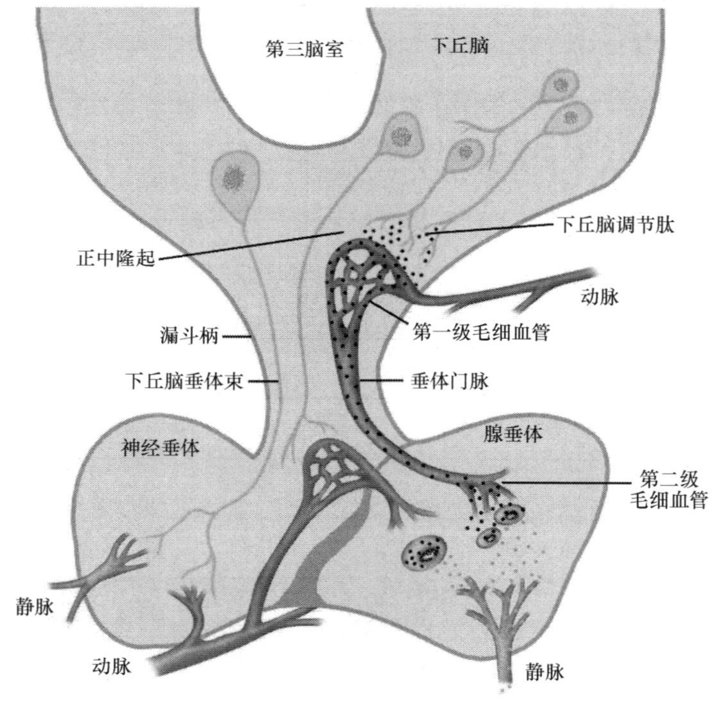

图 3-8 下丘脑与垂体的联系

四、心房钠尿肽

心房钠尿肽(atrial natriuretic peptide;ANP)是由心房肌细胞分泌的肽类激素,又称心钠素或心房肽,各种原因引起的心房受牵拉增强(如血量过多以及各种原因造成的回心血量增多)可使其分泌增加。心房钠尿肽的作用较多,包括:

(1) 使入球小动脉舒张,肾小球滤过率增大。

(2) 通过关闭集合管上皮细胞管腔膜上的 Na^+ 通道以及对抗抗利尿激素的作用,使 NaCl 和水的重吸收减少,排出增多。

(3) 抑制肾素、醛固酮和抗利尿激素的分泌。

五、其 他 激 素

除上述激素外,水、渗透压平衡还可受多种体液因素的调节,如糖皮质激素、缓激肽、前列腺素等可通过不同的机制影响水盐的排出。

第五节 体液量和渗透压的调节

现有的实验证据表明,体液量和渗透压由不同的机制来调节。

一、水平衡与渗透压的维持

当机体中的水丢失大于水的获得时,可造成机体脱水和血浆晶体渗透压升高,反之可造成机体水存留和血浆晶体渗透压降低。水平衡失调时,机体可通过调节摄水(调节渴感)以及调节水的排出(调节肾小球滤过率和抗利尿激素的分泌)使其恢复平衡。机体水的平衡主要通过下丘脑渗透压感受器的活动来维持。

(一) 摄水的调控与渴感

机体摄水的多少决定于渴感的产生与否以及行为。渴感中枢位于下丘脑,血浆晶体渗透压升高、血容量减少、血压降低、口腔和食管黏膜干燥以及血管紧张素Ⅱ等因素可引起渴感。血浆晶体渗透压升高时可通过刺激下丘脑渗透压感受器引起渴感。血容量减少和血压降低可分别使心肺感受器和压力感受器的活动减少,传入冲动减少引起渴感。血管紧张素Ⅱ可作用于血-脑屏障薄弱的间脑特殊感受区引起渴感。口腔和食管黏膜干燥也可引起渴感。另外,水刺激咽、食管和胃肠道以及被动扩张胃肠道可抑制渴感,这种抑制作用造成的渴感解除可防止水的过度摄入,但这些刺激引起的抑制是暂时性的,渴感的最终消除有赖于血浆渗透压和血量的回复正常。在人类,饮水常为习惯性行为,不一定均由渴感引起。

(二) 排水的调控与抗利尿激素

抗利尿激素可促进肾远曲小管和集合管对水的重吸收。机体排水的调控主要是通过调节抗利尿激素的分泌来完成。一般来说,引起渴感的因素也是促进抗利尿激素的分泌因素(图 3-9)。

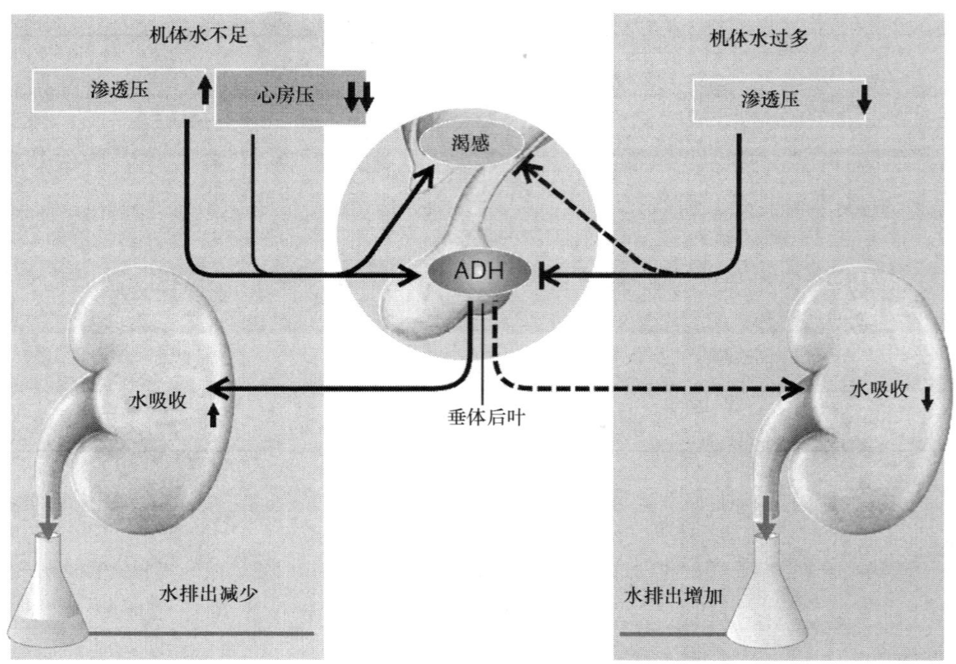

图 3-9 机体水平衡调节

ADH:抗利尿激素

(三) 高原及气候干燥对机体的影响

高原低氧环境使人体基础代谢率增高，呼吸频率增快，每分钟大约快 2～10 次；此外，高原地区的相对湿度较平原低并且风速较大，所以通过呼吸和皮肤蒸发，人体可丧失较多的水分。因此在高原的人容易感到口渴，容易嘴唇干裂、皮肤干燥和粗糙。体液丧失过多可出现脱水症状。轻度的脱水对人体的影响较小，一般仅造成黏膜干燥、皲裂、如嘴唇干裂、鼻出血，稍严重的有皮肤皲裂，冬季尤甚。在高海拔地区，由于空气特别干燥且寒冷，体液大量蒸发而引起严重脱水，使血液变得黏稠，从而影响血液循环，甚至引起血栓形成。

在高原，成年人每天的生理需水量较平原地区高，以 2.5～4 升为宜。但初到高原者不宜饮水过多，待机体习惯后再逐渐增加。由于人们普遍在白天活动量大，饮水量亦相应增加，应该上、下午多饮水，夜间少饮水，因为睡眠时机体处于静息状态，体温较低，经皮肤及呼吸所散失的水分相应减少，饮水过多会增加心脏负担，对机体不利。

二、钠平衡与体液量的调节

细胞外液中含有丰富的 Na^+，Na^+ 是决定血浆和组织液渗透压的主要物质，受到机体的严密监控和调节。由于水在机体内的分布以及存留量受渗透压的影响，因此，体内总 Na^+ 量的改变会导致血容量和组织液量等的改变，细胞外液量的失衡可通过调节的 Na^+ 的摄入和排出来恢复。

(一) 钠摄入的调控

维持正常人体功能所需的钠量约为 10～20 毫当量/天，然而，一般人每天摄入的钠量可达 100～200 毫当量，远超出维持机体稳态的所需量。有证据表明，高血压等心血管疾病可能与钠的高摄入量有关。

盐的摄入可受机体的调控，如当机体缺钠时，无论是人或动物，均会产生摄盐的欲望并付之于行动。摄盐调控的中枢机制可能与渴感的调控相似。血压降低、血容量减少以及细胞外液浓度下降均可引起摄盐的欲望。人和动物有嗜盐的趋向，不管机体缺盐与否，仍喜欢进食含盐食物。

（二）钠排出的调控

人体钠的排出主要通过调节肾小球的滤过和肾小管的重吸收来调节。肾小管的对钠的重吸收量主要受肾素-血管紧张素-醛固酮系统来调控（见前）；另外，心房肌细胞分泌的心房钠尿肽可促进钠的排出。

（三）机体缺钠和钠过多

低血钠（hyponatremia）可由于各种原因造成的钠摄入不足或排出过多所引起，而钠摄入过多或排出过少可引起高血钠（hypernatremia）。

当血钠降低而机体水含量正常时，血浆晶体渗透压将下降。血浆晶体渗透压下降可导致抗利尿激素分泌减少，水重吸收减少，造成血容量和血压降低。血容量和血压降低可使肾素-血管紧张素-醛固酮系统的活动增强，促进肾远曲小管和集合管对钠的重吸收，使血钠恢复正常。

反之，当血钠增加而机体水含量正常时，血浆晶体渗透压将升高，抗利尿激素分泌增多，水重吸收增加，使血容量和血压上升。血容量和血压升高可抑制肾素-血管紧张素-醛固酮系统的活动，钠重吸收减少，使血钠恢复正常（图 3-10）。

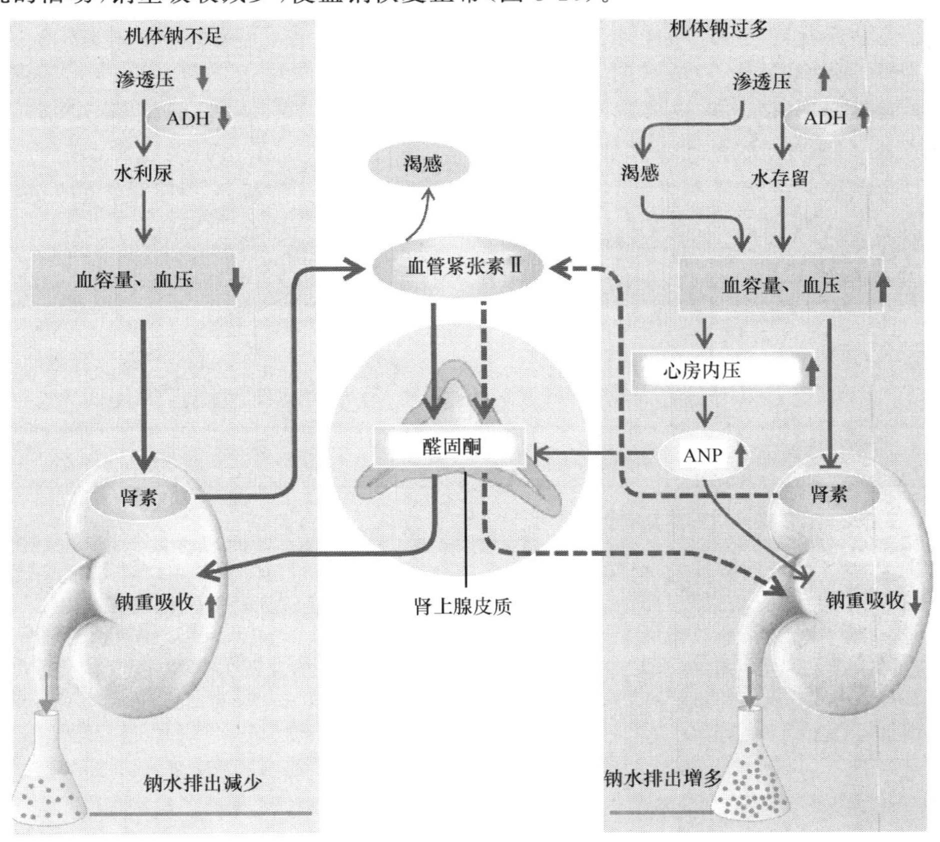

图 3-10　机体钠平衡调节

ADH：抗利尿激素；ANP：心房钠尿肽

三、水　　肿

水肿是指组织中体液过多，包括细胞内水肿和细胞外水肿。主要由于体液分布异常或体液过多所致。

（一）细胞内水肿

细胞内水肿是细胞内水过多，导致细胞肿胀。代谢受抑制或细胞营养缺乏可引起细胞水肿。如由于组织供血严重不足或严重缺氧时ATP生成减少，使Na^+-K^+泵活动减弱甚至停止，导致漏入胞内的Na^+无法被排出胞外而使胞内Na^+增多，并且胞内Na^+增多可通过渗透作用使水进入细胞，最终使细胞肿胀甚至破裂。

另外，炎症也可以引起细胞水肿。炎症反应可直接导致细胞膜通透性增加，Na^+以及和离子内流以及伴随的水内流可导致细胞肿胀。

（二）细胞外水肿

细胞外水肿是指细胞外液过多导致组织肿胀。主要原因是组织液生成过多或淋巴回流障碍。

1. 组织液生成过多

下列因素均可引起组织液生成过多：

（1）毛细血管压升高：如肾脏疾病或盐皮质激素过多导致的水钠潴留、心衰或其他原因造成的静脉压过高以及各种原因造成的小动脉扩张等可导致毛细血管压升高。

（2）血浆蛋白减少：如各种肾脏疾病造成的蛋白质从尿中丢失、烧伤以及其他创伤引起的蛋白质从暴露的皮肤创面丢失、肝脏疾病或营养不良造成的蛋白质合成障碍等。

（3）毛细血管的通透性增加：如过敏反应、各种毒素以及细菌感染等导致的毛细血管通透性增加可造成组织液生成过多。

2. 淋巴回流受阻

从毛细血管滤出而生成的组织液，除了回流到靠静脉端的毛细血管之外，部分经淋巴管回流到循环系统中。另外，漏到组织液中的血浆蛋白也依赖淋巴管回收。当肿瘤或寄生虫引起淋巴管堵塞以及外科手术造成淋巴管破坏时，可导致组织液回流障碍而产生水肿。

（王立伟）

参考文献

Guyton C, Hall JE. 2006. Textbook of Medical Physiology, 11th Edition, Chapter 67, 68, 69, 71, 72. Elsevier Saunders: Pennsylvania

Johnson LR. 2003. Essential Medical Physiology, 3rd Edition, Chapter 28, 29. Elsevier: Oxiford

Pocock G, Richards CD. 2005. Human Physiology: The Basis of Medicine, 3rd Edition, Chapter 3 and 24. Oxford University Press

Valtin H. 2002. "Drinking at least eight glasses of water a day." Really? Is there scientific evidence for "8×8"? Am J Physiol Regul Integr Comp Physiol, 283: R993-R1004

第四章 循环系统

所有动物都具有某种形式的循环系统，使体内的液体以循环形式进行运转。由于循环系统的存在使体液中气体、营养物质和代谢产物得以在进行交换的部位，显著地缩短了扩散的距离。因为简单的扩散只能在短距离才是奏效的。血液循环保证了机体内部液体基质能快速的转运。所以说体液主要的运转方式是通过循环系统，而不是简单扩散。一旦物质到达血液中，它们就可以跨越毛细血管壁，然后借助浓度梯度进行运作。举例来说，血液从肺中获得氧气，在肠中获得营养物质，在不同的内分泌器官中获得激素，它们在血液中通过循环系统传递到达靶组织。血液同样运送组织代谢的废弃产物，如二氧化碳、氨、尿素和肌酸等通过循环系统在相应器官排出体外。血液也运输由组织代谢而产生的过多的热量。转运这些热量到皮肤，然后发散到环境中去。因此循环系统在保证内环境的稳态具有重大的作用。

从概念上来看，可以将心血管系统分为以下 4 种功能成分：即血液、血管、心脏和其相关的控制系统。本章首先论述循环系统的类型，然后分别说明心血管系统的功能成分。

第一节 循环系统的类型

根据生物机体的进化程度和生存环境，循环系统可以分为两种类型。

一、开放式循环系统

开放式循环系统(open circulatory system)是一种血管并不形成环绕身体的完全闭合线路。血液离开血管返回心脏以前流入各种组织。在节肢动物(arthropods)和许多软体动物(molluscs)都可以呈现这种开放式循环系统。

图 4-1 中表明了节肢动物的开放式循环系统。心脏收缩提供了对血液流动的驱动力，然后通过主动脉流向组织。心脏本身有许多开放的小孔，叫做孔口(ostia)。这种孔口是使血液由组织返回再进入心脏的通道。当心脏舒张时，心脏小室内产生负压，可以主动地“汲取”血液返回心脏。

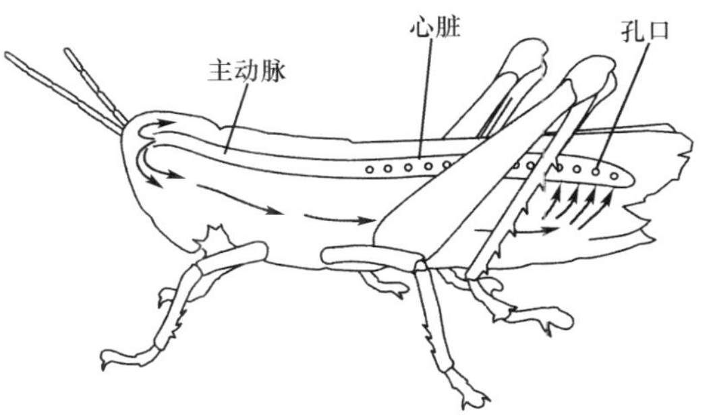

图 4-1 节肢动物开放式循环系统图解

箭头指血液流动的方向，主动脉本身可以收缩，因而可辅助血液的流动。主动脉分支内的血液供应身体组织

开放式循环系统在结构上相对的简单一些。但是存在着一些缺点。其中主要的一个缺点是它在低压条件下进行循环的。实际上小量的血液从心脏射血到相当大的体腔，如果血液循环是由压力驱动的话，驱动血液到组织便会相当缓慢。这样会使传递营养物质到细胞的速度受限，从而使组织代谢活动受到一定影响。另一个不足是缺乏调节血流到不同器官的机制，这样就不能保障即时去往一个需要血液的特定器官。通常对器官的血供只能是随机发生的。

在这种开放式场合中循环的液体称为血淋巴(hemolymph)。开放式循环系统主要呈现在较小的动物机体中，体内一般是无脏器(acoelomate)或者假脏器(pseudocoelomate)。这些较小身体的动物不需要专门的输血“泵”，常以体壁的运动即可保障适宜往复的循环运转。

二、闭锁式循环系统

闭锁式循环系统(closed circulatory system)表现为血液只包含在一系列的血管中，它主要是所有脊椎动物的循环型式。闭锁式循环系统与开放式循环系统相比较具有许多优点。心脏以泵的活动驱动血液在血管内流动。心脏恒常地保持高压，极为迅速地将血液由心脏排出通过身体组织再返回到心脏，这就保障了能快速传递营养物质到细胞。由于血液包含在血管内，它可以直接跨壁到达细胞。另外也可以根据器官的需要改变血流的分布，例如代谢活动增强的器官，如运动时的肌肉，则可获得更多的血液供应，而非活动区域，如胃肠系统则减少血流，产生相应的代偿作用。

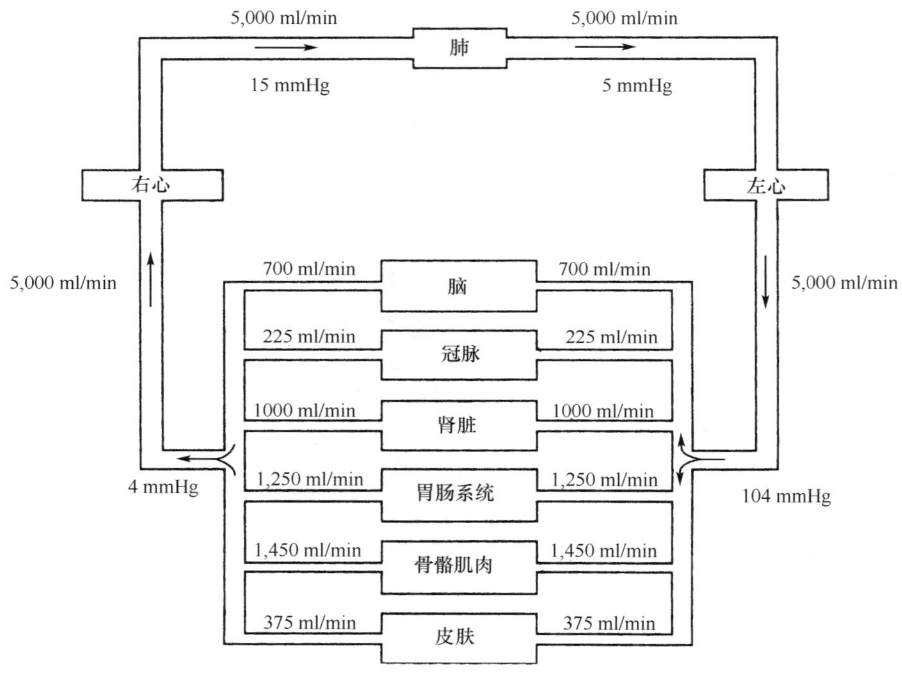

图 4-2 以人体心血管系统为代表的闭锁式循环系统

图解表明血流如何分布到各器官系统，箭头表示血液流动的方向，ml/min 表示每分钟分布到器官的血量毫升数，mmHg 表示压力毫米汞柱

第二节 血 液

血液是一种专门化的结缔组织，是由悬浮在液体基质(即血浆)中的细胞组成的，它与组织间隙液及淋巴一起在保持细胞环境和执行许多功能中起重要作用。血液作为载体从肺中转运氧气到身体的细胞，将身体细胞产生的二氧化碳转运到肺脏；从消化器官转运来的营养物质转运到细胞，以及从身体细胞产生的代谢废弃物质到肾脏、肺脏、肝脏和汗腺等。在动物中，如昆虫，它们具有开放式循环系统，液体可从血管流出到体腔和血腔(hemocoel)，直接浸浴着组织。

一、血浆的组成

血浆是液体基质,其中有血细胞悬浮其中。它基本上是一个水溶剂,其中有数目不同的离子和有机分子,包括蛋白质。血浆的成分与细胞内的液体有相当大的差异。血液内有高浓度的钠和低浓度的钾,而细胞内的液体则是完全相反的,而是高浓度的钾和低浓度的钠。血浆的主要有机成分是血浆蛋白质,它具有各种重要的功能,特别对血浆的渗透压的形成有重要作用。因此蛋白质分子大,不能透过细胞膜,它们积聚在血浆中。血浆蛋白质的数量越大,渗透压就越大。由蛋白质形成的渗透压称为胶体渗透压(colloid osmotic pressure),影响着跨细胞膜的水通透,对血浆和组织细胞间液体交换是主要的控制因素。

在动物界不同种属所处的环境不同,血浆蛋白质浓度有很大差异(表 4-1)。例如水母大约为 0.5g/L,而某些脊椎动物则可能高达 80g/L。这种差异可能是和每种动物的"生活方式"(lifestyle)相关联的。水母是渗透压随变生物(osmoconformers),意味着体液简单地和它们外环境相同的克分子渗压浓度(osmolarity)相适应。但是在脊椎动物具有渗透压调变发生器(osmoregulator),能够在相当狭窄的范围保持它们的体液克分子渗透压浓度。所以说血浆蛋白质形成的胶体渗透压是影响水转运和调节体液克分子渗透压浓度的主要因素。

表 4-1　不同类别动物的血浆蛋白含量

动物类别	血浆蛋白(gl^{-1})
多数海洋无脊椎动物	0.2～2.0
如刺胞动物(cnidarians)	
星虫动物(sipunculans)	
棘皮动物(echinoderms)	
海洋甲壳动物(marine crustaceans)	10～90
淡水甲壳动物(fresh water crustaceans)	10～50
淡水软体动物(fresh water molluscs)	10～50
头足类软体动物(cephalopod molluscs)	80～110
昆虫(insects)(随蜕皮周期而变化)	20～100
脊椎动物(vertebrates)	30～80

二、血　细　胞

血液的有形成分是血细胞。血细胞占有血液总量的百分数称为血细胞比容(hematocrit)(图 4-3)。由于生存环境的差异血细胞所占血液容积的数量也不相同。大多数两栖类和爬行类动物大约占 20%～30%。鸟类和哺乳类大约为 30%～45%(某些很小的哺乳动物和某些潜水觅食的海洋哺乳动物可达 50%～55%)。

高等动物的血细胞可分为红细胞、白细胞和血小板。白细胞可再分为有粒和无粒白细胞。红细胞重要的功能是运输氧气,白细胞具有防御功能,而血小板是有关于血液凝固的作用。

不同种属动物血液中的白细胞类型有很大差异,例如棘皮动物(海星 starfish)具有红细胞和各种腔胞(coelomocytes)细胞。腔胞是一种变形细胞(amoebocyte),具有若干不同的类型,它们的功能与高等动物的血细胞功能相类似,参与免疫反应,血液凝固等。各种脊椎动物的红细胞和白细胞都有若干种不同的类型(图 4-4 和图 4-5)。

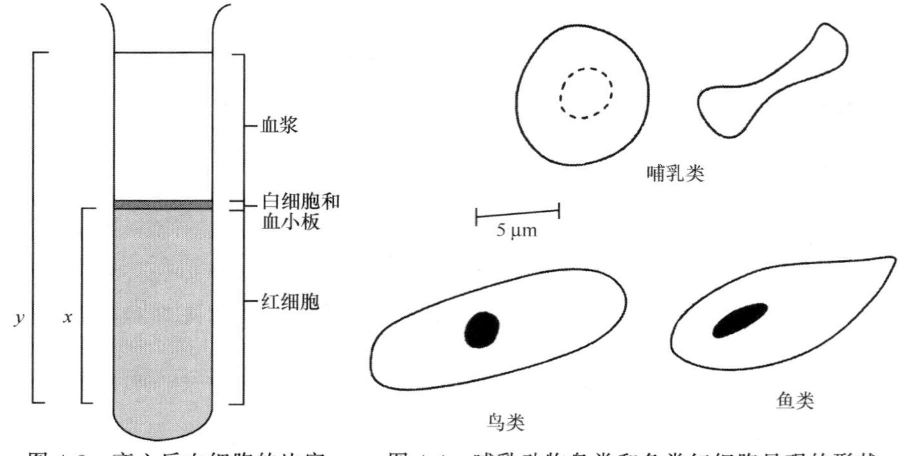

图 4-3 离心后血细胞的比容

按图示 $x/y\times100$ 计算

图 4-4 哺乳动物鸟类和鱼类红细胞呈现的形状

红细胞的体积有显著差异。哺乳动物的红细胞是无核的，而其他脊椎动物的红细胞通常是有核的

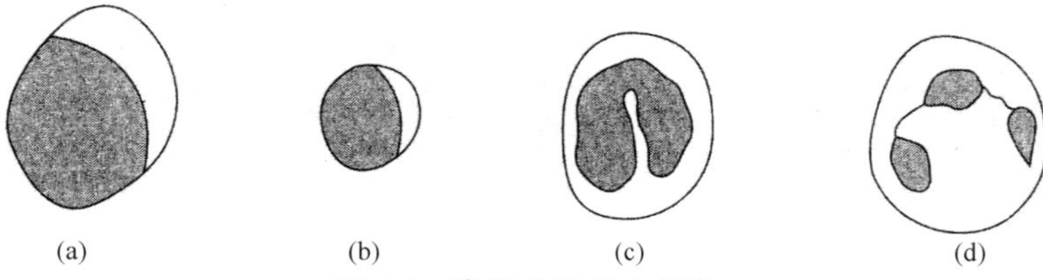

图 4-5 脊椎动物的白细胞

白细胞存在许多类型，但却源自共同的前体细胞

(a) 大淋巴细胞；(b) 小淋巴细胞；(c) 单核细胞；(d) 粒细胞

第三节 心 脏

心脏是心血管系统的中枢，它是血液循环的动力。驱动血液环绕着身体进行循环流动。这是通过心肌收缩和舒张来完成的。它提供了压力梯度驱动血液由心脏排出环绕着身体。所以说心脏是一个“压力泵”(“pressure pump”)。此外心脏通过跳动的速率和收缩力量的变化对循环系统进行某些控制。

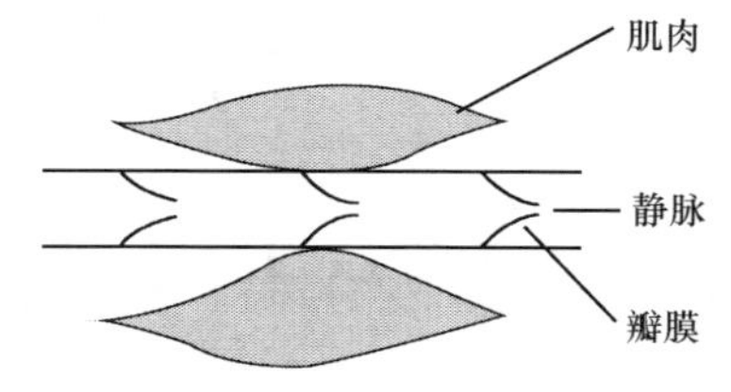

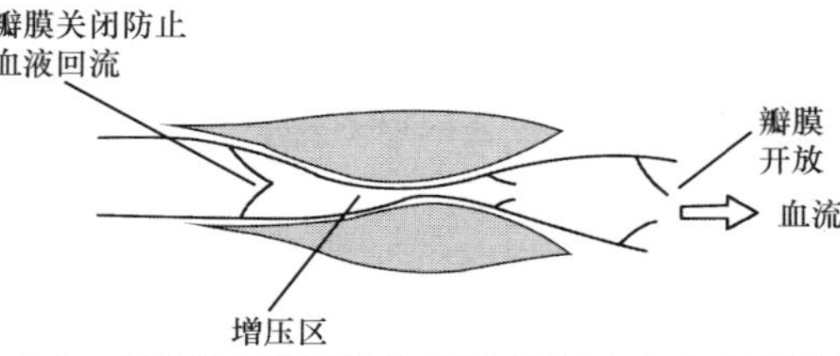

图 4-6 在肌肉收缩过程中，产生高压区，作为血液运动的驱动力，血管内存在有瓣膜而保障血液单方向流动

在说明不同动物心脏的结构和功能之前，需要了解某些动物进行血液循环并不需要像心脏这样的专门化器官。当血管被骨骼肌组织所环绕时，血液就可能沿着血管进行流动(图 4-6)。肌肉收缩压挤血管使血液沿着血管进行流动。例如，线虫纲蠕虫，棘皮动物体壁肌肉的运动就引起液体分别在假性体腔和体腔中流动。在脊椎动物这种作用对血液返回心脏也是非常重要的。因为骨骼肌收缩，血液被驱动返回心脏。肌肉松弛时，由于静脉中存在有瓣膜防止血液回流。

由于动物的发展和所处的环境不同，心脏的类型而呈多样化。

一、管状心脏

管状心脏(tubular heart)可能是最简单的一种心脏。实质上它是一种类似以蠕动方式收缩的管状结构。驱动血液沿着管子流动。在许多昆虫都具有这种类型的心脏。为了保证血液呈单一方向循环流动，管状心脏则以瓣膜调节液体的流动(图 4-7)。

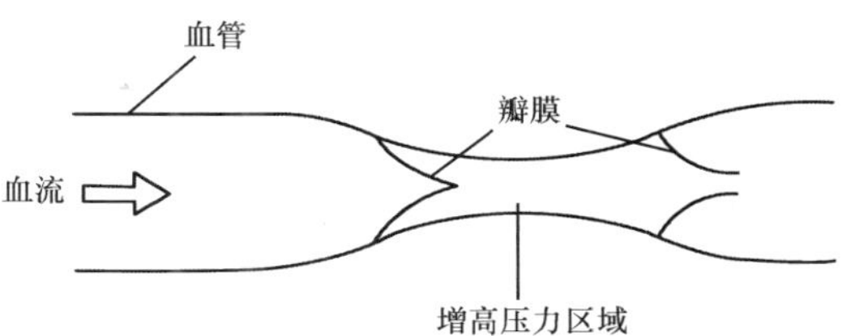

图 4-7 管状心脏模式图

血管的蠕动性收缩驱动血液循环流动，压力增高区血液流动的驱动力。通过血管壁的瓣膜防止血液回流，保障血液呈单方向流动

二、室状心脏

室状心脏(chambered heart)是比管状心脏复杂的心脏类型，它是由数个邻接的小室组成的(图 4-8)。

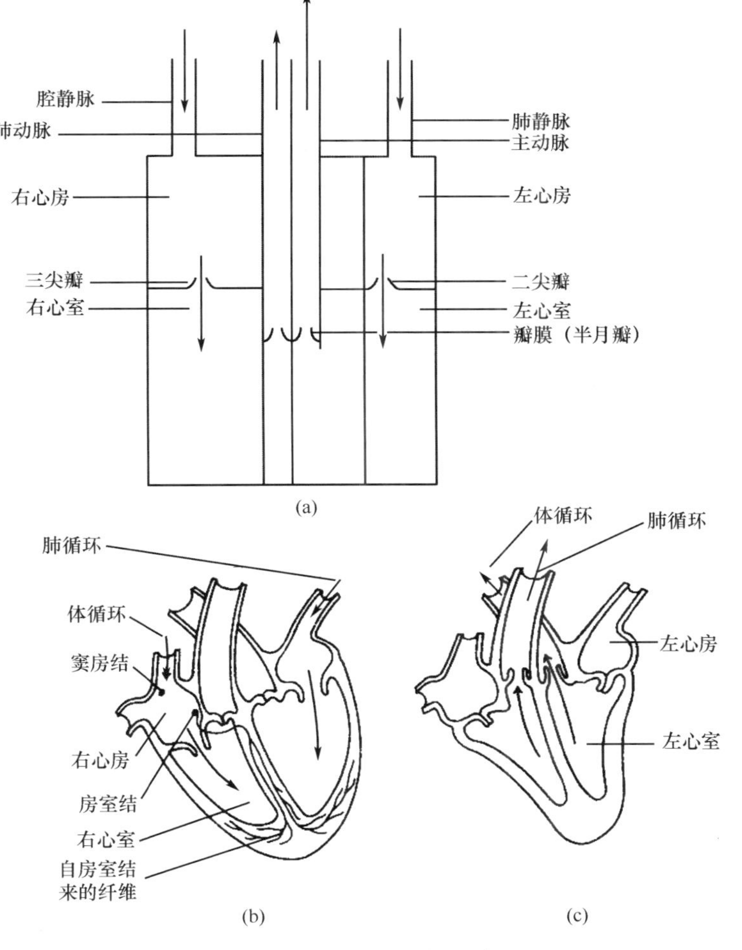

图 4-8 哺乳动物室状心脏

(a) 室状心脏结构模式图；(b) 室状心脏舒张状态；(c) 室状心脏收缩状态

小室以相互协调的方式推动血液围绕着身体在循环系统中流动。在软体动物和脊椎动物都具有这种小室型心脏。但心脏小室的数量在不同的动物中却有所差异。通常心脏的小室分为心房(atria)和心室(ventricle)。心房基本上是收集血液的小室,它将血液传递到心室。心室是由很厚的心脏肌肉层围绕所构成。心室收缩产生压力,驱动血液围绕身体各部分进行运转。

三、心脏始动的型式

根据心脏搏动始发的情况可以分为两种型式:神经源性和肌源性。

(一)神经源性

神经源性心脏(neurogenic heart)取决于外源性神经支配来始动心脏的收缩。如果把神经支配消除,心脏搏动就会停止。在甲壳类动物(crustaceans)、蜘蛛和某些昆虫类都是这种神经源性心脏。例如甲壳类动物通过神经节内产生的神经冲动(即动作电位)来调节心脏的搏动。神经节是作为起步点(pacemaker)而起作用。它发生周期性的动作电位串,传递到心脏引起心肌收缩。在神经节上有外来神经的分布,分为抑制性和兴奋性两种神经调节神经节的活动。由这些神经元释放的神经递质的性质尚不完全清楚。通常认为神经递质多巴胺(dopamine)、5-羟色胺(5-HT)和去甲肾上腺素(noradrenaline)对心脏具有兴奋效应。乙酰胆碱(acetylcholine)和γ-氨基丁酸(γ-aminobuyric acid,GABA)显示对心脏产生抑制效应。

(二)肌源性

肌源性心脏(myogenic heart)是具有自发性收缩活动的心脏装置。例如,软体动物和脊椎动物都具有这样类型的心脏。心脏的搏动是心脏特殊区域的自动发放电冲动引起的。这个自动发放电冲动的区域称为起步点。它是心肌组织发生变异了一个小的区域。这个区域的细胞膜具有不稳定的膜电位。静息膜电位规律性地向着阈值偏移。每一次到达阈值,就会产生动作电位,引发心脏搏动。在此处发生去极化作用传播到心脏其余部位,引起心肌收缩,泵出血液。但是在某些动物,如腹足类(gastropods)却不易区分起步点区域和心肌其他区域组织形态上有何差异。脊椎动物则明显表现出起步点区域组织的特殊性质。在哺乳动物心脏的起步点区域称为窦房结(sino-atrial node)。在肌源性心脏中,心脏的所有区域实际上都是具有自发地产生去极化的能力。在心脏起步点区域受损的情况下,心脏的其他区域将承担起步点的活动。虽然肌源性心脏具有先天固有的收缩性能,但是它们的自发收缩性能则接受神经和内分泌激素的调节。举例来说,乙酰胆碱和去甲肾上腺素都是神经递质,对心脏起步点区域都产生重要影响。在软体动物和脊椎动物中,乙酰胆碱可减弱和减少心脏的活动,去甲肾上腺素可加强和提升心脏的活动。乙酰胆碱的作用是改变起步点区域细胞去极化作用的离子事件,减少心率。在这种场合中增加钾离子从起步点区域细胞中流出(外向通量)引起超极化(hyperpolarization)。钙离子流入(内向通量)受到抑制,抑制心脏这一区域产生动作电位。去甲肾上腺素增加心率,这是由于去甲肾上腺素可增加起步点区域细胞钙离子内流,缩短了去极化作用的时间所致。

四、心肌兴奋性的变化

临床上可看到一些心律不齐的患者,主要是由于心肌兴奋性发生变化引起的。心肌兴奋性不仅受血流中的钠、钾、钙离子和温度等的影响，而且在每一心动周期中也是不断地发生变化，与临床关系密切的因素有下列几种：

（一）不应期

所谓“不应期”就是一个活组织在一旦受到刺激发生反应之后，它的兴奋性立即下降甚至暂时丧失，在这一短暂的时间内，对任何刺激不再发生反应。这一时期称为绝对不应期。经过这样一个短暂的时间，其兴奋性慢慢恢复。此时需要比正常刺激强度大得多的刺激才能引起兴奋，此时期称为相对不应期，此后兴奋性才能恢复正常。无论哪一种可兴奋的组织都有这样的性质。但心肌在这个问题上表现有特殊性，即心肌的不应期较一般可兴奋组织为长。如骨骼肌的不应期只有 3 毫秒(0.003 秒)，所以每秒钟能兴奋数百次之多。而心肌的不应期长达 0.2～0.3 秒，每秒钟只能产生 3～4 次兴奋。实验证明心肌的不应期几乎相当于心室的整个收缩时间。由此可见，正在收缩着的心肌对新来的刺激是不发生反应的，只有当心肌开始舒张时，才能接受第二个刺激引起新的收缩。这样就保证了心脏跳动都是一次一次地分开的，确保了心脏的射血机能。

（二）期外收缩

正常情况下，心肌都是随着窦房结传来的节律而兴奋，但在某些病理情况下，心肌某部分(常见于心室肌)的兴奋性异常增高，可在窦房结节律之外发生一次额外兴奋。这一异常的兴奋点又称为异位节律点。由此而发生的心脏收缩称为期外收缩或过早搏动。这是造成心律不齐的一个常见原因。例如在服用强心药洋地黄的过程中，如有期外收缩出现，则说明心肌兴奋性异常增高，这是洋地黄中毒的表现，应及时停药或采取其他措施，以免药物毒性继续发展。

（三）代偿性间歇

在心室发生一次期外收缩之后，必有一段较长时间的间歇(代偿间歇)，这是因为期外收缩必然也有一段不应期，由窦房结传来的下一次冲动恰好落在它的不应期内，故不引起反应。在代偿间歇期内，有较多的回心血液流入心室，所以下次的心搏就特别强(图 4-9)。

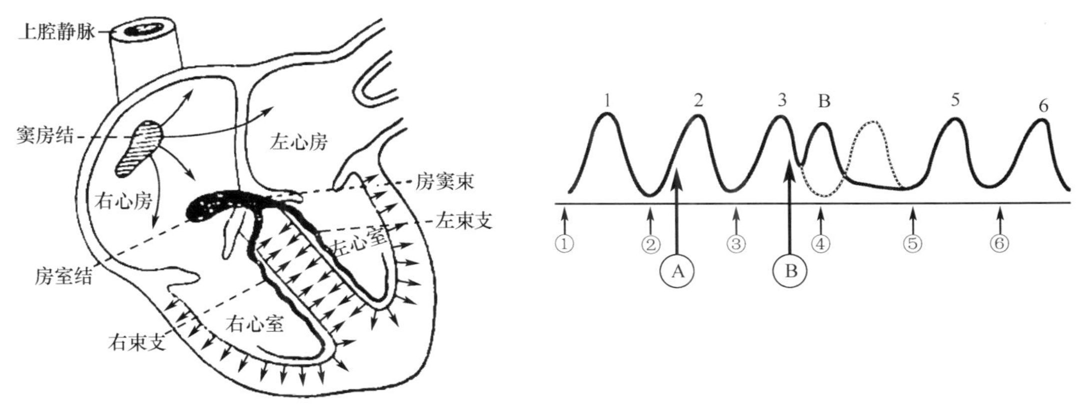

图 4-9　期外收缩和代偿间歇

五、心跳频率及其生理变动

在生理情况下心跳频率决定于窦房结的节律性。心跳频率随着年龄、性别及活动状况而有所变异。胎儿心率每分钟可达140～160次。初生婴儿每分钟130次左右，两岁以内一般在100～120次之间，以后逐渐减慢。到了15～16岁时接近成人。安静情况下成人心率平均每分钟75次。生理变动范围介于每分钟60～110次之间。女性比男性心率稍快。在体力劳动时可增快一倍或更多。适应性锻炼可使心功能增强，心率较慢。

临床上发生心律紊乱，较常见的为心房纤维性颤动，多见于过度劳累、饮酒、精神紧张、过度吸烟、饮茶和咖啡等，以及风湿性心脏病。由于心房的病变部位发生快速异位节律，干扰窦房结来的节律。心房纤颤时心率常为120～160次/分，表现节律、频率和强度完全不整。心率规则而过快的见于阵发性心动过速，每分钟可达180～220次。心跳频率在60次/分以下的称为心动过缓，常见于房室传导阻滞。

六、心动周期

一次心跳称为一个心动周期，包括心脏一次收缩和舒张所经历的时间。当心跳每分钟75次时，则一次心跳的时间为0.8秒。其中心房收缩0.1秒，舒张0.7秒，心室收缩0.3秒。舒张0.5秒。它们舒缩的顺序是：首先两心房几乎同时收缩，时间很短，接着便舒张。在心房开始舒张的同时，两心室立即收缩，时间较心房收缩为长。心室收缩完毕接着舒张，这时心房与心室同时处在舒张状态，使整个心脏处于休息状态。心室舒张的末期心房又开始收缩，即下一次心动周期的开始(图4-10)。

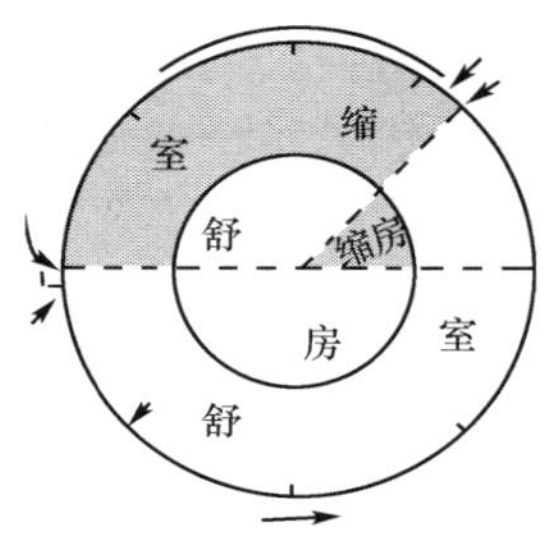

图4-10　心动周期示意图

根据心房和心室活动的情况，心室和心房相比较，心室壁厚，收缩力强，在心脏射血过程中起主导作用。因此临床上所说的心缩期和心舒期都是指心室的收缩和舒张而言。

心动周期中心脏的射血机能　一个心动周期，虽然只经历0.8秒，但是在这期间的变化却是很复杂的。这一系列的复杂变化都是为了保证心脏的射血机能。在一次心跳过程中，许多不同的现象同时存在，如心肌的收缩与舒张，心内压的升与降，瓣膜的开与关，血液的回心与出心等。但是在这些现象中起关键作用的是心肌的舒与缩，它决定和影响着其他的现象。因此首先分析心肌的舒与缩是如何进行的。

(一) 心肌收缩与舒张的规律

心肌收缩与舒张这两个方面，心肌收缩是主要的，舒张是为了更好的收缩。它的活动规律如下：

(1) 心房收缩与心室收缩交替进行，互不重叠，这样就保证了血液的回流与输出顺利进行，而决定和影响着其他现象的存在和发展。

(2) 不论心房或心室，其舒张的时间都比收缩时间长，这就保证了心肌的充分休息，为下一次收缩做好准备。由于心肌每次收缩后都能得到充分的休息，所以在正常情况下心脏总是不停地进行跳动，心肌并不疲劳。

(3) 心肌收缩与舒张双方互为存在的条件，互相依赖，互相影响，共同完成心脏的动力作用。心肌的舒张使静脉血回心，为下一次心缩时将血液泵入动脉作了准备，而心缩时泵出血液又是心舒时血液返回心脏的前提。

（二）心肌舒缩对心室内压、瓣膜开关和血液回心与出心的影响

心室收缩期：由于心室肌肉的收缩，心室内压很快升高，当压力超过心房内压时，房室瓣关闭，防止心室血液回流入心房。这时心室依然继续收缩，室内压继续升高，当超过主动脉或肺动脉内压时，动脉瓣被冲开，心室内的血液流入主动脉或肺动脉（图 4-11）。

心室舒张期：由于心室肌舒张，心室内压很快降低，当压力低于动脉压时，动脉瓣关闭，防止主动脉或肺动脉内血液倒流回心室，这时心室肌继续舒张，室内压继续下降，当降低于房内压时，房室瓣打开，心房血液流到心室。此时心房与心室均处于舒张状态（图 4-12）。

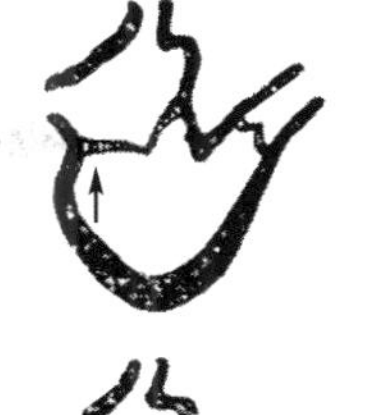

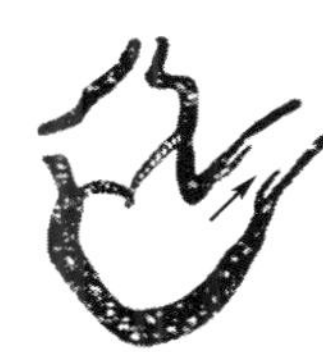

1
心室肌收缩
房室瓣被动关闭

2
心室肌继续收缩
动脉瓣被冲开
心室内的血液
流入动脉

图 4-11　心跳舒缩规律（心室收缩期）

1
心室肌舒张
动脉瓣被关闭

2
心室继续舒张
房室瓣冲开
心房血液流到
心室

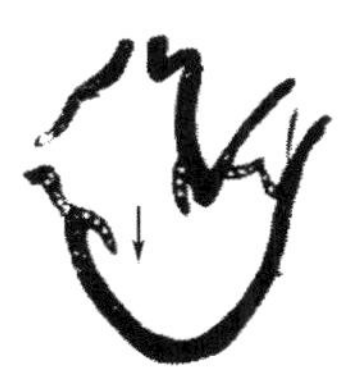

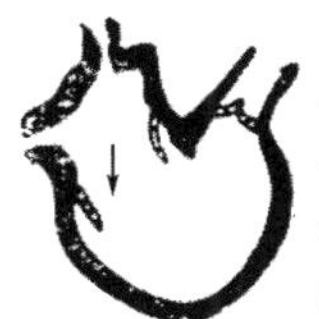

3
心室舒张末
心房收缩
心房的血液
部挤到心室

图 4-12　心跳舒缩规律（心室舒张期）

当心房和心室共同处于舒张状态时，心室内压最低，此时动脉瓣关闭而房室瓣开放，所以回心的血液可通过心房直入心室，由于心房肌也处于舒张状态，所以心房中也容纳一些血液。在心室舒张末期，而心房已开始收缩时，心房内的血液全部挤到心室。可见心室充盈的过程，主要是靠心室本身的舒张，而心房的收缩只起到协助作用。心室舒张的长短则直接影响回心血液的多少。

由上述可见，瓣膜活动是使血液循一定方向流动，是阻止血液倒流的重要因素。在病理情况下，如动脉瓣关闭不全时，则搏出的血液在心舒张时又返回倒流入心室；又如瓣膜口狭窄而致开放不全时，则血液通过瓣膜部位的阻力将增加。在这两种情况下，心房或心室内的存血都会增加，从而加重了心肌的负担，严重时最后可导致心力衰竭。

在心动周期中，瓣膜关闭时的震动和心肌收缩的震动而发出声音，即为心音。而且在心肌兴奋时产生电变化，即心电图。

七、心输出量

机体进行各种正常活动，要依赖于心脏的射血来供给全身。但是心室每次收缩搏出多少血量？在环境变化当中如何进行适应性活动，就是所要讨论的主要内容。

（一）心输出量及其正常变动

心输出量是心室收缩时射出的血量，每一次收缩所射出的血量称为每搏输出量，约 50～80 毫升。每分钟射出的血量称为每分输出量（即每搏输出量×心率）。通常所说的心输出量，一般是指每分输出量。

心输出量的大小可以反映出心脏的工作程度。在通常情况下，心输出量总是随着机体的需要而改变的。适应环境的情况而转换。如体力劳动或肌肉运动时，可比安静时增加 5～6 倍。身体站立时心输出量则略多或减少。卧位和妊娠末期回心血量增多，故可使心输出量增加。

（二）影响心输出量的因素

心输出量决定于每搏输出量和心率。影响每搏输出量的直接因素是心脏的收缩力量。但在一定范围内，心输出量的大小，又取决于心肌在收缩前的长度（初长），即初长愈长，则收缩力就愈大。而初长又受心室舒张时容积的影响，容积愈大心肌纤维初长愈长，心室收缩力量就愈大，每搏输出量愈多。可是心室容积又将受静脉回心血量的影响。回心血量愈多，心室容积就愈大，心肌的初长也愈长，心肌收缩力量就愈强，每搏输出量也愈多。其顺序如下：

静脉回心血量多→心室容积增大→心肌初长增长→心肌收缩力量加强→每搏输出量增多→每分输出量增多

临床上在静脉输液时，如果输液速度过快则回心血量急剧增加，往往引起心力衰竭，严重时还可发生肺水肿，甚至可导致患者死亡，应给予足够的注意。

心率对心输出量的影响，在一定范围内，心率增加可使每分输出量增加，但若超过一定范围，心率加快反而使每分输出量减少。因为心率加快到 180 次/分以上时，心动周期中各期并非成比例地缩短，而主要是心舒张期缩短，使回心血量减少，心室容积也相对变小，心肌的初长也就较短，心肌的收缩力量便减弱，以致每搏输出量减少，因此总的结果反使每分输出量减少。临床上见到心力衰竭时，病人心率虽很快，仍不能改善其循环机能。其原因就是上述的道理。由于洋地黄类药物有增加心缩力量降低心率的作用，因此在治疗心力衰竭时是常用的药物。

心输出量是心脏功能是否健全的重要标志。正常人安静状态下心输出量并不是最大的。因为每个心室可容纳的血量约为 200 毫升左右。但每次心缩只搏出 50～80 毫升，心率约为 70 次/分，因此每分搏出量约为 4～5 升。可见心脏并未全力工作，还有相当大的潜力。心肌可随机体活动的需要或环境变化适应的需求而增加其工作，这种能力称为心脏的储备力。心脏储备力的大小，决定于心脏健康的程度。而心肌的健康程度又与身体锻炼密切相关。锻炼可使心肌更发达，对神经体液调节反应灵敏，从而增加心储备力，可有效地提高心脏工作的效能。经常锻炼的人劳动时主要靠增加心率来适应，所以不经常锻炼的人劳动时常感到心慌就是这个道理。

有些轻型心脏病患者，在安静状态下可以不表现什么症状，但稍有活动便会出现心慌、气短、发绀等血液供应不足的症状，这表示他们的心功能储备力很小，只能应付安静时的需要，而不能适应环境的需求。当心脏病严重时，甚至安静时的回心血量也不能将其有效地输出。这时血液就将在心脏内堆积，而使心舒期容积加大，心肌纤维被拉长。心肌纤维还可以增粗，使心壁加厚，有利于增加心输出量。当然这种适应代偿作用也不是无限制增长的。当心肌纤维被过分拉长时，收缩力量反而会减弱，心肌过分加厚时，心肌本身的血液供应也会相对不足。这时将进一步激化而出现较严重的心功能不全的现象。

第四节　血　　管

任何动物的循环系统都有不同类别的血管，但是脊椎动物的血管了解得最为清楚。因此可以用它作为通用的血管模型。脊椎动物的循环系统具有三种类型的血管：动脉、毛细血管和静脉。动脉和静脉是由三个同心圆的组织层构成，从管腔内向外为内膜（tunica intima)或内皮细胞(endothelium)、中膜或中层(tunica media)及外膜(tunica adventitia)(图 4-13)。毛细血管只有一层内膜。每一层的结构在不同的血管之间是有变异的。哺乳动物中这些不同类型血管的特征如表 4-2 所示。

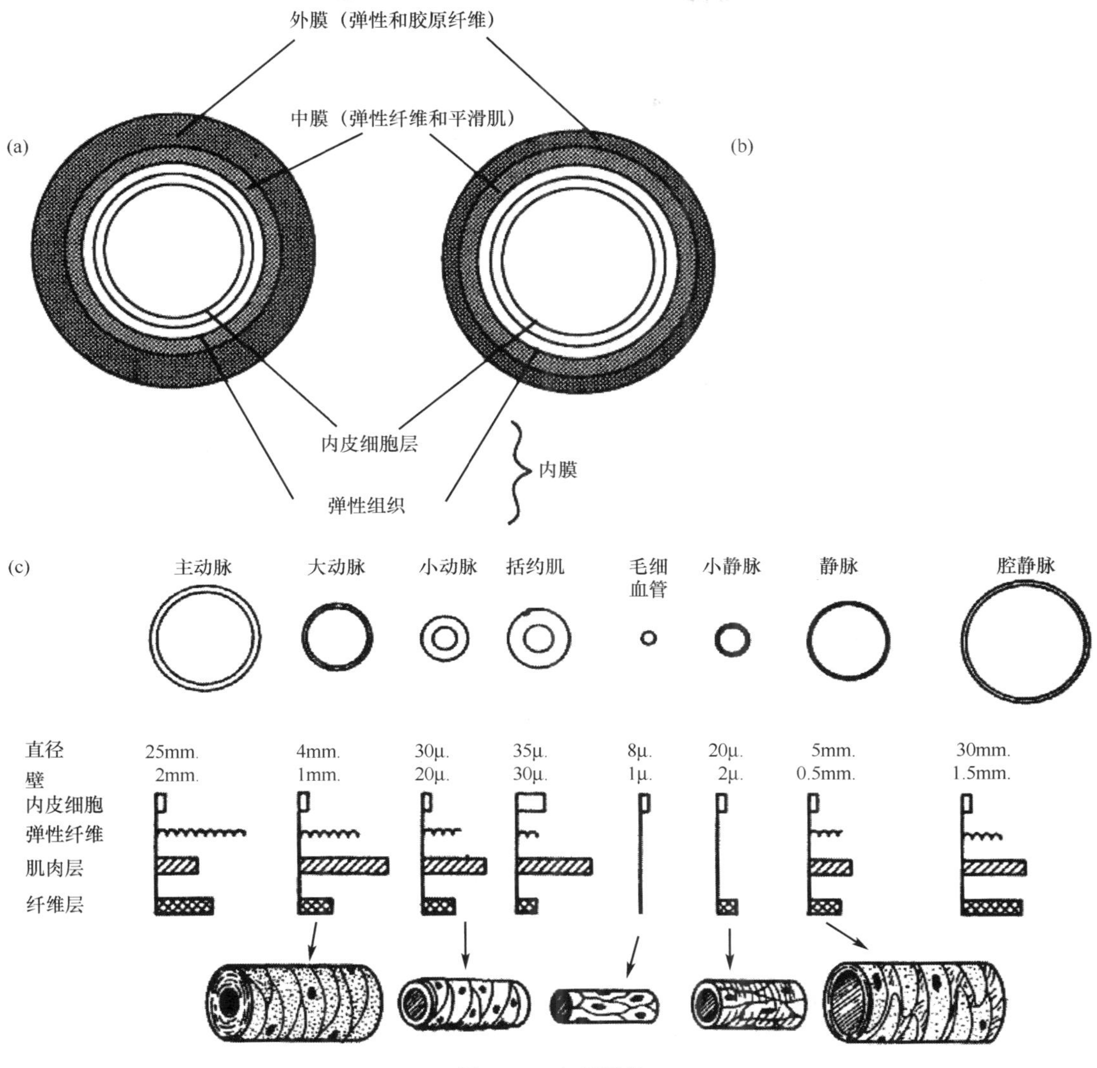

图 4-13 血管结构

(a) 动脉；(b) 静脉的基本组织结构；(c) 不同类型血管模式图，毛细血管只由内膜(内皮细胞)组成

在血管中还有一些具有独特性质的血管，如弹性动脉(elastic srteries)，包括肺动脉、主动脉和主要的肢体动脉。因为这些血管的中层含有大量弹性蛋白纤维，所以它们具有很强的可扩展性壁(弹性蛋白比橡胶延展性大 6 倍)。所以当心室排空过程中，这些主要的血管被扩展，随后再弹性回位，因为具有这种效应，断续的心脏泵血而成为连续的血液流动，直到远端的血管。在血管中层也具适量比例的胶原蛋白纤维，这些纤维比弹性蛋白纤维较为刚性。因此保证了血管不致过度膨胀导致发生动脉瘤(aueurysms)或突然破裂。现将不同类型血管特征分述如表 4-2。

表 4-2 哺乳动物不同类型血管的性质和血液分布(总容积为 8%~9%身体体积)

血管类别	典型直径	管壁厚度	血管壁的组成(直径内的%)				含有总血量的%数	
			内皮细胞层	肌肉层	胶原蛋白	弹性蛋白	体循环	肺循环
主动脉	25mm	2mm	5	22	33	40	——	——
动脉	4mm	1mm	10	35	25	30	12	7
小动脉	30μm	20μm	10	50	20	20		
毛细血管	8μm	<1μm	100	0	0	0	11	1
小静脉	20μm	2μm	40	10	40	40	41	14
静脉	20μm	1mm	8	32	41	40		
心脏								14

一、主动脉和大动脉

主动脉和大动脉(aorta and large arteres)的内径相当大,对血流的阻力很小。因为主动脉和大动脉的管壁含有大量弹性纤维,特别是管壁中层,因此管壁膨胀不会造成损伤。这一点对主动脉来说尤为重要。因为在心脏收缩过程中是在高压之下由左心室向主动脉泵出血流。在舒张期心脏松弛,主动脉壁弹性回位有助于保持血流从心脏泵出后向前连续流动。在大动脉中同样发生这种类似的情况。主动脉和大动脉也被称为弹性动脉,这是因为主动脉和大动脉弹性回位使脉冲血流转为连续血流传播到全身的脉管系统。

二、小 动 脉

当动脉变得较细时,管壁中平滑肌层的相对比值便增加了。这是一个重要的特征。小动脉(arterioles)具有很小的内径,对血流产生很大的阻力。因此小动脉通过改变其管壁平滑肌舒缩的程度能够决定对各组织器官的血流分布和局部血流的流动。平滑肌层扩张增加小动脉的内径,将使血液较容易流动(因为减少了流动的阻力),相反平滑肌层收缩减少小动脉的直径增加了血流的困难(因为增加了流动的阻力)。当终末小动脉完全收缩将关闭全部到毛细血管的血流。所以小动脉对血流流动起着至关重要的调控作用。

三、毛 细 血 管

毛细血管(capillary)是血管中管径最小的血管(只有 3~100μm),通常是很短的(250~1000μm)。因为毛细血管数量多,减少了由循环到细胞的扩散距离。毛细血管壁很薄,由单层扁平细胞构成。透过内皮细胞气体和代谢产物进行运输。血液是以迅速平稳的沿着毛细血管流动。由于毛细血管密度很大,所以有很大的横断面积,血液流速很慢。在哺乳动物肌肉中的毛细血管红细胞通过的时间大约为 1~2 秒。这就有充分时间释放氧气和摄取二氧化碳。

某些组织,如皮肤和某些化学感觉器官的黏膜具有旁路血管,直径为 20~130μm,称为动静脉吻合支(ateriovenous anastomoses)。通过它可使血液直接从小动脉到小静脉,而不通过毛细血管。这种吻合支具有丰富的神经支配，在许多哺乳动物作为旁路的吻合支血管使血流直接到达身体表面，对体温调节具有重要作用。

四、小静脉和静脉

小静脉(venule)的数量比小动脉多得多(参阅表 4-2)，对血流有很小的阻力。例如在人体只有 10～15mmHg 的压差驱动血液由小静脉返回到心脏的大静脉，即腔静脉(vena cava)。脊椎动物的静脉系统数量大，作为血液可变的储存库而起作用。所以小静脉和静脉(veine)又称为容量血管(capacitance vessel)。因为小静脉和静脉壁较薄，具有很少的弹性蛋白，容易扩张和萎陷。静脉血管舒缩的程度的变化能使其血管发生很大的变异。在脊椎动物肢体中的静脉具有成对的半月形瓣膜，可防止血液回流，保障血流呈一个方向流动。

五、闭锁循环的模式

血液在血管内循环在形式上是一种闭锁模式。闭锁循环一般有两种模式：单循环模式(single circulatory model)和双循环模式(double circulatory model)。

(一) 单循环模式

在低等脊椎动物，特别是鱼类多为单循环模式(图 4-14)，具有一个心房和一个心室。在这种场合中，血液通过心室收缩离开心脏，转到鳃部，在此血液进行氧合作用，然后到达身体其余的组织，再返回到心脏的心房。进行这种周而复始的循环，称为单循环。这种循环模式的主要缺点是当血液流经鳃部时，减弱了压力。结果从鳃部流到身体其余组织的血流是缓慢的。这是因为驱动血液流动的压力梯度下降的缘故。但是到了头足纲软体动物，如八腕类软体动物(suchas octopod)则发展了可替代的解决方法。在这种条件下，动物具有一个附加的心脏，叫做鳃心(branchial heart)(图 4-15)。当血流通过鳃部时，减少了压力，但由于鳃心的收缩增加了压力，保障了血液能够快速流动。

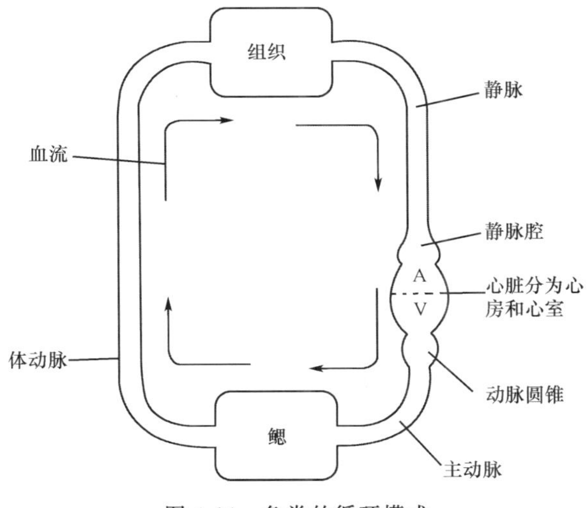

图 4-14　鱼类的循环模式

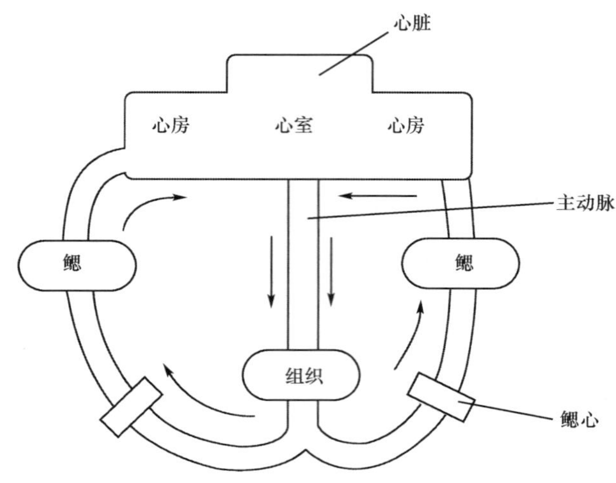

图 4-15 章鱼的循环系统

心脏为两个心房和一个心室。鳃心的压力有助于血液的流动

(二) 双循环模式

哺乳动物多为双循环模式。在双循环模式中心脏有 4 个小室,两个在上方为心房,两个在下方为心室(图 4-16)。这表明形成一个完整的围绕着身体进行流动的系统。血液通过心脏两次,血流离开右心室转达到肺部,在此处进行氧合作用。然后返回到左心房,再传递到左心室。从左心室射出血液,再转达到身体其余组织。从组织来的去氧合血液返回到右心房,再传递到右心室。整个循环再重新开始。因此,哺乳动物心脏可以认为是两个泵。一个参与血流入肺,另一个参与血液流到身体其余组织。所以这种循环系统称为双循环模式。双循环模式克服了单循环模式所表现的压力减弱的现象,所以说双循环模式是在动物进化中发展的一种模式。

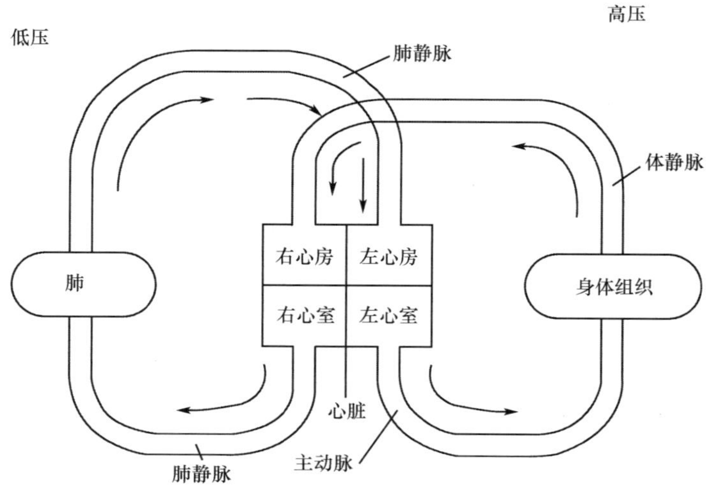

图 4-16 哺乳动物的双循环模式

箭头指血流流动的方向。心脏的右侧将血液泵出到肺脏(肺循环);
而左侧将血液泵出到身体的所有其他组织(体循环)

第五节 血 压

血液循环指的是血液在心脏和血管中循一定方向进行环形流动。血液的机能是很重要的，但如果没有循环系统使其进行流动状态的话，那它就像一坑死水，将不可能完成任何机能。可是血液流动总是要有一定的压力作为动力的，总是从压力高的地方流向压力低的地方。血液在血管内的流动也是如此。“血压”便是血液流动的动力。换句话说，只有血压正常，才能保证循环机能正常地进行。因此，一般常以血压的高低作为循环系统机能状态的指标。心脏和血管的一切活动，主要是为了产生并维持血压的正常，以保证血液环流不止。

一、血压的概念和意义

血液在血管内流动时作用于血管的压力称为血压。一般所说的“血压”系指动脉血压。血压随着心跳发生周期性波动，心室收缩时，射出血液到大动脉，动脉压急剧升高。达到的最高压力值称为收缩压。心室舒张时，动脉压下降，达到的最低值称为舒张压。收缩压和舒张压之差称为脉搏压(即脉压)(图 4-17)。

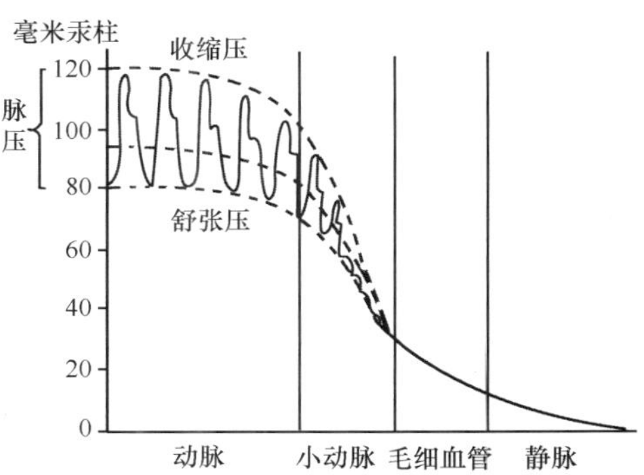

图 4-17 表示各段血管中血压的水平

正常血压有一定范围，如果血压过低，各器官得不到足够的血液供给，以致发生缺血，特别是脑部缺血，严重影响脑的功能，表现为昏迷。心脏缺血时常致心绞痛等。如果血压过高，心脏射血遇到阻力过大，负担过重，长期可致心力衰竭。同时过高的压力长期作用于血管壁，易使管壁损伤。因此血压保持适宜的范围，对人体有着十分重要的意义。

为了更好地了解血压过高、过低的原因，使机体能有效地保持正常的协压，所以必须首先要了解正常血压形成的原理。

二、血压的形成及其影响因素

血液在血管内流动的规律，基本上符合水流力学的物理规律。物理学指出：液体在单位时间通过一条管子的流量(Q)，与液体在管内流动时所遇到的阻力(R)成反比关系，而与管子两端的压力差(P_1-P_2)成正比关系，即与入口压力(P_1)和出口压力(P_2)之间的压差成正比。用公式表示如下：$Q\propto(P_1-P_2)/R$。

如果设 P_1 为主动脉压，P_2 为接近心脏的腔静脉压，而后者几乎等于零，则上式可简化为 $Q\propto P/R$ 或 $P\propto QR$。

即动脉压与动脉管中每分钟的血流量(等于每分输出量)成正比，与外周阻力也成正比。根据上述原理下面即可讨论血压形成的情况。

(一) 血压的形成

流动着的血液为什么对血管壁产生一定的压力呢？因为血液在血管内的流动始终存在着推动其前进的动力和阻碍其前进的阻力，这两种力的相互作用，就是产生血压最根本的原因。在这一过程中动力是主要的。动力通常总是超过阻力，因而推动血液不断前进。

心脏是循环的动力，由于心室强有力的收缩，把血液挤到大动脉，大动脉有一定的弹性，因而心缩力量除推动血流前进外还迫使富有弹性的大动脉管壁扩张，心舒时大动脉管壁扩张回位使血流继续前进。在血压形成上，除心脏的动力这一主要因素外还必须有阻力的存在。通常把血液在小血管流动所受到的阻力总称为外周阻力。外周阻力主要取决于小动脉的口径。由于小动脉口径保持一定程度的紧张状态，使血液在动脉中流动受到一定的阻力。这样造成的结果是，心脏收缩推动血液前进，外周存在的阻力阻碍其前进，以致血液在血管内才构成了一定的压力。所以说，血压的形成并维持一定的高度，是心脏的动力和血流的阻力两方面互相作用的结果。

（二）影响血压的因素

1. 心输出量

通常在外周阻力不变的条件下，心输出量愈大，推动血液流动的动力也愈大，血压就愈高，相反则低。

心输出量主要与循环血量、心缩力量和心率有关。这三者的变化均可影响血压。例如劳动或情绪激动时血压升高。主要是由于心缩力量和心跳频率增加，使心输出量增加，尤其是收缩压将显著升高。临床上心肌梗死时心缩力量减弱，血压可下降。心输出量是以回心血量为基础的，所以大失血时，循环血量减少，回心血量不足，血压可急剧下降。

2. 外周阻力

外周阻力是外周血管对血流的阻力，它阻碍射入动脉的血液迅速流向远端，使得血管内充满血液而提高血管的充盈度，因此外周阻力是决定舒张压的主要因素。在一定限度内，动脉血压的高低与心输出量的多少、外周阻力的大小成正比。

在体内产生外周阻力的因素有三方面：①血管的长度；②血液黏滞性（血细胞量和血浆的胶体成分）；③血管口径。前两方面的因素一般变化不大，所以对血压的影响不明显。重要的是血管口径的变化，所以说小动脉是产生外周阻力的主要来源，而且是改变外周阻力的首要因素。如果把全部外周阻力作为100%，则小动脉前的动脉造成的阻力约占20%，静脉系统占10%，而小动脉却占70%，可见小动脉所造成的阻力是全血管系统的3/4。

在心输出量不变的条件下，小动脉收缩，外周阻力增加，则血压升高；反之血压下降，但主要影响舒张压，因为外周阻力升高主要影响血管的弹性回位，当然间接地也会影响到收缩压。

3. 大动脉弹性

动脉管壁弹性的存在，对于血液循环具有两项意义：一是将动脉血压在每个心动周期中分为收缩压和舒张压，也就是决定脉压的大小；二是当心室舒张没有血液输出时，动脉血管中仍能有血液继续向前流动，也就是心脏的间断性射血变为血管中的连续性血流。可见大动脉的弹性是心脏舒张时形成血压和推动血流的动力部分。

当心室收缩射血时由于外周阻力的存在，只能有小部分血液流向前方，其余大部分血液淤积（暂留）在较大些的动脉管中，使动脉（特别是接近心脏的大动脉）管壁暂时膨胀，从而积蓄了心脏射血的部分能量，使动脉内的血压提高，此时动脉内血压即为收缩压（图4-18）。

待心室舒张时，心脏虽不向动脉射血，已膨胀的大动脉管壁借弹性回位的作用，暂留的血液再被挤压而将血液推向前进。从而在舒张期内动脉中仍保持一定高度的压力，这就是舒张压（图4-18），同时使血液在心舒期仍然继续向前流动。

正是由于动脉管壁能舒张和弹性回位，就使得动脉血压在心室收缩时不能达到心室内压那样高(起缓冲作用),在心室舒张时也不致像心室内压降得那样低(维持舒张压),而保持一定的高度,以保证血液的连续流动。

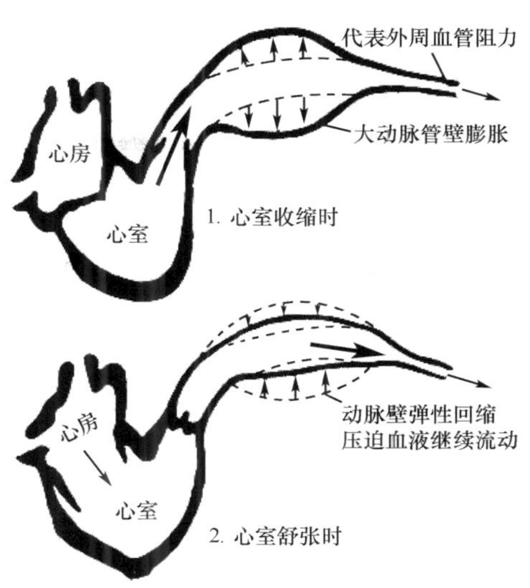

图 4-18 表示收缩压和舒张压产生的原理

动脉管壁的弹性随年龄增长而减小,老年人发生动脉硬化时,因为动脉管壁缺乏弹性,收缩压将增高,而舒张压则降低,脉压便增大。但如伴有小动脉硬化时,则由于外周阻力的增加,舒张压将增高。因此在分析血压时,还必须具体分析其特性,才能找出正确解决问题的方法。如心脏功能正常,则全身小动脉舒张(外周循环衰竭)时的血压下降,主要问题为外周阻力;心力衰竭时血压下降,主要问题是心缩力量。因此在解决问题时,用以提高血压的措施也是不同的。增加外周阻力要用去甲肾上腺素和间羟胺等药物;增加心脏收缩力量要用强心药物(洋地黄类药物);增加循环血量要输血或补液。所以对其中某一因素都要具体分析,但任何一种因素最终都是通过改变心输出量或改变外周阻力而引起血压的升降。

三、动脉血压的相对稳定性及其变化

动脉血压因血管距离心脏的远近而有所变异,在临床上一般采用肱动脉血压作为标准。正常成年人在安静状态下,肱动脉的收缩压平均值为 115 毫米汞柱(mmHg),舒张压是 70 毫米汞柱。临床上的习惯表示方法为 115/70mmHg。血压的正常值只能看作是相对稳定的,而其变化和波动则是正常生理的现象。不同的性别,不同年龄以及机体所处的不同环境(如早晨和晚上,安静和运动,饭前和饭后等)下的血压差异,都属于生理的变动。一般来说,幼年时的血压比较低,随着年龄的增长,收缩压和舒张压逐渐升高,同时静脉压也相应地增加。我国人动脉血压的平均值,见表 4-3。

表 4-3 我国人动脉血压平均值(毫米汞柱)供参考

年龄	男性			女性		
	收缩压	舒张压	脉搏压	收缩压	舒张压	脉搏压
11～15	100	62	38	96	60	36
16～20	104	64	40	98	61	37
21～25	106	66	40	100	63	37
26～30	108	68	40	102	64	38
31～35	110	70	40	106	66	40
36～40	112	72	40	108	68	40
41～45	114	73	41	110	69	41
46～50	116	74	42	112	70	42
51～55	118	75	43	114	71	43
56～60	120	76	44	116	72	44

四、毛细血管和静脉的血压

各段血管内的血压是不同的，靠近心脏的大动脉血压高，小动脉次之，毛细血管又次之，静脉最低。靠近心脏的大静脉血压已是负压。这种下降的变化主要是因为心脏所传给血液的能量，在沿着血管流动的过程中，用以克服阻力而逐渐消耗的结果。离心脏愈远，耗去的能量愈多，剩余的能量就愈少，表现为血压就愈低。各段血管内的压力差，保证了血液始终循一定方向流动，即从动脉流向毛细血管和静脉，再返回心脏。

当血液流经小动脉而到达毛细血管时，血压显著降低，并且由于心室的舒缩所引起的血压波动也逐渐消失。一般毛细血管动脉端的血压约为 30 毫米汞柱，静脉端约为 15 毫米汞柱，中间各处介于两数之间逐步下降。毛细血管内的这种压力差别，对于毛细血管与组织之间的物质交换极为重要，这是对代谢适应的一种需求。

静脉内的血压较毛细血管还低。大静脉较小静脉低，靠近心房的大静脉更低。正常人平卧时，前臂贵要静脉压平均值为 40～100 毫米水柱。临床上常以此作为静脉压的代表值。测定静脉压有助于制订心脏病治疗的措施。例如右心衰竭时静脉压升高；而静脉压低时，则提示循环血量不足，在治疗上必须补足血量。

接近心脏的上、下腔静脉的血压，因受胸腔负压的影响而近于零，甚至呈现负压。因此对胸部或颈部受伤的患者必须紧急抢救，以防止空气经受伤的静脉进入血液而造成气体栓塞。

第六节　心血管功能的调节

心脏和血管的功能，为了适应不断变化和发展的内外环境，也是在不断地发生着改变。这就表现为生理与病理状态下的平衡与失平衡。在生理情况下，通过神经和体液因素的调节，心血管活动维持着相对的稳定。

一、神经性调节

（一）调节心血管活动的中枢

中枢神经系统调节心血管活动的神经细胞群统称为心血管活动中枢。大脑皮层中存在有调节心血管活动的高级中枢，情绪可影响心搏和血压。下丘脑有调节心血管活动的较高级中枢，如下丘脑的后区外侧部是交感神经的较高级中枢，这一区域兴奋后，将引起心搏加快，血压升高。延髓中存在有调节心血管活动的基本中枢。以电流刺激延髓第四脑室底左右下凹区域，可引起心跳加快加强及血压升高，称此为心加速中枢和加压区；刺激迷走神经背核，引起心跳减慢，甚至停止，称此区为心抑制中枢；刺激延髓的闩部两侧和最后区，可使血压下降，称为减压区（图 4-19）。这些调节心血管活动的中枢间具有一定的功能

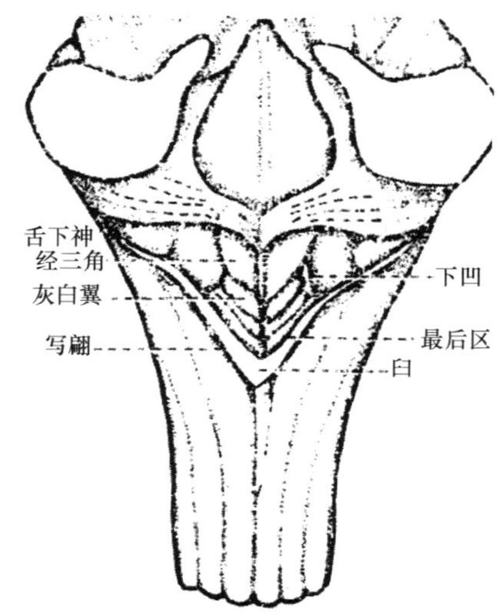

图 4-19　人的第四脑室底表示与心血管活动有关的延髓部位

相关性。调节心脏或血管活动效应的中枢之间彼此间有交互抑制作用，即其中一中枢兴奋时，另一中枢即出现抑制。例如心抑制中枢兴奋时，则心加速中枢及加压区将受到抑制。

（二）支配心血管活动的传出神经

1. 支配心脏的神经

一是迷走神经中支配心脏的副交感纤维，自心脏心抑制中枢发出，它兴奋时末梢释放乙酰胆碱，使心搏变慢变弱，心输出量减少，血压下降。另一种是交感神经纤维自延髓心加速中枢下行，自胸部脊髓第 1 节至第 5 节侧柱的细胞发出，它兴奋时末梢主要释放去甲肾上腺素，使心搏加速加强，心输出量增加，血压升高。

2. 支配血管的神经

缩血管神经一般都属于交感神经，其节后纤维末梢释放的递质主要是去甲肾上腺素，使血管收缩，尤其是对小动脉和动静脉吻合支的作用最显著。舒血管神经属于副交感神经的有面神经、舌咽神经和盆神经的一部分支配血管的纤维，其末梢释放的递质是乙酰胆碱。这部分神经的作用限于局部器官的血管，对全身影响不大，一般来说，通常交感神经有紧张性，血管处于紧张状态，当交感神经受到抑制时，血管自然发生松弛。

（三）心血管活动的反射性调节

1. 主动脉弓、颈动脉窦减压反射

当血压升高时，刺激了位于主动脉弓和颈动脉窦的压力感受器。冲动分别沿主动脉神经（向上混合于迷走神经）和窦神经（向上合并入舌咽神经），传入中枢，使心加速中枢受到抑制，和心抑制中枢发生兴奋，结果使心交感神经传出的紧张性冲动减少，而迷走神经传出的冲动相对增加，此时心搏减弱减慢，同时减压区兴奋抑制了加压区使交感神经传出的缩血管冲动减少，血管舒张。发生的结果，心输出量减少，外周阻力减小，血压下降，故称此反射为减压反射。

这一反射，平时就有紧张性作用，防止血压不致升高。当动脉血压低于正常时，主动脉弓和颈动脉窦压力感受器所受到的刺激较平时为弱，传入冲动减少，心抑制中枢和减压区的活动增强，结果使血压回升。因此这一反射是保持动脉血压相对稳定的重要调节机构。

由于这一反射的存在，少量失血（10%以内），不致使血压明显下降。临床上，常压迫相当于下颌角下方的颈部（即颈动脉窦部分）以使阵发性心动过速解除，就是基于这一原理。从这一反射的因果关系来看，血压的改变与心率成一定的关系。动脉血压升高时，反射地引起心率减慢。相反，当动脉血压下降时，反射地使心率加快。故临床见到休克病人的心率一般都加快。有些药物，如甲氧胺使外周血管收缩，明显的升高血压，却反射地引起心率减慢。

2. 主动脉体、颈动脉体加压反射

除压力感受器外，主动脉弓区域和颈动脉窦区域还存在着化学感受器，即主动脉体和颈动脉体。它仍具有特殊机构，接受动脉小分支的血液供应，血流量丰富，其传入神经也混合在主动脉神经和窦神经干中。当血液缺氧或二氧化碳过多时，这些化学感受器发生兴奋，传入延髓，一方面刺激呼吸中枢，使呼吸加强，另一方面也刺激心加速中枢和加压区，引起动脉血压升高，故是一种加压反射。在循环机能不足或血液缺氧时。它们在维持动脉血压方面起着重要作用。

二、神经-体液性和体液性调节

血液中主要有三类化学物质对心血管运动发生影响,见表 4-4 所示。

表 4-4　血液中主要化学物质对心血管运动的影响

类别	名称	产生组织	作用
激素	肾上腺素	肾上腺髓质分泌	使心跳加强加快,皮肤和内脏血管收缩,肌肉血管舒张(大剂量也收缩)综合结果使外周阻力减小和收缩压升高
	去甲肾上腺素	肾上腺髓质分泌、心交感神经及交感缩血管神经末梢释放的递质	强心作用较小,具有明显而普遍的缩血管作用,血压明显升高,临床用于抗休克
	加压素	垂体后叶所释放	使小动脉和毛细血管持久性收缩,血压升高。临床用于内脏(肺或胃肠道等)止血
组织特殊的产物	肾素	肾缺血时,由肾小球旁器和致密斑所释放	使血浆中的高血压蛋白原水解为血管紧张素,临床上应用为血管紧张素Ⅱ,可引起血管收缩和心跳加强,血压上升。
	组织胺	组织受损或感染等特殊刺激时,自组氨酸分解而来	使毛细血管扩张,通透性增加,血压下降
一般代谢产物	CO_2、乳酸、氢离子等	由代谢过程中产生	引起局部血管舒张,改善局部血液循环

第七节　环境整合因素对心血管系统的影响

一、重力对循环系统的影响

重力(gravity)对心输出量有显著影响。例如当飞机俯冲再重新起飞时,飞机驾驶员可能发生特有的一时性视觉昏黑。这是因为重力关系血液从头部流出进入身体下部静脉,脑中血液供应突然减少所致。长时间站立的士兵,特别是在炎热气候也可能发生晕倒,这也是由于长时站立重力妨碍了静脉的回流,使心输出量减少的缘故。重力影响性输出量归因于血管的膨胀性。当人站立时心脏水平以下的血管由于重力作用,使血管发生膨胀,而且静脉比动脉显著,因为静脉比动脉顺应性要大得多。这在手臂下垂时心脏水平以下的静脉膨胀很容易在手背观察到。一般情况下,人从仰卧转换为站立时,有 300～800 毫升血液汇集在腿部,这样降低心输出量 $2L \cdot min^{-1}$。重力对静脉的汇集作用,降低了对动脉压力感受器的作用,结果减少压力感受器的兴奋,反射性加速和加强心跳,使血液回流加速,而引起一定的代偿作用。所以在体位改变时,环境变了需注意重力的影响。

二、运动过程中循环系统的变化

通常认为运动增加骨骼肌的活动。实际上运动的生理反应有更多的器官参与。运动常与体育相关联,训练有素、体力充沛的运动员就是运动的象征。运动也是日常生活的基本活动。疾病的严重后果就是运动受限。对患有慢性肺部疾病的人,一个简单的活动,如上楼梯就像跑马拉松一样的费力。

运动对骨骼肌的血流发生显著变化。运动时骨骼肌的血流速率比静息时增加约26倍。在安静时，骨骼肌的毛细血管只有20%～25%是开发的。但当运动时毛细血管开放率增加到100%。由肌肉运动而引起的低氧张力和血管舒张物质，如乳酸增多和CO_2的释放都增加毛细血管的扩张，结果血液从腹腔内脏器官转移到骨骼肌。心脏的交感神经兴奋引起心输出量增加。收缩期血压大约增加20～60mmHg。骨骼肌运动时也促进静脉收缩，则使静脉血液回流增加。安静和加强运动时的器官血流分布如表4-5所示。

表4-5 安静和运动条件下不同器官的血流分布

器官	安静($ml \cdot min^{-1}$)	加强运动($ml \cdot min^{-1}$)
脑髓	750	750
心脏	250	750
肌肉	1200	12500
皮肤	500	1900
肾脏	1100	600
腹腔器官	1400	600
其他器官	600	400
总输出量	5800	17500

三、老年和心血管系统

机体随着年龄的增加内环境发生老年性变化，对心血管功能系统产生很大影响。首先主动脉弹性减弱，心肌细胞的体积减少，心肌收缩的力量降低。心脏输出量减少和血压增高。冠状动脉疾患发生率增加，这是老年人心脏病增加和死亡的主要原因。心脏的泵功能受损，可能发生充血性心力衰竭。脑动脉发生粥样硬化，脑的血供减少，引发脑功能障碍或脑组织凋亡。

四、高　血　压

在一般人群中受环境紧张的影响，大约有20%受到高血压的侵袭。如果收缩压超过140mmHg或舒张压超过90mmHg，就可认为是高血压。但是正常血压是与年龄相关联的。所以对每一个体来说血压增高应考虑年龄的依从性。慢性高血压对血管、心脏，以及某些器官的功能都会产生不利的影响。血压高了增加心脏的负荷，导致心室肥厚，并可能产生衰竭。高血压也增加动脉粥样硬化和血栓形成的几率。

导致发生高血压的条件很多，如机体产生过多的醛固酮或血管紧张素，降低肾血流产生肾素和肾上腺肿瘤等。其中任何一个条件都会增加心血管负担，增加心输出量和外周阻力，而引起高血压。尽管引起高血压的因素很多，但是大约有90%的高血压病人是特发性或原发性的。这种情况的原因尚不完全清楚。

五、高原缺氧对循环系统的影响

高原环境氧气稀薄，氧分压低，造成低氧压性缺氧。缺氧的反应取决于许多因素，包括缺氧的程度和在缺氧环境中持续时间的长短等。缺氧对循环系统的影响主要有两方面，一是对缺氧的适应性反应和持久缺氧造成机体损伤性变化。

（一）适应性反应

由于动脉氧分压（PaO_2）低，引起交感神经兴奋，释放儿茶酚胺增多，导致心肌收缩力量增强，心率加快。因为 PaO_2 低，加强了胸廓的活动幅度，回心血量增多，心输出量增加。缺氧时诱发除肺血管以外的所有血管扩张，按照机体代谢的需要，血流进行再分布，以适应组织对氧的需要，这可能与血管内皮细胞产生的 NO 有关，持久性缺氧促进组织毛细血管密度增加，提高对组织的供氧量。

（二）损伤性变化

持久性缺氧，肺小动脉持久性收缩，肺循环阻力增加，会发生严重的肺高压，使肺毛细血管泄露，导致肺泡发生水肿。缺氧刺激颈动脉体化学感受器，迷走神经兴奋引起心动过缓。缺氧还可使 ATP 生成减少，供能不足，心肌舒缩功能下降。细胞生成乳酸和腺苷等扩血管物质，使血液瘀滞于外周血管，回心血量减少，输出量降低，器官供血不足，严重时导致器官功能衰竭。

六、高原缺氧对血液系统的影响

在高原空气稀薄的环境中，红细胞、血红蛋白和血球压积都随着海拔高度的增加引起的缺氧程度加重而增加。平原地区居民，一般登上 2100 米以上的高山，即会出现红细胞增加。如原来为山地居民，一般要到达 3500 米以上才会出现红细胞增多。除了红细胞的数量发生变化外，红细胞的性质也发生变化。网织红细胞成熟期和红细胞的寿命均缩短。每个红细胞内所含的血红蛋白有轻度的增加，红细胞的脆性降低。红细胞内磷酸甘油酯含量增加。随海拔高度增加，氧离曲线右移，有利于血红蛋白在肺部结合氧和在组织中释放氧。

七、高气压对循环系统的影响

在潜水医学中，气压高于常压即称为高气压。高气压对机体的作用主要有两方面，即压力本身的机械作用或高气压气体的生理和病理作用。压力本身作用于机体有两种情况：压力在体内外或身体不同部位之间不形成压差，是一种均匀受压；压力在体内外或身体不同部位之间形成压差，即机体不均匀受压。机体均匀受压功能无显著变化，不均匀受压时，才会受到显著影响。

在高气压环境下高气压会引起循环系统一系列的变化，一般说来引起的变化是一时性的，可逆性的，但若作用持久，程度严重时，也可导致长期不可逆变化，主要影响如下：

（一）心跳变慢，脉压缩小

有人曾对 532 名潜水员在下潜 60 米水深的条件下进行了 1982 人次的检查，发现脉搏频率明显减慢；74.9% 人次的收缩压平均下降 12mmHg，66% 人次的舒张压平均上升 10mmHg。由于收缩压下降，舒张压上升，因而脉压缩小。大多数潜水员的脉率和血压方面的这些变化于出水后 1～2 小时可恢复至原有水平。

（二）心输出量的改变

研究证明，人在 7 个绝对大气压以内，心率变慢，每搏输出量减少，所以每分输出量也随之明显减少。心率变慢和心搏出量的减少，导致血液循环的时间延长和血压下降。

（三）心电活动的改变

在心电图上有 P-Q 间期延长，S-T 段升高，或发生室性心律不齐现象。但一般在回到常压之后可以恢复正常。

八、高气压对血液系统的影响

（一）血细胞和血红蛋白减少

大多数学者证明在高气压影响下，机体的红细胞数量及血红蛋白的含量均减少。这种变化决定于气压的高低和在高气压下暴露的时间。气压愈高，暴露时间愈长，外周血液的这种变化就愈明显。有人曾研究了沉箱工人的血液变化及其恢复情况，发现气压在不超过2个绝对大气压条件下，离开高气压后 2～3 天，即减少了的红细胞数量可恢复正常，但血红蛋白的恢复则较慢。

关于高气压下红细胞减少的原因，多数学者认为是脾脏储存红细胞，以及红细胞破坏增多所致。显然，机体处于高气压条件下，红细胞的压积使其脆性增加而易于破坏，因此使血液中的胆红素，尿胆素表现明显增加，这表明了红细胞破坏增多。但红细胞破坏后，骨髓的造血机能有所亢进。鉴于高气压条件下破血和造血都增加，对潜水员的食谱，适宜地增加有关营养物，以利血象的恢复，是需要的。

（二）白细胞增加

在高气压条件下白细胞总数也是增加的。至于白细胞分类方面的改变，中性粒细胞的百分比增加，而淋巴细胞则减少。一般这种变化在离开高气压条件 24～48 小时之后可恢复正常。对于高气压下白细胞增加的机制，一般认为是高气压下骨髓造血机能亢进的结果。

（三）其他

在高气压条件下，除上述变化外，血液的黏滞性降低，胶体渗透压下降，凝血时间延长，血沉加快，血糖增高，血浆中乳酸含量减少，物理状态溶解的氧增多等。

九、微波辐射对循环系统的影响

微波辐射的应用日益广泛，成为环境生理学中的一个重要因素。微波是指波长范围在 $1.0\times10^{15}\sim1.0\times10^{10}$ 毫微米，频率范围为 $3.0\times10^{12}\sim3.0\times10^{9}$ 赫兹的非电离电磁波。在电磁波谱中介于红外线和无线电波之间。微波的能量被机体吸收后既可产生有利的生物学作用，也可产生有害的生物学作用。具有生物学意义的频率是 300～30000MHz，这段频率在空气中的波长为 1m～1cm，微波的生物学作用主要为热效应和非热效应，它们对循环系统的影响如下：

在低强度微波辐射的作用下，心肺周围血管的张力和通透性降低。高强度微波照射，最初使心跳加快，随即又变慢，最后跳动停止。较高强度的辐射会使心肌纤维充血，呈透明变性，其周围血管的通透性反而增加，降低辐射强度而延长辐射时间，可呈现心动过缓，心电图 P 波变形，S-T 段发生改变，QRS 波增宽，其作用的阈值约为 1～5 毫米/厘米^2。与对照组比较，接触微波的人出现高血脂，心脏供血不足和高血压的比例较大。微波作用作为一种非特异性因素，可促使心血管疾病早期发生。微波对血压的影响，一般为先升高，然后恢复正常，继后血压又下降。一般认为这是一种应激-适应-疲劳的过程。下表列出了大鼠 6～8 个月微波照射期间，动脉血压变化的情况。由表 4-6 可见，血压的变化似可作为反映微波辐射对人体影响的一项敏感指标。

表 4-6　大鼠受微波辐射 6～8 个月期间动脉血压的变化

频段	辐射功率密度(毫米/厘米²)	初期平均血压升高(毫米汞柱)	后期平均血压下降(毫米汞柱)
毫米波	10	22.9	18.7
	40		19.4
三厘米波	10	10.0	23.0
	100		25.0
十厘米脉冲波	1	12.7	14.7
	10		9.4
十厘米连续波	10	8.4	8.1
分米波	1	7.9	7.2
	10		17.5

一般认为，高强度微波辐射对心血管系统的影响是热调节代偿反应的结果，由于微波所引起的心血管效应与中枢神经系统或周围神经的微波效应相互依赖，所以心血管方面反应的产生与微波对神经系统的作用机制有关。微波辐射引起的致热反应与环境热反应或红外线热反应不完全相同。有人认为长期微波照射所出现的低血压效应是由于对中枢神经系统功能的干扰作用所引起的。心脏功能的改变则是通过微波辐射对皮肤感受器的作用而间接发生的。

十、微波对血液和造血系统的影响

微波辐射对血细胞的作用不大，但可导致血小板明显减少。长期微波辐射会使血像发生变化，例如多核细胞、淋巴细胞、嗜酸粒细胞增多，而红细胞减少，凝血时间缩短，血液中胺含量增多，血清总蛋白和球蛋白升高。

微波辐射对血液和造血系统的影响，可简略地归纳如下：

(1) 高强度微波辐射可引起血象改变，这主要是由于温度升高所造成的。

(2) 强度低于 1 毫米/厘米² 的短时间反复照射对血象影响不大。

(3) 反复长期的微波照射，尤其是脉冲波照射，血象可见淋巴细胞增多，并伴有刺激淋巴细胞增生的现象。

(4) 微波辐射可影响机体的铁代谢，这是一种非致热效应。

(5) 微波辐射可能具有致白血病效应。但尚需进行深入地研究。

（王子栋　刘洁生）

参考文献

王庭槐．2008. 生理学．北京：高等教育出版社

Kay I. 1998. Introdution to Animal Physiology. Springer

Johnson LR. (Editor in chief) 2004. Essential Medical Physiology. Elsevier Science(USA)

Landon M. 2006. Environment, Health and Sustainable Development, Open University Pressure(England)

Willmer P, Stone G, Johnston I. 2005. Environment Physiology of Animal, second edition. Blackwell Publishing

第五章　环境因素对呼吸系统的影响

机体通过呼吸不断从外环境中获取生命活动时刻必需的 O_2，并将代谢产生的 CO_2 排出体外，呼吸是生命的基本体征之一。当平原人进入高原，高原特殊低气压性低氧环境对呼吸功能有显著影响。呼吸系统是一个开放系统，大气环境中含有大量有害颗粒物质和气体，呼吸系统无疑成为它们的主要攻击目标和入侵机体的主要途径。人类大多数呼吸系统疾病的发生和发展与环境因素有着更为密切的关系，随着环境污染问题的日趋严重，环境性呼吸系统疾病对人类健康的危害越来越大。

第一节　呼 吸 生 理

呼吸是机体与外界环境进行气体交换的过程。在高等动物和人，呼吸包括外呼吸（肺通气与肺换气）、气体在血液中运输和内呼吸（组织换气与细胞氧化代谢）三个环节。在神经和体液因素的调控下，呼吸可不断适应内外环境变化以满足机体新陈代谢的需要。

一、肺通气和肺换气

肺与外环境之间的气体交换过程称肺通气。肺换气是肺泡和肺泡毛细血管之间的气体交换过程。

（一）肺通气机制

气体进出肺取决于气体流动的动力和阻力之间的相互作用，动力必须克服阻力，建立肺泡与外界环境间的压力差，才能实现肺通气。

气体进出肺的直接动力源自肺内压（肺泡内的气体压力）与外环境大气压的压力差。大气压一般不变化，肺内压周期性变化是造成压力差及其周期性变化的关键。肺内压的高低取决于肺的张缩所造成的肺容积变化，肺组织本身不能主动张缩，肺组织的张缩是由胸廓的扩大与缩小引起的，而后者又是通过呼吸肌的收缩和舒张来实现的。因此，呼吸运动（呼吸肌的收缩和舒张引起的胸廓的扩大与缩小）才是肺通气的原动力。吸气运动时胸廓扩大、胸腔容积增大，肺随之扩张，肺容量增大使肺内压降低（低于大气压），气体顺着压力差进入肺产生吸气；呼气运动时，则反之。但当胸部损伤穿破胸壁和胸膜，或肺组织及支气管破裂时，大气或呼吸道的气体就进入胸膜腔，产生气胸。这时肺组织就松弛萎缩，并和胸壁分离，肺叶缩小。气胸可使呼吸和循环机能产生严重障碍（图 5-1）。

气胸的产生，表明肺在胸腔的张开，除了它本身具有伸展性以外，还必须依靠闭锁胸腔中的压力因素，这种外力除去后，肺组织就由于它本身的弹性而回缩。因此肺叶张开的条件为肺内压力高于肺外压力，或肺外压力低于肺内压力。在体的肺，由于呼吸道与外界相通，使肺内压经常与大气压相平衡，而肺外压，即胸内压（实际上即为胸膜腔中的压力）低于大气压。胸膜腔是潜在的间隙，不含气体，由于其中有微量的淋巴液而滑润胸膜表面，并使两层胸膜互相粘着。如用一注射针头连接检压计，从胸外刺入人体的胸膜腔中，即可发现胸膜腔中的压力低于大气压。物理学上，把低于大气压的压力称为负压。

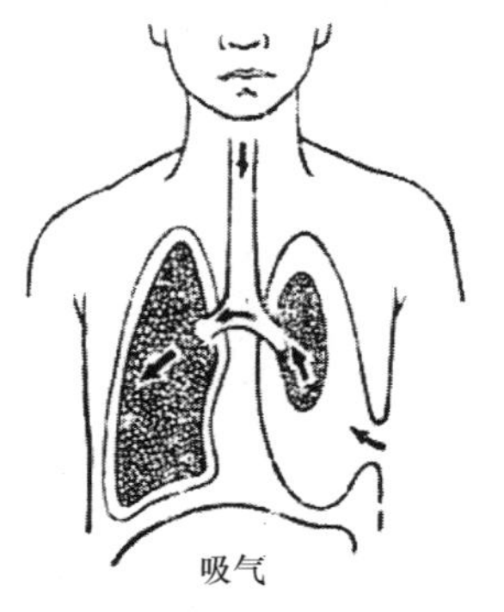

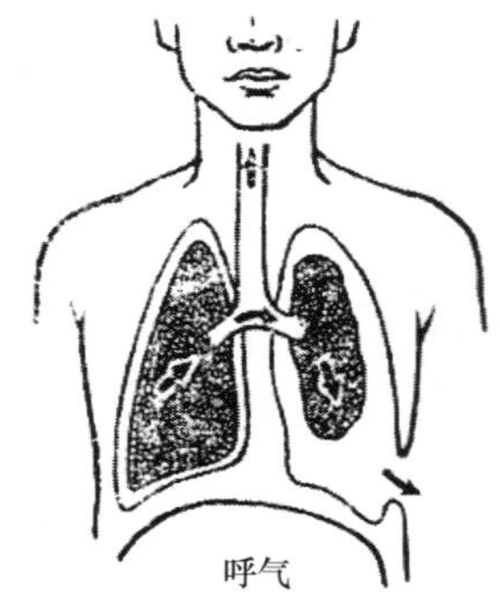

图 5-1　气胸模式图

如大气压力为 760 毫米汞柱时，测得胸膜腔中的压力为 755 毫米汞柱，则胸膜腔的压力较大气压低 5 毫米汞柱。这时胸膜腔压力（或胸内压）可表示为负 5 毫米汞柱。因此可以说，胸内压为“负压”。正常人在安静呼气之末，胸内负压为 3～5 毫米汞柱，安静吸气之末，胸内负压约为 5～10 毫米汞柱（图 5-2）。除肺以外，胸内其他柔软的器官，如心房、腔静脉、胸导管以及食管等，其压力也受胸内负压的影响。

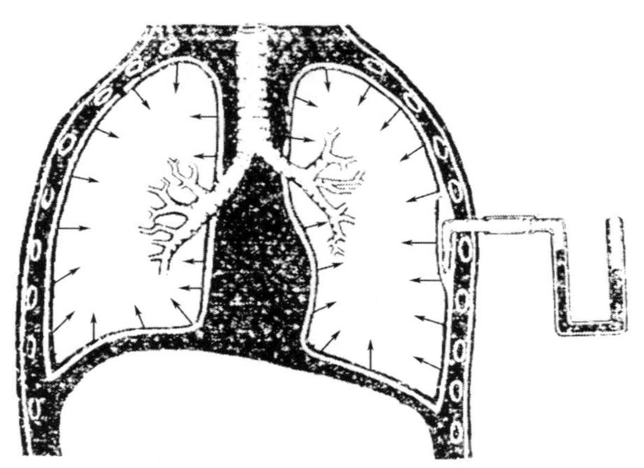

图 5-2　胸内负压的测量

胸膜腔内负压主要是由肺的弹性回缩力所造成。胎儿时期，肺内无空气，肺组织充满整个胸腔。出生后，由于开始了呼吸运动，使胸腔变大；在发育过程中，胸廓增长速度又大于肺脏发育的速度，故肺被牵张，肺泡和小支气管的弹力纤维与平滑肌纤维被拉长，由于这些弹性组织被拉长后，时刻有回缩的倾向，但胸腔是密闭的，上述组织的弹性回缩力与胸膜腔的力量维持对立的均势，从而使胸膜腔趋于扩大，形成负压，且胸廓愈扩大，肺组织愈被拉长，胸内负压就愈大，所以吸气时较呼气时负压更大（即压力更低）。

临床上，对某些肺结核患者，常以一定量的空气注入胸膜腔，以使病变的肺组织暂时萎缩而休息，促进病变的恢复，成为人工气胸。

肺通气阻力有两种：一是弹性阻力，是平静呼吸的主要阻力；二是非弹性阻力，包括气道阻力、惯性阻力和组织粘滞阻力。肺弹性阻力异常与环境性肺病的关系密切。肺弹性阻力源自两方面：一是肺组织弹性纤维和胶原纤维等的弹性回缩力；二是肺泡表面张力，因为肺泡内面有一薄层液体，它与肺泡内气体形成的液-气界面可产生表面张力，球形液-气界面的表面张力的方向是指向肺泡中心，使肺泡趋于缩小，并且是构成肺弹性阻力的主要部分，约占总肺弹性阻力的2/3。肺泡表面张力的存在可能带来的问题之一是肺水肿，因为肺泡表面张力的合力指向肺泡腔，对肺泡间质产生“抽吸”作用，使肺泡间质静水压降低，组织液生成增多。正常人体肺组织并未因肺泡表面张力的存在而发生肺水肿，这是由于肺泡表面活性物质(alveolar surfactant)的存在。它由Ⅱ型上皮细胞分泌，是一复杂的脂蛋白复合物，主要成分为二棕榈酰卵磷脂(dipalmitoyl phosphatidyl choline，DPPC)。DPPC的分子特点是有亲水和疏水两个极性端，呈单分子层垂直排列在液气界面，亲水端插入肺泡液，而疏水端插入肺泡气，使液-气界面减小，从而降低肺泡表面张力。不难理解，肺泡表面活性物质的主要生理作用是降低吸气阻力和防止肺水肿。

（二）肺通气功能的衡量

衡量肺通气功能的常用指标有潮气量(tidal volume，TV)、肺通气量(ventilation volume)和肺泡通气量(alveolar ventilation volume)等。每次呼吸时吸入或呼出的气体量称为潮气量，正常人平静呼吸时的潮气量为400～600ml。每分钟吸入或呼出的气体总量称为肺通气量，等于呼吸频率乘以潮气量，正常人平静呼吸时的肺通气量约为6～9L/min。每次吸入气体的一部分残留在呼吸道内而不参与肺泡与血液间的气体交换，故这部分呼吸道的容量称为解剖无效腔，正常成人约为150ml。进入肺泡的气体也可因血流在肺内的分布不均匀而未能参与气体交换，这部分肺泡容量称为肺泡无效腔。两者合称生理无效腔。因此，为了计算真正有效的气体交换量，应排除无效腔气量，常采用肺泡通气量，即每分钟吸入肺泡的新鲜空气量，计算公式为：肺泡通气量＝(潮气量－无效腔气量)×呼吸频率。

（三）肺通气功能的调节

呼吸节律的基本中枢在延髓。肺通气功能主要受神经反射性调节以适应机体代谢需要。机体血液或脑脊液中的CO_2、O_2和H^+可引起反射性肺通气功能的变化，这一类反射称为化学感受性呼吸反射，它们在维持内环境中CO_2、O_2和H^+的稳态方面发挥主要作用。

CO_2是呼吸中枢最敏感和最有效的生理性刺激，调节呼吸的最主要因素，如过度通气，血液中PCO_2过低，肺通气出现暂停；一定范围内，血PCO_2愈高，肺通气功能愈强；但血PCO_2过高，肺通气出现麻痹。CO_2刺激肺通气是通过两条途径实现的：一是中枢化学感受器，位于延髓腹外侧浅表，适宜刺激为脑脊液中的H^+，起主要作用；二是外周化学感受器，位于主动脉体和颈动脉体，适宜刺激为血PCO_2、PO_2和H^+，发挥次要作用。

血H^+增高可刺激肺通气功能加强，也是通过中枢和外周化学感受器来实现的。中枢化学感受器对H^+的敏感性高，约为外周化学感受器的25倍，但H^+通过血脑屏障的速度较慢，限制了它对中枢化学感受器的作用。

轻度缺氧刺激肺通气功能加强，但严重缺氧可使肺通气障碍。低氧对肺通气功能的刺激作用完全通过外周化学感受器起作用，而对呼吸中枢的直接作用是抑制。某些疾病时，维持呼吸中枢兴奋主要靠缺氧刺激，如严重肺气肿病人，血CO_2潴留，中枢化学感受器产生适应，这时低氧对外周化学感受器的刺激成为驱动肺通气的主要因素。

（四）肺换气的机制和影响因素

混合气体中，某种气体分子运动(布朗运动)所产生的压力称该气体的分压(partial pressure)，等于混合气体总压力乘以该气体的容积百分比。气体从分压高处向低处发生的净转移称气体的扩散，这是肺换气遵循的基本原理。单位时间内气体扩散的容积称扩散速

率(diffusion rate,D),常作为衡量气体扩散的重要指标,其影响因素可用以下公式表示,即:

$$D \propto \frac{\triangle P \cdot T \cdot A \cdot S}{d \cdot (MW)^{\frac{1}{2}}}$$

式中:D:扩散速率;$\triangle P$:气体分压差;T:温度;A:扩散面积;S:气体溶解度;d:扩散距离;MW:气体分子量

在肺部影响气体扩散速率的诸多因素中,扩散面积和距离常因呼吸膜病变发生异常变化而成为影响肺换气的重要因素。呼吸膜由六层结构组成:含表面活性物质的液体层、肺泡上皮、上皮基底膜、间隙、毛细血管基膜和毛细血管内皮细胞。尽管如此,呼吸膜很薄,平均总厚度为 0.6μm,气体易于扩散通过。正常人约有两亿肺泡,呼吸膜总扩散面积可达 50～100m^2,安静状态下,用于气体交换的呼吸膜面积约 40m^2,可见呼吸膜的贮备很大。肺水肿、肺纤维化病人,呼吸膜厚度增加,气体扩散距离增加,肺换气能力降低。肺不张或肺气肿病人,呼吸膜面积减少,肺换气能力降低。

肺换气还依赖于通气和通血两个泵的协调配合。每分钟肺泡通气量(V_A)与每分钟肺血流量(Q)之间的比值称为通气/血流比值(ventilation/perfusion ratio),正常人安静时 V_A 约为 4.2L/min,Q 约为 5L/min,V_A/Q 比值约为 0.84。只有适宜的 V_A/Q 比值,才有适宜的气体交换。例如:V_A/Q 比值增大意味着通气过剩或血流不足,故肺泡无效腔增大,肺换气量减少;V_A/Q 比值减小意味着通气不足或血流过剩,功能性动-静脉短路增加,故肺换气量减少(图 5-3)。正常人直立时肺各局部的 V_A/Q 比值并不相同。人直立时,由于重力的作用,从肺尖到肺底部,肺泡通气量和肺血流量都逐渐增加,而血流量增加更明显(图 5-4),故肺尖部的 V_A/Q 比值较大(V_A↓/Q↓↓),可高达 3.3,而肺底部的 V_A/Q 比值较小(V_A↑/ Q↑↑),可低至 0.63。尽管如此,但总体上来说,由于呼吸膜面积远远超过换气的实际需要,所以肺换气并未受明显影响。

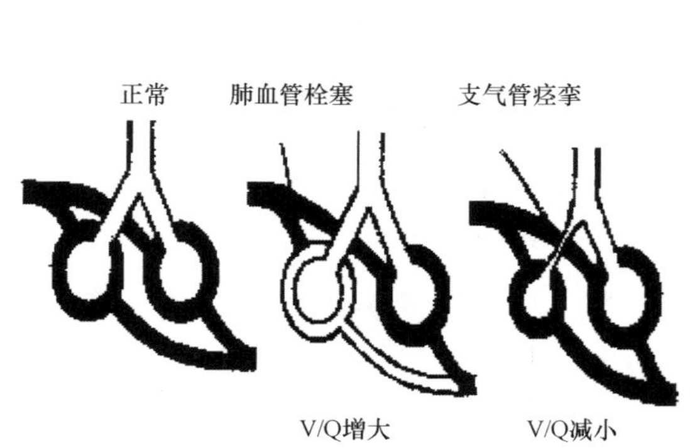

图 5-3 通气/血流比值(V_A/Q)及其变化

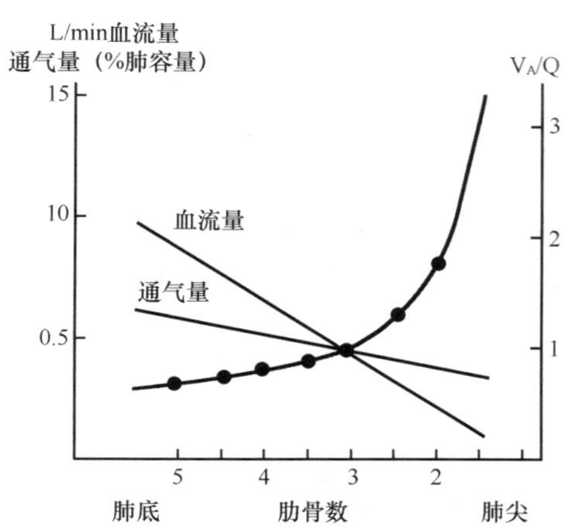

图 5-4 正常成年人直立时肺泡通气量与肺血流量的分布

V_A/Q:通气/血流比值

二、氧气在血液中的运输

血液运输 O_2 有物理溶解和化学结合两种形式。

（一）物理溶解形式

气体在溶液中的溶解量与分压和溶解度成正比，与温度成反比。温度为 38℃时，一个大气压（760mmHg）下，O_2 在 100ml 血液中的溶解量为 2.36ml。按此计算，动脉血 PO_2 为 100mmHg，每 100ml 血溶解的 O_2 量为（2.36×100）/ 760＝0.31ml。安静状态下心输出量为 5L/min，一分钟溶解供 O_2 总量约为 15.5ml（3.1×5L/min）。但是，安静情况下人体耗 O_2 量约为 250ml/min。显而易见，物理溶解不是血液运输 O_2 的主要形式。

（二）化学结合形式

化学结合形式是血液运输氧的主要方式，约占 98.5％，结合的载体是血红蛋白（Hemoglobin，Hb）。每一 Hb 分子由 1 个珠蛋白（2 条 α 和 2 条 β 多肽链）和 4 个血红素组成。每个血红素由 4 个吡咯基组成一个环，中心为一个 Fe^{2+}。每条多肽链与一个血红素相连组成 Hb 的一个亚单位。Hb 是 4 个亚单位构成的四聚体，亚单位之间和亚单位内部由盐键连接。Hb 分子有突出的变构效应，一个 Hb 亚单位同 O_2 结合，其他亚单位更易同 O_2 结合。这是由于一个 Hb 亚单位的 Fe^{2+} 同 O_2 结合后，亚单位间和内部的盐键断裂，Hb 由紧密性（tense form）变成疏松型（relaxed form）。

Hb 与 O_2 结合的化学反应快速、可逆，1 分子 Hb 结合 4 分子 O_2，1gHb 可结合 1.34mlO_2。100ml 血 Hb 所能结合的最大 O_2 量称为 Hb 的氧容量（oxygen capacity），正常约为 20.1ml％。100ml 血 Hb 实际结合 O_2 量称为 Hb 的氧含量（oxygen content）。Hb 氧含量与氧容量的百分比称为 Hb 的氧饱和度（oxygen saturation）。

（三）氧解离曲线及影响因素

氧解离曲线（oxygen dissociation curve）是表示血液 PO_2 与 Hb 氧饱和度的关系曲线。从该曲线可进一步看出 Hb 结合 O_2 的特点与生理意义。曲线呈 S 形，可从三段加以分析（图 5-5）。

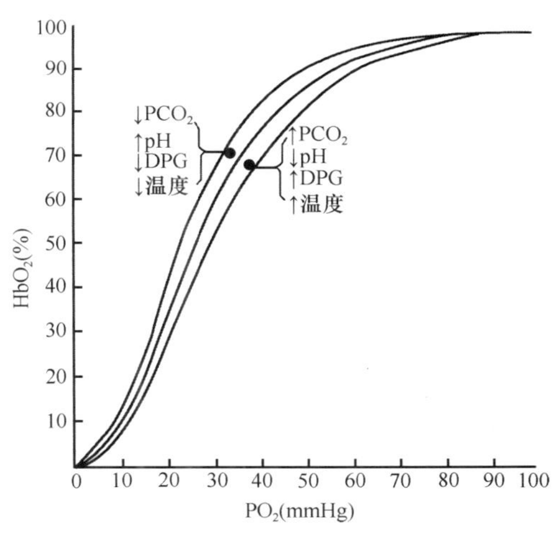

图 5-5　氧解离曲线及其影响因素

曲线上段较平坦，PO_2 在 7.98～13.3kPa（60～100mmHg）间变化，氧饱和度仅变化约 2.9％（94.5％～97.4％）。因此，即使吸入气或肺泡气 PO_2 有所下降（如高原和肺部疾病时），只要 PO_2＞8kPa，O_2 饱和度仍能保持 90％以上，不会发生明显的低氧血症，反映了 Hb 结合 O_2 的能力有较大适应性。

曲线中段较陡，PO_2 在 5.32～7.98kPa（40～60mmHg）间变化，氧饱和度的变化约为 19.5％（75％～94.5％）。安静状态下，混合静脉血的 PO_2 约为 5.32kPa，氧饱和度约为 75％，可见该段是血流经组织时，HbO_2 释放 O_2 的主要部分。

曲线下段最陡，PO_2 在 2～5.33kPa（15～40mmHg）间变化，氧饱和度的变化约 60％（15％～75％），释放 O_2 量是中段的 3 倍。组织活动加强时，混合静脉血的 PO_2 可降低至 2kPa。可见，HbO_2 的 O_2 贮备量很大，组织代谢增强时可释放大量 O_2。

Hb 与 O_2 的结合可受多种因素的影响，氧解离曲线的位置会发生偏移。血液中的 pH、

PCO_2、温度和2,3二磷酸甘油酸(2,3-diphosphoglycerate,2,3-DPG)等对氧解离曲线有显著影响(图5-5)。血液pH降低时,H^+与Hb多肽链某些氨基酸残基结合增多,促进Hb盐键形成,紧密型Hb增多,故Hb氧亲和力下降,氧解离曲线右移。血液PCO_2升高时,血液pH降低,同理,氧解离曲线右移。血液温度升高时,H^+活性增加,H^+与Hb多肽链某些氨基酸残基结合增多,促进Hb盐键形成,紧密型Hb增多,故Hb氧亲和力下降,氧解离曲线右移。无氧酵解产物2,3-DPG增多时,2,3-DPG与Hbβ链结合,促进Hb盐键形成,紧密型Hb增多,故Hb氧亲和力下降,氧解离曲线右移。

第二节　高原低气压和低氧环境对呼吸功能的影响

全世界约有1.4亿人生活在高原,且每年约有4000万人去到高原地区。高原主要指海拔3000米以上的地域,我国海拔3000米以上的高原占全国总面积的1/6。高原特殊环境对人类的影响涉及物理、化学和生态等多种因素,如低气压、低氧、低温、低湿和强热辐射等,其中低气压和低氧是最重要因素。生活在平原的人或动物进入高原后,机体对低氧将产生一系列代偿性反应,称为习服(acclimatization),其中呼吸系统的代偿反应尤其突出和重要。如机体不能适应低氧环境,将发生病理损害,称为高山适应不全或高山病,如高原肺水肿等。

一、高原低气压和低氧环境中呼吸功能的变化

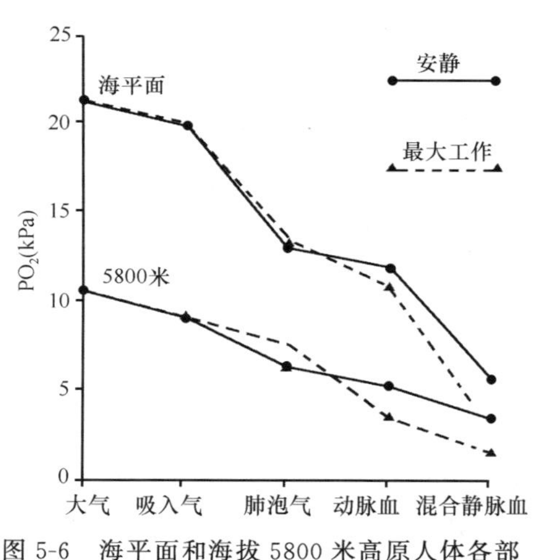

图5-6　海平面和海拔5800米高原人体各部位PO_2水平变化的比较

(参考Mason,2000)

大气压随海拔升高而降低,PO_2也随之降低。大气中PO_2的高低影响机体吸入气、肺泡气、动脉血和混合静脉血中PO_2的水平,正常情况下,机体上述部位的PO_2水平依次降低。比较海平面和海拔5800米高原(气压为海平面的一半)机体各部位PO_2水平的变化,发现在高原时,机体各部位PO_2水平的变化斜率及与海平面的差异逐渐减小(图5-6)。这表明机体呼吸功能对低氧的良好适应,其涉及呼吸系统对低氧的一系列代偿反应。

(一)肺通气的变化

平原人到达高原通常都有呼吸困难的感觉,这是因为高原低氧时,机体需要更高的通气量来缩小肺泡气与大气PO_2水平的差异(图5-6),以保证血液能够获取尽可能多的O_2。平原人进入高原初期,通气量增加的特点与入高原的速度和高度有关。急速入高原(数小时内),在海拔1000~3000米的高原,4天后通气量才明显增加;而在海拔3000米以上的高原,通气量即刻增加,早期以呼吸频率增加为主,后期以潮气量增加为主。缓慢入高原,在海拔4000米以下,主要是潮气量增加,而在海拔4000米以上,呼吸频率和潮气量同时增加。当平原人久居高原后,通气量可比平原值大,但已较初入平原时小。上述低氧通气反应(hypoxic ventilatory response,HVR)是机体高原低氧适应的最重要方面。如果一个登山者站在世界最高峰——珠穆朗玛峰之巅而保持海平面时的通气量,他的肺泡气和动脉血中的PO_2水平将降低至0。

HVR的主要机制是低氧刺激机体外周化学感受器反射性引起呼吸频率和深度的增加,其中颈动脉体化学感受器起主要作用。在海拔3000米以下的高原,通气量增加不是很明显,因为低氧可使脑血流量增加,脑脊液 PCO_2 降低、pH升高,再通过延髓中枢化学感受器对肺通气产生抑制效应。在海拔3000米以上的高原,当HVR的效应超过上述抑制效应时,通气量才发生显著增加。

正常情况下 PCO_2 是机体呼吸的生理性刺激,过度通气使血 PCO_2 过低和脑脊液pH过高将导致呼吸暂停。高原低氧情况下的过度通气同样有可能成为HVR的刹车。但这种情况并未发生,说明机体存在其他对抗机制。通过肾脏清除血中 HCO_3^- 可纠正脑脊液pH过高,但这种效应弱、且发生缓慢。缺 O_2 时,机体无氧酵解加强,乳酸产量增加,也可纠正脑脊液pH过高。此外,呼吸中枢对 CO_2 的敏感性增加对维持HVR也起一定的作用。而低氧时颈动脉体化学感受器对低氧的敏感性增加是机体维持HVR的主要机制,习服个体HVR与颈动脉体化学感受器传入神经放电频率正相关是有力证明。颈动脉体化学感受器的这种低氧适应涉及感受器细胞数量、递质释放和胞膜离子通道分布密度的变化等。平原人在慢性缺氧条件下,颈动脉体可明显增大。

生活在南美洲安第斯山脉(世界三大高原之一)的土著人的颈动脉体远大于生活在秘鲁海边的居民。世居高原人胸廓容积较大,如我国汉族人胸廓接近椭圆形,而我国藏族人的胸廓接近圆形;生活在高原的玻利维亚人的胸廓前后径较生活在利马平原的人明显增大。这是世居高原人潮气量增大的重要结构基础。但上述变化已超出机体习服(代偿反应)的范围,而是使机体的生存能在高原达到最佳境地的遗传性的适应性变化。

(二)肺换气和组织换气的变化

高原习服机体尽管吸入气和肺泡气中的 PO_2 较平原低,但肺泡气-动脉血 PO_2 的差值与平原时接近(图5-6),这说明 O_2 通过呼吸膜的扩散增加,以使血液获得尽可能多的 O_2。

PO_2 差是影响 O_2 扩散通过呼吸膜的决定性因素,前述HVR使肺泡气的 PO_2 尽可能提高是促进 O_2 进入血液的重要前提。低气压性低氧环境,肺组织保持在较高的膨胀状态,肺的表面积增大,呼吸膜面积增大,从而促进 O_2 扩散入血。低气压性低氧可引起肺血管的收缩,这是与缺氧程度密切相关的肺动脉高压的成因。低氧性肺血管收缩(hypoxic pulmonary vasoconstriction,HPVC)的形成与肺血管内皮细胞释放的血管活性介质有关,特别是内皮衍生血管舒张因子——一氧化氮(NO)和强缩血管物质——内皮素释放异常及其它们之间的失衡起十分重要作用。正常低地居民动脉血 PO_2 降低至10kPa(相当于在海拔2000米的高原)时可出现HPVC,特别是运动时HPVC更明显,在极度高原运动时,肺动脉压可高达55~60mmHg。平原人入高原的急性低氧期间,吸 O_2 可使静息肺动脉压恢复至海平面值,但一旦习服发生(入高原3周后),吸 O_2 却很难使静息肺动脉压恢复至海平面值,这说明在这短暂的时间内肺动脉的结构已发生变化,如肺动脉壁中层的过度增生或肌样化。低氧性肺动脉压升高使肺血流灌注增加,通气较好的肺尖部可获得更多血流,从而改善肺部的通气/血流比值,更适宜的通气/血流比值无疑是低氧环境下提高 O_2 通过呼吸膜的扩散量的又一重要因素。

世居高原居民的胸廓容积大,肺功能余气量增大,呼吸周期中的肺泡 PO_2 变化幅度减小,有利 O_2 通过呼吸膜扩散。肺毛细血管数量增多也是他们呼吸膜 O_2 扩散量显著增加的重要基础。

尽管高原习服机体动脉血和混合静脉血中 PO_2 均较平原时低，但动脉血与混合静脉血 PO_2 差值却较平原时小（图 5-6），这说明组织换气增强。高原低氧刺激可使组织毛细血管数量增加，O_2 扩散距离缩短和扩散面积增大，从而使血中 O_2 扩散入组织细胞增多。此外，低氧可使组织毛细血管扩张，组织血流量和供 O_2 量增多，这也使血中 O_2 扩散入组织细胞增多。

（三）血液运输气体的变化

当平原人进入高原后，低氧可刺激肾脏和肝脏生成促红细胞生成素来促进红细胞（RBC）和血红蛋白（Hb）的生成。低氧性促红细胞生成素增多的反应很迅速，平原人入高原后 2 小时就可检测到血中 Hb 浓度的升高，2 天后 Hb 浓度到达峰值；如停留同一海拔高度 3 周后，Hb 浓度可恢复至海平面值，但促红细胞生成素仍持续高于基础水平；如继续登上更高海拔的高原，加重的缺氧可刺激促红细胞生成素产量的进一增加，6 周后促红细胞生成素、RBC 和 Hb 还在继续增多，由于同时有血浆容量的增加，Hb 浓度稳定在一个较高水平。就任何血氧饱和度来说，血中 Hb 浓度的增加都可提高动脉血氧含量和运氧量。因此，一个好的高原习服者在海拔 5500 米的高原时，他的动脉血氧含量和运氧量可与海平面时相当。

高原低氧性 RBC 增多可增加血液黏滞性和血流阻力，使组织血流量和供氧量减少。但与此同时，血浆纤维蛋白原浓度降低、RBC 变形性增强和 RBC 聚集性下降可缓解 RBC 增多所带来的这一问题，以维持组织细胞的供氧量。

高原低氧性过度通气可引起呼吸性碱中毒，血 PCO_2 降低和 pH 升高使氧解离曲线左移。虽然通过肾脏排除 HCO_3^- 的纠正机制可使血 pH 向正常值回降，但血 pH 很少能恢复正常。氧解离曲线左移意味着 Hb 的氧亲和力增加，有利肺泡毛细血管中的血液摄取更多的 O_2。在极度高原的迁徙鸟类（如西藏高原的斑头雁）具有左移的氧解离曲线，这是它们能飞越极度高原的重要条件之一。

高原动物血液运氧能力的提高还与 Hb 结构变化有关。高原牦牛 Hb 的高氧亲和力是由于 β 链 135 位的丙氨酸被缬氨酸取代。南美洲安第斯山脉野生红褐色美洲驼和南美羊驼 Hb 的高氧亲和力归因于天冬酰胺取代了 β_2 链上的组氨酸。

（四）细胞氧化代谢的变化

虽然上述肺通气、肺换气、组织换气和血液运氧的高原低氧性代偿反应等对提高组织细胞的氧供有重要意义，但组织细胞的供氧量最终还是不足。因此，作为机体最终耗氧过程的细胞氧化代谢也发生低氧性变化，以尽可能维持组织细胞的正常功能活动。高原低氧可使细胞氧化代谢的主要场所——线粒体的数量增多，并通过增加呼吸酶的活性来促进线粒体的氧化能力。活性增加的呼吸酶有琥珀酸脱氢酶、细胞色素氧化酶和脱氢酶等。线粒体呼吸链的电子传递依靠基本源于三羧酸循环的氢原子，低氧刺激可提高三羧酸循环重要酶——柠檬酸合成酶等的活性，从而促进线粒体的氧化。此外，无论是人或动物由平原进入高原，组织和血液中乳酸含量明显增多，说明机体无氧酵解增加，这也是组织细胞的低氧性代偿反应。且无氧酵解产物 2，3- DPG 增多使氧解离曲线右移，Hb 与 O_2 的亲和力降低，有利于组织血释放更多 O_2 供组织细胞利用。

二、高原肺水肿

高原肺水肿（high altitude pulmonary edema，HAPE）是机体不适应高原低氧环境的一种急性高原特发病。发病多在入高原后12～72小时。多见于初入高原的平原人，也可发生在进入更高海拔的高原居民。有个体易感性，可能与遗传因素有关。HAPE的主要病理特征是肺动脉高压，肺组织循环血量增多，从而造成肺毛细血管内皮细胞和肺泡上皮细胞受损，液体从肺毛细血管大量渗漏至肺间质或肺泡，同时肺泡液体的主动清除功能障碍，肺组织发生严重水肿。

高原低气压性低氧是HAPE的启动因素，也是最根本因素。缺氧性肺动脉高压在其发病中起关键作用，缺氧性肺血管收缩和肺血管重塑是肺动脉高压发生和发展的两个主要因素。缺氧性肺血管收缩的形成涉及复杂的神经体液机制。急性缺氧时交感神经系统兴奋，去甲肾上腺素和肾上腺素释放增多，肺血管收缩反应加强。缺氧直接作用肺血管平滑肌细胞，使胞膜上K^+通道关闭而去极化，同时使胞膜上Ca^{2+}通道打开、胞外Ca^{2+}大量内流，两种作用均使肺血管平滑肌收缩增强。缺氧可引起肺血管内皮细胞受损和功能紊乱，内皮细胞舒血管物质和缩血管物质的释放失衡在缺氧性肺血管收缩反应中起十分重要的作用。低氧使肺血管内皮衍生舒张因子(NO)释放减少，而具有很强缩血管作用的内皮素-1合成和释放增多，从而使肺血管平滑肌收缩显著加强。研究表明，NO对肺血管有选择性舒张作用，吸入NO对HAPE有显著疗效；入高原人群血浆内皮素-1水平明显升高，且与动脉血氧饱和度成反变关系，而与肺动脉收缩压成正变关系。肺血管重塑也与肺血管内皮受损所释放的多种血管活性物质有关，如内皮素-1可刺激肺血管壁平滑肌增殖。肺血管持续性收缩增强可导致肺血管平滑肌增殖和肌化，使血管壁增厚、管腔狭窄。肺血管重塑使肺血管血流阻力增大，肺动脉压进一步升高，肺血管内皮受损加重，机械性肺血管平滑肌增殖和肌化加剧，肺血管重塑进一步恶化，形成恶性循环。

适应性锻炼是公认的预防HAPE的好方法。体育锻炼可加强心肺功能，提高机体摄取、运输和利用O_2的能力，从而促进机体的高原习服。阶梯性登高是预防HAPE的最好方法，即平原人先在较低海拔高原停留一段时间，然后再登上较高海拔的高原停留一段时间，最后再登上预定的海拔高度。

第三节　环境因素对呼吸系统的损害

呼吸系统是机体与外环境直接接触的主要界面之一。呼吸系统暴露于外环境的面积非常大，成年人呼吸系统的表面积接近$100m^2$，与大气环境气体交换的量巨大，以保证机体新陈代谢所需。呼吸系统无疑是大气环境中大量有害颗粒物质和气体入侵机体的主要途径。当它们的毒性作用超过机体的防御功能时，呼吸系统的结构与功能将受到损害。因此，绝大多数呼吸系统疾病的发生和发展与人类的环境因素有更为密切的关系。而当今人类的呼吸系统比以往任何时候都面临环境因素的更大威胁，造成环境污染日益严重的因素是多方面的，如工业现代化和居住城市化的急剧发展、新兴产业和职业的数量剧增、不良生活方式增多(吸烟与吸毒)和居住环境的巨变(室内装修与空调)等。我国自20世纪90年代后，支气管哮喘、慢性阻塞性肺病和肺癌的发病率逐渐升高，肺部疾病的死亡率高居首位，这无不与上述造成环境污染日益严重的因素有关。

一、危害呼吸系统的环境因素

大气环境中对呼吸系统构成毒性作用的物质种类很多、来源十分复杂(表5-1，表5-2)。

现就易被人们所忽视的非职业性环境因素作一分析。

表 5-1　环境性肺病的致病因素

类型	举例
无机尘埃	
硅石	
晶体	石英、磷石英
非晶体	硅藻土、硅胶
硅酸盐	
纤维体	石棉、硅线石、滑石、丝云母
其他	云母、漂白土、瓷土、水泥
碳	煤、石墨、黑烟末、煤烟、木炭
生物尘埃	
植物	发霉干草、蘑菇状堆肥、甘蔗渣、枫木皮、麦芽、谷类象鼻虫、软木塞、茅草屋顶、棉花、亚麻织品、大麻、黄麻、剑麻
动物	鸽子、鹦鹉、母鸡来源
有毒化学物质	
刺激性气体	氧化氮、二氧化硫、氨水、臭氧、光气、四氯化碳、氯化氢、三氯硝基甲、烟草烟
金属	铍、水银、镉、铂、锌、钒、镍、铁
塑料	聚四氟乙烯、甲苯二异氰酸酯
气性浮质	矿物油、硫酸铜、切削油
呼吸传染物	
细菌	肺结核(矿工、护士和病理工作者易感)
	炭疽热(羊毛、马海毛和羊驼毛制品工人易感)
病毒	鹦鹉热(宠物店、鸽子来源)、天花
真菌	组织胞浆菌病(家禽、鸽子、八哥来源)
	隐球菌病(鸽子来源)
致癌物	砒霜、钴、镍、赤铁矿、铀、异丙油、铬酸盐、石棉、其他硅酸盐
消费品	定发剂、除臭剂、涂料、杀虫剂
烟制品	香烟、雪茄、大麻

(参考 Brain,1977)

表 5-2　与呼吸系统疾病有关的室外空气污染物及来源

污染物	来源
颗粒	交通工具、工业、土壤、尘土、海洋喷溅
二氧化硫	发电、工业
二氧化氮	交通工具
臭氧	交通工具
苯	交通工具、染料、工业
1-3 丁二烯	交通工具、工业
多环芳烃	交通工具、工业

(参考 Kurmi,2007)

（一）室外空气污染物

室外空气污染物是最重要的非职业性环境污染源。颗粒物、臭氧和二氧化氮是室外空气污染物的最重要成分(表 5-2)。室外空气污染物严重威胁人类健康的重大事件还记忆犹新，如 1952 年英国伦敦雾事件至少造成 4000 人的死亡。非交通或工业来源的室外空气污染也是引起肺部疾病的重要因素，如印度尼西亚和马来西亚森林大火使当地土著居民呼吸系统的发病率大幅上升；又如美国 9.11 事件中的消防员出现反应性呼吸道功能异常综合征。

（二）室内空气污染

室内空气污染有烟草烟尘、过敏原、挥发性有机化合物、氡、清洁剂和植物能源烟等。烟草烟尘是发达国家最主要的室内空气污染物，其含有 4000 多种化学物质，具有从致炎到致癌作用等一系列潜在毒性。甲醛是室内挥发性有机化合物的最常见者，过多吸入可增加肺癌发病的危险性，它已被国际癌症研究署列为Ⅰ类致癌物。室内氡源自装修用的各类天然石，特别是花岗岩，它们与肺癌的发病有关。清洁剂接触是慢性呼吸道炎症发生和发展的重要因素之一。全球约 20 亿～30 亿的人依靠传统的植物燃料(木材、木炭、动物粪便和农作物废料)和煤生活，植物能源烟接触与呼吸道感染和呼吸道疾病的恶化有关，这是尼泊尔山区成为慢性支气管炎高发地区的重要原因。

（三）气候变化

气候变化已成为全球疾病负担加重的因素之一，对呼吸系统健康也有重要影响。对许多支气管哮喘患者来说，寒流侵袭时的冷空气是气道痉挛的强促进剂，特别是在运动时，寒冷天气时避免运动已是患者们的常识。十几年前巴黎和希腊的热浪侵袭曾使当地 40 岁以上的心肺疾病患者的死亡率大幅上升。

气源性过敏原的水平与降雨有关。1983 年在英国伯明翰首先发现了雷暴性哮喘病。该病与花草过敏反应有关，降雨使新释放的花粉尘粒发生渗透性破裂而释放出更小的亚微米的过敏粒子，虽然花粉尘粒的总量减少，但过敏原的总水平升高，从而引发雷暴性哮喘的发作。

（四）高气压对呼吸系统的影响

在高气压条件下对呼吸频率、胸廓运动、呼吸气量、通气功能、肺泡气体成分等发生几方面的影响，现分述如下：

1. 呼吸频率降低

在高气压环境中，呼吸频率减低。1～4 个大气压下，随着压力的升高，呼吸逐渐减慢，在 6～8 个大气压下，处于安静状态时，呼吸频率可以减少到每分钟 10～12 次，一般认为呼吸的变慢是源于呼吸道、肺脏和血管化学感受器抑制性反射作用的结果。通常在常压状态下血液中一定的氧含量经常维持着化学感受器的紧张性活动。当吸入气中氧分压增高时，成为劣性刺激，化学感受器活动受抑制，发放冲动减少或消失，呼吸中枢得不到适当的刺激，以致出现呼吸变慢。

2. 呼吸运动的幅度和阻力增大

在高气压下，呼吸加深，呼吸阻力加大，而且呼吸阻力比吸气阻力大得多。呼吸阻力增加的原因，主要是高气压条件下气体密度增加的缘故。至于高气压条件下呼气阻力比吸气阻力大的原因，可能是因为肺脏的弹性回缩力和其他回位力量(胸壁的惰性和腹腔压力等)

不能克服高密度气体的阻力，以致呼吸由常压下的被动式转为主动式的关系。

3. 呼吸气量的变化

在高气压条件下，呼吸运动加大，因此引起潮气量加大。在高气压下，腹腔内胃肠道中的气体受压缩，膈肌下降，于是胸腔上下径扩大，因而肺容积增加，呼吸气量增多。

4. 肺通气功能的变化

在高气压条件肺的通气功能主要反映在每分通气量和肺泡通气量方面：

(1) 每分通气量降低(换气率下降)：每分通气量为呼吸频率与潮气量的乘积。但高气压条件下潮气量是增加的，所以每分通气量的减少主要是由于呼吸频率的减慢所致。

(2) 肺泡通气量增加：因为在高气压条件下呼吸加深，潮气量增加，“死腔”相对地缩小，因而肺泡通气量增加。肺泡通气量增加，使吸入气中氧分压增高，有利于肺泡与肺毛细血管之间气体交换。

5. 肺泡气体成分的变化

一般在安静条件下，同一个体内肺泡气体成分的浓度是恒定的，这是维持肺脏进行气体交换的基本条件。在不同气压下，肺泡中二氧化碳分压基本上维持在恒定的范围内，但二氧化碳的百分比却随气压的升高而相应地减少(表 5-3)。

表 5-3 在不同条件下，肺泡中二氧化碳的百分比及分压的变化

大气压力(毫米汞柱)	肺泡中 CO_2 的百分比	肺泡中 CO_2 的分压(毫米汞柱)
760	5.0	36.6
1540	2.5	37.5
2310	1.8	40.7
3090	1.2	36.5
3860	0.95	36.2
4640	0.75	34.4

如果吸入气中 CO_2 含量逐渐增加，超过了机体所能调节的生理限度，肺泡中的 CO_2 分压也将相应地增加，于是就可能产生“CO_2 中毒”现象。

6. 屏气能力增加

人处在高气压条件下，屏气能力增加。一般在 6 个大气压下，所有被试者的屏气能力都明显的增加。从常压下的平均 91 秒，可增至平均 216 秒。屏气能力的增加是由于高气压肺泡中氧分压增加，以及血液中氧含量增加的缘故。

(五) 烟尘对呼吸系统的影响

烟是指燃烧不完全的直径小于 1μm 的碳粒，尘指直径大于 1μm 的碳粒。烟尘颗粒的直径波动在 0.01～1000μm 之间，粒径大于 10μm 者，因其自身重力作用降落到地面上的称降尘，粒径小于 10μm 的称为飘尘，能长时间地浮游在空中。

人为的烟尘污染主要来自钢铁厂、有色金属冶炼厂、火力发电厂、水泥厂和石油化工厂等燃料和工业生产过程，此外还有交通运输、垃圾焚烧、森林火灾、住宅取暖，以及沙尘暴等。

直径 0.01～5μm 的飘尘对人体呼吸功能危害最大，它可以进入呼吸道深部，沉积在肺泡壁，引起慢性阻塞性肺部病患(图 5-7)。慢性阻塞性肺功能障碍可形成慢性支气管炎、支气管哮喘、肺气肿和肺纤维性变性等。

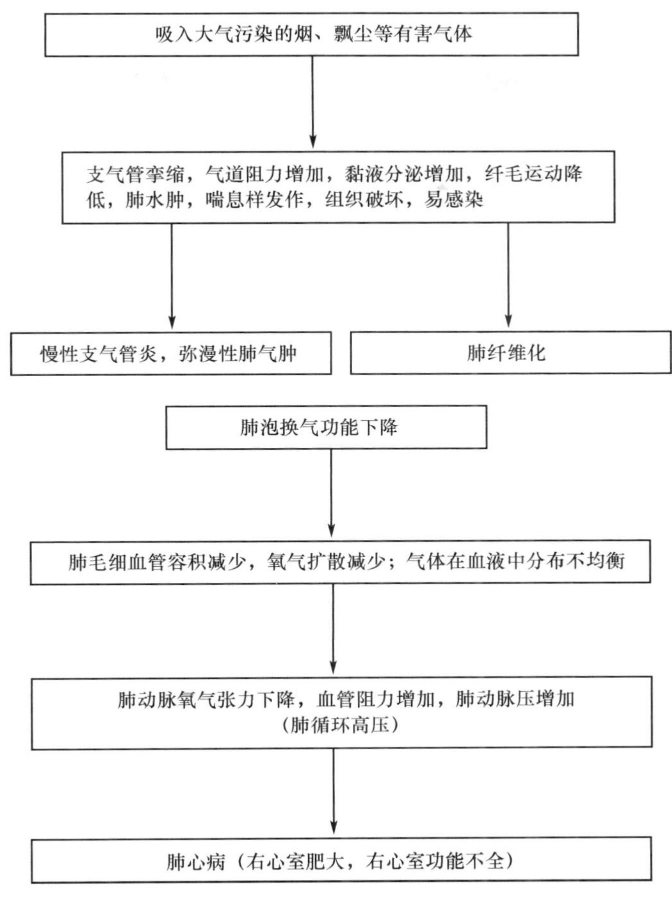

图 5-7 烟尘所致慢性阻塞性肺部疾患的发展过程

由于肺深部的呼吸细支气管、肺泡和肺泡壁没有清除颗粒的黏液层和纤维层，所以在微粒长期作用下，肺泡壁受到腐蚀损害，致使纤维断裂而发生弥漫性肺气肿，并有肺纤维增生而导致肺纤维性变。病人由于对感染的抵抗力下降而并发支气管炎。因为肺气肿而有大量的肺泡受损害，使氧在肺泡内失去弥散的交换功能，引起低氧性血症，肺泡壁纤维增生，变性，损害了肺泡壁上的微细血管，导致小动脉和小静脉官腔狭窄阻塞导致肺部血管阻力增加，致使肺动脉压升高，进而引起右心室肥大，最终导致肺性高压和肺心病。

此外飘尘能吸附 SO_2 进入肺部，增强飘尘的毒性作用。飘尘能吸收 315～290nm 的太阳紫外线，又是水蒸气发生凝结的核心，当大气受飘尘污染严重时，往往易形成雾，使阴天日数增多。紫外线不足时，儿童易患佝偻病。飘尘中含有多芳烷等致癌物，使肺癌发生率增高。飘尘污染严重的地区，居民的肺功能下降，气道阻力增加，表现有肺活量减少和呼气时间延长等。

二、环境因素损害呼吸系统的机制

由于正常人约有两亿肺泡，呼吸膜总扩散面积可达 $100m^2$，安静状态下，用于气体交换的呼吸膜面积约 40m^2，可见呼吸膜的贮备很大。因此环境性肺部疾病的特点之一是早期和轻度患者常不易被察觉，具有较高的隐蔽性。正常人静息每分通气量为 6～9L，一天吸入气体总量 8000～12000L，吸入气中的颗粒物质浓度可高达每立方厘米 100000 个以上，一天吸入总量可超过 10^{12} 个。由此看来，长期生物进化的结果是呼吸系统一方面是高效率的气体交换器官，而另一方面它又必须是对抗有害环境因素的优良屏障。但长期和或过量接触有害环境因素，呼吸系统将终因屏障失守或免疫反应过度而发生损害。可见环境性肺部疾病的另一特点是渐进性和累积性。此外，当环境性因素对呼吸系统的损害累积至一定量时将发生质的变化，呼吸系统出现不可逆的损害，如肺气肿、肺纤维化和肺癌等。环境因素损害呼吸系统的机制很复杂，现从以下几方面加以详细分析。

（一）呼吸系统防御屏障的反应

呼吸道黏液-纤毛清洁系统和肺组织巨嗜细胞系统在呼吸系统防御屏障功能方面发挥重要作用，与环境性肺组织损伤密切相关。

1. 呼吸道黏液-纤毛清洁系统异常

正常呼吸道黏膜上皮组织中有大量分泌黏液的杯状细胞，黏液分泌总量可达每天 100ml 以上，其重要功能之一是吸收、溶解和捕获吸入气中的颗粒物质等。呼吸道黏膜上皮组织中还有大量柱状纤毛细胞，每个细胞顶端约有 250 根纤毛，它们的摆动速度可达每秒 20 次，且所有纤毛在每一瞬间作同方向的逆向运动，以推动黏液吸附的颗粒物质等逆向运行。黏液-纤毛清洁系统可将呼吸道捕获的吸入气中的颗粒物质等在 1～6 小时内排出体外。

长期接触过量的吸入性环境污染物可造成黏液-纤毛清洁系统的损害。纤毛受损可表现在多方面，如纤毛摆动频率异常，纤毛每次摆动的幅度、时程和方式异常，纤毛长度缩短，纤毛区域与非纤毛区域的面积比率下降等，严重时发生纤毛或纤毛细胞脱落而丧失清洁功能。有害环境因素对黏液特性的影响尤为重要，如黏液成分改变、黏液厚度增加和黏液黏度增加可导致纤毛运动障碍，清洁功能下降。因此，吸入性环境污染物在肺组织的沉积量增多，慢性刺激可引发肺组织的病理改变。

2. 肺组织巨噬细胞系统的反应

肺泡表面的巨噬细胞负责肺泡表面的清洁和无菌。同机体其他部位的巨噬细胞一样，肺泡巨噬细胞含有大量溶酶体，包裹有多种水解酶，如蛋白酶、DNA 酶、核糖核酸酶和酸性磷酸酶等，通过这些酶杀死和消化被吞噬的细菌等。肺泡巨噬细胞还能吞噬无活性的非溶解性吸入颗粒，防止它们穿透肺泡上皮，并加速肺泡-气管传送系统对其的清除作用。满载吸入性颗粒的肺泡巨噬细胞不能再进入肺泡壁，只有未被吞噬的颗粒可穿透肺泡壁。可见，肺泡巨噬细胞的吞噬作用在防止吸入性颗粒进入特定肺组织方面起重要作用。

虽然肺泡巨噬细胞对肺屏障功能来说是必不可少的，但其正常功能活动也可引起肺组织受损。由于被吞噬的吸入性毒性、放射性或致癌性颗粒在肺泡巨噬细胞中浓缩，某些局部肺组织因高剂量接触上述有害颗粒而成为病理损害发生的高危区域。特别是长期过量吸入这些有害颗粒可加速累积量达阈值，这些肺组织高危区将发生实质性病理损害。石棉和硅是纤维性颗粒，被肺泡巨噬细胞吞噬后使后者释放多种介质，它们刺激纤维原细胞产生胶原蛋白，从而引起肺纤维化的发生。此外，石棉和硅颗粒对肺泡巨噬细胞有毒性作用，它们通过与吞噬细胞质膜的相互作用，在几分钟内引起吞噬细胞溶解；如果它们被肺泡巨噬细胞吞噬，几小时后这些细胞的次级溶酶体破裂，水解酶释放入胞浆而造成细胞损害；死亡后的肺泡巨噬细胞刺激肺组织成纤维细胞增殖，使该局部肺组织成为肺纤维化的焦点。

（二）过敏反应

有机尘埃、抗原和霉菌等吸入肺后可引发支气管和肺泡组织的免疫反应，以Ⅰ型过敏反应和Ⅲ型过敏反应最常见。Ⅰ型过敏反应又称速发性过敏反应，在支气管哮喘发病中起重要作用。首先，吸入物诱导呼吸道浆细胞产生相应抗体（IgE），并附着于支气管黏膜下的小血管周围的肥大细胞上。当再次接触同类吸入物后，它们与肥大细胞表面的抗体结合，触发肥大细胞释放组织胺、过敏性慢反应性物质、缓激肽和嗜酸性粒细胞趋化因子等，从而使肺血管扩张与通透性增加、气道平滑肌收缩和嗜酸性粒细胞聚集等，并最终引起以气道平滑肌痉挛和黏膜水肿为特征的支气管哮喘的发作。Ⅲ型过敏反应的特征是有补体参与，在补体介导下，抗原与抗体形成复合物，并沉积于肺毛细血管基底膜上，从而引起肺组织损害。

（三）炎症反应

呼吸系统生来就有对抗各种吸入性有害物的攻击而又不引起瀑布样炎性连锁反应的能力，并在需要时产生适当的炎症反应以对抗严重的吸入性感染的侵袭。肺组织炎症控制与炎症放大机制之间的精细平衡是正常肺组织稳态的关键因素。吸入性有害环境因子可通过影响炎症信号分子的合成与释放等来打破这种平衡关系，从而引起肺部疾病。如呼吸道有痛觉神经纤维支配，吸入臭氧、过敏原、烟草烟和挥发性有机化合物等可直接或间接刺激这些神经末梢，使它们释放速激肽（P 物质、神经激肽 A 和神经激肽 B 等）。这些肽类信号分子与神经激肽受体结合，促进肺组织微血管渗漏、气道平滑肌收缩、气道黏膜黏液分泌和炎症细胞激活等，引起炎症反应过度而导致肺组织损害。

肺泡表面活性物质不仅能降低肺泡表面张力，还是肺自主防御的重要参与者。其两个重要成员—SP-A 和 SP-D 通过控制炎症反应参与天然免疫。吸入性氧化物（臭氧和一氧化氮）可损害肺泡表面活性物质的功能，也可使肺组织炎症反应失衡而造成肺组织损害。

（四）肺结缔组织受损

肺结缔组织中的大量弹性纤维是肺组织不可缺少的构筑成分，对维持肺泡、气道和血管的稳定性至关重要，并对限制肺的过度扩张和促进肺的弹性回缩起重要作用。长期接触超量的吸入性有害物（如石棉、铍尘和铍化合物等），肺泡巨噬细胞因大量吞噬这些有毒物质而死亡，细胞浆溶酶体破裂，释放出的大量溶酶体酶（特别是蛋白水解酶）分解弹性纤维蛋白而使肺泡壁溶解，肺泡发生消失和融合，这是慢性肺气肿病的典型病理改变。

（五）致癌作用

慢性阻塞性肺病、支气管哮喘和支气管肺癌的发病率还在直线上升，特别是支气管肺癌。环境污染的日趋严重是这种流行病学改变的主要原因，长期吸入有害环境物引发肺组织肿瘤的问题日益严重。吸烟已被确认为是肺癌的主要病因，其他环境因素，特别是吸入性工业性颗粒物质也有致肺癌作用。石棉沉积症与支气管原发性肺癌和胸膜间皮瘤密切相关。石棉和吸烟有协同作用，大大提高肺癌发生的危险性。吸入多环芳香烃、放射性同位素、铬酸盐和镍化合物等也增加肺癌发生的危险性。

吸入性有害物质的致癌作用是一个慢性积累过程。呼吸道黏膜上皮细胞滑面内质网中含有丰富的细胞色素 P-450 混合功能氧化酶系，它们对入胞的吸入性致癌物进行氧化和水解代谢，形成“终致癌物”，并透过核膜与 DNA 结合而诱发“基因突变”。当继续长时间接触吸入性致癌物，这些“基因突变”细胞最终将转变为癌细胞。

（六）基因-环境因素共同作用

环境因素在肺部疾病的发病中起重要作用已是不容置疑的事实。然而，不是每个面对相同环境因素的人都发生疾病。很多肺部疾病的基因基础已得到证实，环境性肺病的许多候选易感基因已被确定。但拥有基因易感多态性的个体也并不一定发病。很多肺部疾病的病因至今难以确定，这主要是因为其涉及基因-环境因素的复杂共同作用。因此，基因-环境因素共同作用在肺部疾病发病中的重要性日益受重视。

吸烟是慢性阻塞性肺病的最危险因素，大部分患者都吸烟，但只有15％～20％的吸烟者发生慢性阻塞性肺病。该病是基因-环境因素共同作用诱发肺部疾病的典型例子。支气管哮喘是另一典型例子，遗传性过敏症是哮喘发病的最危险因素，吸入臭氧等氧化物和吸烟与其发病有关。谷胱甘肽是机体的一个重要的抗氧化剂，谷胱甘肽S转移酶（glutathione S-transferase，GST）是抗氧化应激细胞保护过程中的一个重要成员。谷胱甘肽S转移酶M_1是GST家族的成员之一，由$GSTM_1$基因编码，通常发生无效等位基因（$GSTM_0$）而导致无酶蛋白表达，使细胞抗氧化能力下降。谷胱甘肽S转移酶活性是臭氧诱发哮喘发作严重程度的决定性因素。吸烟可使肺组织活性氧产生增多。母亲怀孕期吸烟的$GSTM_0$基因儿童，哮喘发病年龄提前，且多出现持续性哮喘发作，但母亲怀孕期吸烟的$GSTM_1$基因儿童无此问题，母亲怀孕期不吸烟的$GSTM_0$基因儿童也不发生该问题。

（何斯纯　王子栋）

参 考 文 献

陈成忠，于洪芹．2007. 高原哺乳动物对低氧环境的适应．生物学教学，32(4)：2-4

何权瀛．2000. 21世纪我国的呼吸病学将面临严峻的挑战．中华医学杂志，80(2)：89-90

李庆芬．1991. 人与动物的呼吸系统对高海拔低氧的适应．生物学通报，10：19-20

卢纯惠．1981. 环境污染对呼吸系统的危害．环境保护，3：20-21

吴天一．2006. 高原低氧环境对人类的挑战．医学研究杂志，35(10)：1-3

肖和平．1990. 高原人呼吸系统功能和结构的演变．西藏医药杂志，11(1)：19-22

姚泰．2003. 生理学．(第6版). 北京：人民卫生出版社

赵贵锋，葛德元．2008. 高原肺水肿研究进展．心血管病学进展，29(5)：757-760

Brain JD. 1977. The respiratory tract and the environment. Environ Health Perspect，20：113-126

James DC，Arnold RB，George M，et al. 2003. The report of workshop on lung disease and the environment：Where do we go from here? . Am J Respir Crit Care Med，168：250-254

Kleeberger SR，Peden D. 2005. Gene-environment interactions in asthma and other respiratory diseases. Annu Rev Med，56：383-400

Kurmi OP，Ayres JG. 2007. The non-occupational environment and the lung：opportunities for intervention. Chron Respi Dis，4：227-236

Mason NP. 2000. The physiology of high altitude：an introduction to the cardio-respiratory changes occurring on ascent to altitude. Curr Anaesth Crit Care，11：34-41

Tansey EA. 2008. Teaching the physiology of adaptation to hypoxic stress with the aid of a classic paper on high altitude by Houston and Riley. Advan Physiol Edu，32(1)：11-17

第六章　代谢与能量供应

新陈代谢(metabolism)是生命活动的基本特征之一,泛指机体内所有的化学和能量转化过程,包括物质代谢和能量代谢两个方面。物质代谢包括合成代谢和分解代谢。合成代谢是指生物体消耗能量将小分子物质(如从外界摄取的营养物质)合成大分子有机物的过程,促进机体的生长和更新;分解代谢是指将大分子的有机物分解成小分子并释放出能量供机体利用的过程。能量代谢是指生物体内伴随物质代谢过程而产生的能量的储存、释放、转移和利用的过程。物质代谢和能量代谢是新陈代谢的两个不可分割的方面。在物质合成代谢过程中,伴随着能量的储存,而物质分解代谢过程中伴随着能量的释放。

第一节　能量的来源与转化

人体通过饮食而获取能量,食物中的糖、蛋白、脂肪在分解代谢过程中所释放的能量60%以热能的形式释放,用于维持体温。营养物质分解产生的能量约40%被转移到ATP的高能磷酸键中储存。所有代谢释放的能量最终都转变为热能。细胞功能活动的能量来源于其获取和利用有机分子(如最终来源于食物的糖、脂肪和蛋白质等)中所蕴藏的能量,然而,细胞不能直接利用这些物质分解时所释放出的能量去完成各种生理活动。细胞所需的能量实际上由三磷酸腺苷(adenosine triphosphate,ATP)直接提供,ATP是细胞的直接供能物质,肌肉收缩、神经兴奋传导、腺体分泌、细胞渗透压、离子浓度维持等各种生理活动以及物质的合成代谢都依赖于ATP直接供能。ATP也是最重要的储能物质。机体的代谢率和ATP的生成受包括环境在内的多种因素的影响。

一、三磷酸腺苷

ATP是一种高能化合物,由一个碱基(腺嘌呤,adenine)、一个五碳糖(核糖,ribose)和三个磷酸基团 (phosphate groups) 所构成,含有两个高能磷酸键。当高能磷酸键水解时释放出大量的自由能。在正常的生理条件下,1摩尔(mol)ATP分解成ADP(二磷酸腺苷)和磷酸时,可释放出51.6kJ或约12kcal的能量。ATP的合成和分解是能量转换和利用的关键环节。体内ATP的生成有两种方式,即氧化磷酸化和底物水平磷酸化。氧化磷酸化是体内生成ATP的主要方式。在这个过程中,代谢物脱下的氢经电子传递链交给氧生成水的同时释放大量的能量,并偶联ADP磷酸化生成ATP。底物水平磷酸化是指高能化合物将能量直接转移给ADP或GDP,使其磷酸化生成ATP或GTP的过程。

机体内储存的ATP非常有限(约2～8 mmol/kg),如果无新来源,ATP仅能供机体在静息状态下使用90秒。但ATP在消耗的同时不断地再合成,机体不断利用糖、脂肪和蛋白质等分解时所释放的能量或由磷酸肌酸转化将能量转移给ADP和磷酸,重新合成ATP。除ATP外,磷酸肌酸(creatine phosphate or phosphocreatine,PCr)和磷酸精氨酸(arginine phosphate or phosphoarginine,PAr)是体内含有高能磷酸键的储能化合物。PCr和PAr是胍嘧啶类化合物(guanidinium compounds)的磷酸化衍生物,在肌肉和脑组织含量高,可高达ATP含量的10倍,这些高能化合物可视作体内ATP的储存库,当组织耗能增加(如运

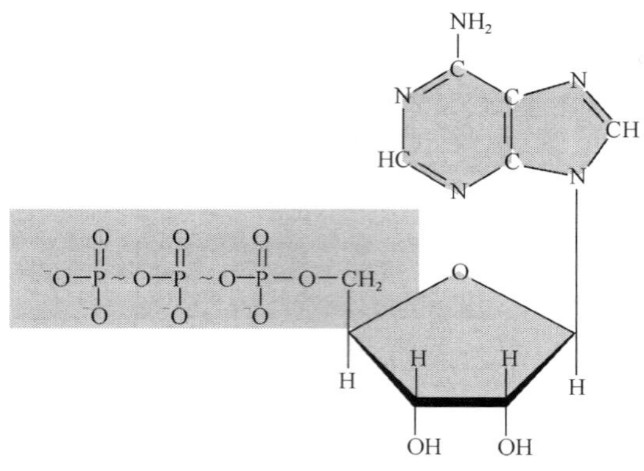

图 6-1 三磷酸腺苷(ATP)的结构

动)导致 ATP 的消耗量超过 ATP 的生成量时，在磷酸激酶（肌酸激酶）的帮助下，这些高能化合物中的高能磷酸键可迅速转给 ADP，生成 ATP，以补充 ATP 的消耗。相反，当营养物质氧化释放的能量过剩时，ATP 将高能磷酸键转给肌酸(creatine)和精氨酸(arginine)生成磷酸肌酸和磷酸精氨酸，以储存能量。但磷酸肌酸不能直接提供细胞活动所需的能量。

二、糖、蛋白质、脂肪的氧化供能

（一）糖

糖是人体主要的供能物质，人体所需要的 50%～70%的能量来源于糖。每氧化 1 克糖，可释放出 4.1kcal 热量，食物中的糖是人体中糖的主要来源，体内糖的分解代谢途径主要有糖酵解、有氧氧化、磷酸戊糖途径等。糖酵解和有氧氧化的主要生理意义在于为机体提供能量。磷酸戊糖途径主要生理意义不是生成 ATP，而是生成细胞所需的具有重要生理作用的物质，如 5′-磷酸核糖。

1. 糖酵解(无氧代谢)

机体缺氧时葡萄糖或糖原分解生成乳酸，并产生能量的过程称为糖酵解。葡萄糖是糖酵解的主要原料，葡萄糖在体内(尤其在肝脏和肌肉)以糖原的形式储存。肝细胞还可以将乳酸、甘油、某些氨基酸等非糖物质合成糖原，这个作用称为糖异生作用，通过糖异生作用，可使肝糖原贮备能力增强，有利于血糖浓度调节。糖原可通过转化成葡萄糖或 6-磷酸葡萄糖进入糖酵解。耐低氧和缺氧的动物的糖原储存量高，如在海滩潮间带的双壳贝（marine bivalves)类，其糖原储存量可超过其湿体重(wet body mass)的 1%。

糖原是由葡萄糖分子单体构成的带分枝多聚体，糖原通常以颗粒形式(电镜下易辨别)存在于细胞质中。糖原的分枝状结构既增加了糖原的溶解度，也增加了糖原磷酸化酶和合酶作用的位点，从而增加了糖原分解和合成的速率。细胞质中含有合成和分解糖原以及调节这些代谢过程的酶。激素可通过调控包括糖原磷酸化酶和糖原合酶在内的多条酶途径调控糖原的合成和分解。调控糖原合成和分解的酶有激活和失活两种形式，激活这些酶的级联反应由以 cAMP 为第二信使的磷酸化反应所调控。

包括果糖和半乳糖在内的其他糖也可进入糖酵解途径。半乳糖通过 4 个反应步骤被转化成 6-磷酸葡萄糖而进入糖酵解；果糖(存在于多种植物和蜂蜜中)可通过被磷酸化成 1-磷酸果糖或 6-磷酸果糖进入糖酵解途径。动物的乳汁中含乳糖，1 分子乳糖分解后生成 1 分子半乳糖和1分子葡萄糖；蔗糖存在于多种植物中，可被分解为两个葡萄糖。

氨基酸也可进入糖酵解途径，然而，脂质不能进入糖酵解途径。

糖酵解是在细胞质中进行的糖降解过程，如果缺氧，糖酵解则完全是一个无氧代谢过程，共有10步酶促反应步骤。在无氧条件下，1分子葡萄糖酵解后生成2分子代谢终产物乳酸和生成两分子ATP，其简化反应是：

$$葡萄糖 + 2ADP + 2Pi \rightarrow 2 乳酸 + 2ATP$$

糖酵解是生物最古老的代谢通路之一，种属差异小。它既可以生成ATP，也可以为合成代谢过程提供含碳的代谢中间产物。

在节肢动物(arthropods)、棘皮动物(echinoderms)和脊椎动物(vertebrates)，在无氧调节下，主要通过利用经典的糖酵解途径产生能量，终产物是乳酸，有时产生少量丙氨酸(alanine)。在大多数脊椎动物，在运动和慢性缺氧时(屏气潜水)也是利用经典的糖酵解途径提供额外能量。

然而，在少数非脊椎动物(如一些寄生虫)和一些鱼类(如金鱼)，糖酵解的终产物是乙醇和二氧化碳。这些终产物被排出胞外，防止了代谢终产物在细胞内堆积对糖酵解过程的抑制作用，保证了无氧代谢的顺利进行。在完全缺氧和低温的条件下，这些动物可以依赖这种糖酵解途径生存较长时间，如金鱼在0～4℃的缺氧环境下可生存数天。

在大多数非脊椎动物糖酵解的终产物是亚氨基酸(imino acids，包括alanopine，strombine，lysopine和octopine等)。除此之外，糖酵解还可以产生一些其他终产物。

无氧代谢通路(anaerobic metabolic pathways)是生命体获取能量的重要途径之一，为许多动物生存所必需。无氧时，临时为细胞提供能量，保证机体生存数分钟，以赢得宝贵的生存机会。对于生存在缺氧或无氧环境中的动物，无氧代谢是它们赖以生存的能量供应途径。在人类，此代谢途径可为组织迅速提供应激状态下急需的ATP。如在剧烈运动时，骨骼肌相对缺氧，此时通过肌肉的糖酵解提供必需的能量。另外，由于红细胞缺乏线粒体，因此糖酵解成为红细胞提供能量的主要途径。糖酵解也为白细胞、皮肤、睾丸等代谢旺盛的组织细胞不缺氧状态下提供部分能量。

与有氧代谢相比，此代谢途径较简单和迅速，在细胞质中即可完成。然而，无氧代谢产能的效率较低，生成的ATP较少，并且受代谢终产物的抑制，如果不及时清除，细胞内代谢终产物的堆积可使其在数分钟内中止。在剧烈运动的哺乳类肌肉，无氧代谢的终产物可被肝细胞和其他有氧组织清除，使无氧代谢得以进行，为肌肉活动提供额外的能量。

调控和影响糖酵解的因素很多，按其作用途径可大致将其分为两大类。一类是外源性信号(包括激素和神经递质等)通过各种信号转导途径调节糖酵解过程；另一类是代谢质产物通过反馈调节限速酶(己糖激酶Hexokinase，磷酸果糖激酶phosphofructokinase和丙酮酸激酶pyruvate kinase)的活性来调节糖酵解过程。

2. 有氧代谢

糖的有氧氧化是指葡萄糖生成丙酮酸后，在有氧条件下进一步氧化生成乙酰辅酶A，经三羧酸循环彻底氧化生成水、二氧化碳和能量的过程。有氧氧化是人体组织细胞获得能量的主要途径。

作为在缺氧环境下的生命进化过程中基本和古老的产能途径的糖酵解，其代谢过程中产生的电子和质子的最终接受者是有机分子，营养物质中的碳链骨架只被部分降解，释放的能量较少(如葡萄糖酵解终产物是丙酮酸，则释放的能量只占所含总能量的4.7%)，大部分的能量仍储存于这些有机代谢终产物中。随着环境中氧的出现，动物则尽量利用氧作为最终的电子接受体将代谢产物进一步降解，以获得较多的能量。这些额外降解步骤是有氧代谢过程中的最后关键步骤。在有氧条件下，体内1分子葡萄糖彻底氧化生成38分子ATP，产生能量的有效率为34.4%。其简化反应是：

$$葡萄糖+6O_2+38(ADP+Pi)\rightarrow 38ATP+6CO_2+6H_2O$$

糖、蛋白、脂肪在体内的分解过程基本可分为三个阶段：①糖、蛋白、脂肪降解为葡萄糖、脂肪酸、氨基酸等小分子物质，此阶段释放的能量低于总能量的1%，以热能形式散发；②葡萄糖、脂肪酸、氨基酸等物质转化生成乙酰辅酶A，此阶段释放的能量约占总能量的30%，用于合成ATP或以热能形式散发；③乙酰辅酶A在线粒体中经三羧酸循环被彻底氧化分解，释放大量的能量，大部分用于生成ATP，少部分以热能形式散发。狭义的生物氧化只指第3阶段，该阶段反应在线粒体中进行，是机体产能的主要阶段。

在经典的有氧代谢过程中，为了获得较多的能量，糖酵解的产物并不被转化成乳酸，而是在辅酶A (coenzyme A)的帮助下生成乙酰辅酶A，经三羧酸循环彻底氧化生成水、二氧化碳和能量的过程。

（二）脂肪

人类常用的食用油中，如花生油、葵花籽油、菜籽油、玉米油等植物油及猪油、牛油、羊油等动物油都是脂肪。食物中的主要脂类物质是甘油三酯(triglyceride)，它是由3分子脂肪酸和1分子甘油组成，故称甘油三酯。甘油三酯是重要的供能物质。成人储存的脂肪约占体重的20%，每克脂肪在体内氧化释放的能量比糖氧化释放的能量高1倍以上，所以，从能量储存形式而言，脂肪储存的能量远高于糖。这是因为脂肪分子中含有较多的C—H键和C—C键之故，脂肪在人体贮存时所占体积较小，因为脂肪不吸收水分，可以纯脂肪形式贮存，如果一个70公斤体重的人，贮存的脂肪换以等热量的糖和蛋白质时，则其体重可达140公斤，可见脂肪是贮存能量的一种良好的形式。甘油三酯在一系列脂肪酶的作用下分解为甘油和脂肪酸。甘油在肝脏中进入糖酵解途径而供能或经糖异生转变为葡萄糖。在氧充足的条件下，脂肪酸彻底氧化分解生成水、二氧化碳和释放出大量的能量。β氧化是脂肪酸在体内氧化的主要形式。1摩尔软脂酸经β氧化最终产能为106摩尔ATP。

（三）蛋白

一般情况下，体内能量来源主要源于糖和脂肪的氧化，蛋白代谢供能一般可忽略，蛋白质的主要功能在于修建组织以及维持各种生理功能。仅在糖和脂肪供能不足，体内糖原、脂肪储备耗竭时，才动用蛋白分解供能。

第二节　能量代谢率

能量蕴藏在一切化学物质之中，但对人体来说，只有蕴藏在糖、脂肪和蛋白质分子中化学键上的能才能被利用，这就是化学能，这三种物质是人体的能源。当利用这些能源的时候，需要经过一个释放和转化过程，即转化成为一种可做功能形式，这个过程就是能量代谢。能量代谢率通常用间接测热法进行大致的估算。一定时间内二氧化碳产生量和耗氧量的比值 (CO_2/O_2)称为呼吸商。在混合膳食的条件下，呼吸商定为0.82，此时消耗一升的氧将释放大约20.2 kJ的热量(氧热价)，首先用代谢测定仪测定受试者在一定时间内的

(通常为 6 分钟)的耗氧量(V_{O_2}),氧热价乘以所测的耗氧量则等于该时间内的产热量。

$$产热量(kJ)=20.2(kJ/L)\times V_{O_2}$$

能量代谢率与体表面积基本成正比,与体重不成比例。影响能量代谢率的主要因素有肌肉活动、精神活动、食物的特殊动力作用和环境温度。肌肉活动增加和精神紧张使能量代谢率提高(见表 6-1)。进食后 1 小时后至 7～8 小时,食物可引起机体产生额外的热量,此为食物的特殊动力作用。人体在安静时的能量代谢在 20～30℃时最为稳定,当环境温度低于 20℃或高于 30℃时,人体的能量代谢率都会升高。

表 6-1　不同活动时人体能量消耗(70 公斤男性)

活动形式	能耗(千卡/小时)	活动形式	能耗(千卡/小时)
睡眠	65	慢走(2.6 英里/小时)	200
静卧	77	木工、金工、工业油漆	240
静坐	100	锯木头	480
站立(松弛地)	105	游泳	500
穿衣和脱衣	118	跑步(5.3 英里/小时)	570
快速打字	140	快速上楼梯	1100

引自 Guyton C,Hall JE(2006)

基础代谢是指在清晨、清醒、静卧,未作肌肉活动,前夜睡眠良好,测定时没有精神紧张,测定前禁食 12 小时,室温在 20～25℃,体温正常时的能量代谢。这种状态下单位时间内的能量代谢称为基础代谢率(basal metabolic rate,BMR)。在基础状态下,能量消耗仅用于维持基本的生命活动,能量代谢相当稳定。在非基础状态下的能量代谢会发生改变。基础代谢率还与年龄和性别有关(表 6-2)。当其他情况相同时,男性的基础代谢率平均值比同年龄组的女性高,儿童比成人高,年龄越大,基础代谢率越低。

表 6-2　不同年龄段中国人正常基础代谢率平均值[$kJ/(m^2 \cdot h)$]

性别	11～15 岁	16～17 岁	18～19 岁	20～30 岁	31～40 岁	41～50 岁	51 岁以上
男	195.5	193.4	166.2	157.8	158.6	154.0	149.0
女	172.5	181.7	154.0	146.5	146.9	142.4	138.6

第三节　水环境中的能量代谢

人体在水中的能量代谢与在陆地不同,在水环境中的能量代谢加快,并以分解代谢为主。在水中的能量消耗与水温、在水中停留的时间、在水中的姿势等有关。

通常水温比皮肤温度低,水的导热能力强于空气,其导热性能是同温度空气的 28 倍,人体停留在水中静止不动时,也会使人体的热量大量散失,消耗很多的能量。水温越低,停留在水中的时间越长,消耗的热量越多。低水温刺激机体产生应激反应,下丘脑-垂体-肾上腺皮质系统以及交感-肾上腺髓质系统兴奋,促肾上腺皮质激素和糖皮质激素分泌增加,同时,胰高血糖素、胰岛素、生长素、肾上腺素也增加,促进机体的能量代谢。水温在 33℃左右,可保持在水中的正常体温。在水中保持安静时维持体温正常的最低水温对肥胖者而言为 22℃,对体瘦者为 32℃,当然这也与在水中停留时间有关。人体在水中运动产生的热量能够抵消散热则可维持深部温度，如水温过低，机体可能通过寒战额外增加产热来维持机体核心温度。

水密度比空气密度大，人体在水中遇到的阻力比陆地大得多。在水中运动能量利用效率低，这成为水中运动比陆地运动消耗更多能量的另一原因。如跑步的机械效率为 20%～30%，而蛙泳的能量利用率仅为 6%～7%。

一般人在水温下降到 28.2℃时，有 50%以上的人出现寒颤，而潜水员此时仅出现微弱的寒颤反应，说明冷适应的人寒颤阈值较高。长期生活在极端寒冷地区的人，基础代谢率比一般人高约 25%。

第四节　高温环境下的能量代谢

在高温环境下，气温升高使机体散热减少。为了适应环境的变化，机体通过调节使散热增加。同时，高温对细胞酶促化学反应产生影响，进而显著影响能量代谢。在行为调节方面，则表现为减少体力活动、避免阳光直射和调整衣着等。

安静状态下，在环境温度为 28℃时机体的能量代谢率提高，产热量开始增加，在一定范围内，随环境温度升高，机体能量需要逐渐提高，产热量逐渐升高。当肛门温度从 37℃升高至 42℃时，肛温每升高 1℃，代谢率升高 10%～20%。人体在高温环境中能量代谢增强的原因一方面是由于体内的细胞酶促化学反应速度加快，另外可能还有发汗、呼吸、循环等活动增强，而导致的机体产热增加。与 27℃环境下的耗氧量相比，在 36℃热环境中，人体的耗氧量增加 50%，同时心率加快，肺通气量增加。

细胞能量代谢的基础在于细胞内的酶促化学反应。化学反应速度随反应体系温度的升高而提高。温度提高 10℃，化学反应速度加快 2～3 倍。当气温过高导致热平衡失调时，体温升高，在一定范围内体温的升高会引起机体代谢率的提高，多个实验室的数据均表明，体温升高在 39℃以下时，氧耗量显著增加，但不同实验室有关氧耗量升高的比率测量结果不一，体温升高 1℃，氧耗量升高大约 13%～40%左右。然而，如果热负荷过高过强使体热积蓄，体温超过 40℃，能量代谢率反而降低。这是由于体温过高超过了酶类活动的适宜温度，细胞多种酶的活性明显降低，另外，过高的温度常常使酶蛋白活性中心的拓扑结构发生变化，导致酶蛋白和底物的结合能力或催化能力降低，也使酶效率降低。

高温环境中，皮肤温度低于环境温度，环境温度的热量通过辐射和对流传递给机体，机体唯一有效的散热途径是蒸发，包括经皮肤和呼吸道的不感蒸发和发汗。蒸发散热活动增强使机体的耗能增加，代谢率升高。在炎热环境中，机体为维持热平衡，汗腺分泌显著增强，汗液蒸发成为非常重要的散发热量方式，汗腺活动增强使能量消耗增加。如果出汗速度过快，风速过小，蒸发效率降低，可能使体热不能及时散发而蓄积在体内导致体温升高。尤其在空气相对湿度超过 60%的高温环境中，机体汗液蒸发更加困难，体热不易丧失，会反射性引起大量出汗，耗能更多。

在一定范围内，高温影响神经和体液调节，使心血管活动增强，对于维持热平衡起重要作用，同时也使能量消耗增加。高温环境下，交感神经兴奋，内脏血流量减少，而皮肤血管扩张，血流量增加，皮肤血流量随总热负荷增加而增加，以协助将机体深部的热量转移到体表，体表散热增加，以维持体温稳定。由于环境高温而使体温逐渐升高，心率同步加快。实验数据表明，受试者在 37～40℃、相对湿度 47%～65%的高温环境中进行中等强度活动3小时后，心率由每分钟71次升高到每分钟127次。高温环境中，机体散热减少使血液温度升高，引起血浆多项生理生化指标如pH、渗透压和离子强度的变化，刺激相应的感受器，激活呼吸中枢，从而使呼吸运动增强，使机体通过呼吸道蒸发散热增加。高温使呼吸加快和潮气量增加，呼吸活动增强使机体耗能增加。在热应激的早期，首先表现为呼吸强度增大，潮气量升高，当环境温度进一步提高时，呼吸频率也加快，导致通过呼吸道蒸发散热量增加，同时可能导致换气过度，血液pH升高，血二氧化碳分压下降。

生活和工作于极热环境中的人，对能量的需要量增加。在极热环境中做日常体力活动，其代谢率比在适宜的温环境中明显增高。在热环境中能需要量的增加主要是用于加强血液循环以运输热、加强汗腺活动而增加蒸发散热以及适应温度提升而引起的代谢率增加等。

第五节　冷环境中的能量代谢

当机体处于寒冷环境中时，皮肤温度与环境温度的差别增加，散热量明显增多。此时，机体加强能量代谢，增加产热，并通过调节使皮肤血管收缩，减少皮肤血流量而减少散热，以维持体温稳定。在行为方面，则增加活动，加强屏蔽和取暖。在室温低于20℃时，人体的能量代谢率开始升高，随着环境温度的逐渐降低，代谢率也逐渐升高，这主要由于低温刺激引起寒战产热和非寒战产热增加，以维持体温稳定。寒战是指寒冷环境中骨骼肌发生不随意的周期性的收缩，在发生寒战之前可先出现低温性肌紧张，与运动时骨骼肌收缩消耗的能量有60%～70%转变为热量不同，寒战时肌肉收缩消耗的能量几乎全部转变为热量，因而寒战时机体的代谢率提高4～5倍，产热效率很高。寒战可在体温降低之前发生，随着体温的下降寒战加剧，但当机体内部体温下降低于35℃，随着体温的下降寒战反而会减弱，深部体温降至33℃时，寒战停止。寒冷刺激还引起交感神经兴奋，循环系统和呼吸系统活动增强，心率加快，心输出量增加，血压升高，使呼吸道阻力增高，呼吸运动增强，耗氧量增加。非寒战产热与ATP的分解、食物的氧化分解等有关。

如果机体反复接受适当强度的冷刺激，则有可能在中枢神经的调节下，内分泌和细胞代谢发生改变，以增加产热和减少散热，建立冷习服。评定人体对冷的习服有三种基础测验方法：①测定产生寒战的皮肤温度阈值；②测量手和足的温度；③观察在寒冷中睡眠的能力。由于冷刺激的强度、方式、持续时间以及机体的状态不同，人体的冷习服表现不一，包括增强代谢冷习服、隔热型冷习服、肢端血管反应型冷习服等各种类型，但各种类型难以截然分开。长期生活在温暖地区的人们，进入寒冷环境后，可获得增强代谢冷习服。人体在冷环境下适应几个星期后，寒颤阈值升高，当冷暴露时寒战反应减弱或消失，但产热量仍增加20%，表明机体可通过增加非寒颤的产热过程以保证产热，提高机体的抗寒能力。慢性冷刺激诱导棕色脂肪组织增生，棕色脂肪细胞中与产热密切相关的解偶联蛋白表达上调，解偶联蛋白是棕色脂肪细胞线粒体内膜特有的蛋白质，能绕过ATP合成酶这一产热的限速过程加速氧化产热。在慢性冷刺激条件下，交感神经兴奋，去甲肾上腺素分泌增加，使非寒颤产热过程增强。其机制之一可能是去甲肾上腺素诱导棕色脂肪细胞合成甲状腺素-5′-脱碘酶，促进四碘甲腺原氨酸脱碘转化为生物活性更高的三碘甲腺原氨酸。去甲肾上腺素还可促进解偶联蛋白转录，产生脱偶联的氧化磷酸化过程，即释放热而不生成ATP。重复对手或脚进行寒冷刺激，发生肢端血管反应型冷习服，流经这些部位的血流增加而提高局部的冷适应,防止组织由于低温造成的损害。长期生活在极端寒冷地区的人,基础代谢率比一般人高约 25%。

虽然冷环境对代谢有显著的刺激作用,但如果人们穿着足够的衣服在冷环境下生活或工作,对能量的需要量不一定会显著增加。对那些工作和居住在冷环境中并且衣服充分的人来说,身体感觉凉的可能只发生在一天中的一部分时间之内。他们的大气候(户外环境)远远不能等同于小气候(衣服之内)。当温度下降导致颤抖和不由自主的肌肉活动时,代谢率将显著增加,从而提高对能量的需要。另外,在冷环境中衣服和鞋袜过重等可妨碍行动,使能量消耗增加 2%～5%。

第六节　高原环境中的能量代谢

空气氧分压随海拔的升高而成比例的降低。医学上视海拔 3000 米以上的地区为高原,高原环境的特点是:①氧分压低;②寒冷;③紫外线辐射强;④低沸点与高蒸发;⑤空气离子化程度高。其中与能量代谢直接相关的是低氧分压和寒冷。在海拔 3000 米左右,受高原空气低氧分压的影响,常有高原反应发生。

氧分压随海拔的高度增加而下降,海拔越高,空气氧分压越低。高原应激使能量摄入下降,基础代谢率明显增加,体重下降。研究数据表明,在 4300 米高原 8 天后,体重下降 3%,而在 5300～8000 米停留三个月后,体重则下降 15%。在高原上体重的丢失首先是因为脱水,其次是脂肪的丢失和骨骼肌质量的下降。平原人进入高原后,人体肺泡氧分压和动脉血氧饱和度随海拔升高而降低,同时劳动能力递减。在高原活动时,骨骼肌蛋白质大量耗损,合成量低于消耗量,导致肌肉收缩乏力。与在平原时相比,在 3500 米处的劳动能力降低 12.6%。肌肉做功增加,使机体对能量的需求增加,当机体的耗能超过肌肉的供氧水平,使无氧代谢更为加强而供能不足。

世代居住在高原上的人群,在基因和遗传水平上发生了特征性的变化,以适应高原低氧环境。高原人的甲状腺激素显著提高,有助于提高能量代谢率和对高原低温低氧环境的适应。高原人和平原人在脑组织的能量代谢方面,没有明显差异。例如,这两种人群都以葡萄糖为脑组织最喜好的能量代谢燃烧底物,而且每克脑组织消耗葡萄糖的比值相同,反映了这两种人群的代谢率相同。然而,心肌细胞的能量代谢却发生了显著的适应性变化。与平原人相比,高原人的能量代谢倾向于碳水化合物,增加对碳水化合物的利用。

第七节　能量代谢与肥胖

肥胖病是一种世界性疾病,已成为全球型的公共卫生问题。肥胖是指人体中脂肪积聚过多,体重超过标准体重的 20%的病理状态。一般认为身高(厘米)减去 105 为标准体重(千克),超过标准体重 10%为“超重”,超过标准体重 20%可以认为是肥胖(也有人认为超过标准体重 30%才算肥胖)。体重超过标准体重的 20%～30%为轻度,超过 30%～50%为中度,超过 50%以上为重度。但体重过重或超重不一定就是肥胖。超重有两个原因:一是肌肉发达,二是脂肪增多。若是由于体内脂肪堆积造成超重,那么,这就是肥胖。但若因肌肉发达造成超重,这就不能认为是肥胖。因此,我们不能把体重作为衡量肥胖的唯一标准,而应以体内脂肪的数量作为肥胖的标准。

体重指数(body mass index,BMI)是衡量是否肥胖的一个重要指标,其计算公式是:

$$体重指数(kg/m^2)=体重÷(身高)^2$$

其中体重以千克(kg)为单位,身高以米(m)为单位。

1998 年美国国立卫生研究院设立的诊断标准为:BMI<20 为低体重,BMI=20~25 为正常体重,BMI>25 为超重,BMI>30 为肥胖。肥胖可分为Ⅰ、Ⅱ、Ⅲ度。BMI=30.0~34.9 为Ⅰ度肥胖,BMI=35.0~39.9 为Ⅱ度肥胖。BMI≥40 为Ⅲ度肥胖。

肥胖症的诊断标准,目前国内外尚未统一。2003 年《中国成人超重和肥胖症预防控制指南(试用)》以 BMI≥24 为超重,BMI≥28 为肥胖。2005 年中华医学会糖尿病学分会建议代谢综合征肥胖的标准定义为 BMI≥25。

肥胖通常有几种类型,第一类是先天性肥胖,主要由遗传因素决定。这类病人常有明确的家族史,父母亲均肥胖者,其子女的肥胖发生率可高达 70%~80%。遗传因素可能影响个体的基础代谢率、对营养物质的吸收与利用、脂肪的分布等。这些人可能进食不过量,活动也没有明显减少,但仍然肥胖。第二类是继发性肥胖,继发于内分泌功能的失调,如下丘脑疾病等。它常常伴随内分泌等系统的变化,如胰岛性肥胖,甲状腺机能低下性肥胖等,这类肥胖较少见,约占肥胖病人的 5%。第三类为单纯性肥胖,主要是由于过度进食,或/和运动过少,摄入的能量超过了机体的消耗量,多余的热量转化为脂肪储存。男性一般脂肪沉积在腹部,女性多沉积于乳房、臀部、大腿上部。

第二次世界大战后,西方国家由于经济发达和营养过剩,肥胖发生率迅速增高。在我国,20 世纪 80 年代以前,人民生活水平较低,从食物摄取的热量难以引起明显的热量过剩,肥胖病发生率很低。然而,80 年代以后,由于物质生活水平提高,膳食结构发生改变,食物所含淀粉类减少,而含高热量的脂肪增加,同时,由于社会工业化的发展,体力活动减少,能量摄入超过能量的消耗,因而肥胖病发生率升高,而且呈现逐年增高的趋势。根据国际生命科学学会中国办事处中国肥胖问题工作组联合数据汇总分析协作组的调查分析,估算我国的肥胖者至少 3000 万~4000 万,约占人口总数的 3%。

第八节　饥饿和营养不良

有生命的机体需要继续不断地供给营养物质和能量,以保证机体正常的代谢活动、组织更新和生长。因此由于环境变化等原因造成急剧饮食摄入减少时,将引起体重下降以及机体功能和行为发生变化。本节主要以实验性和慢性饥饿为例阐述饥饿对机体生理功能和行为的影响。

根据热量摄入的限制,可以把饥饿分为各种不同的类别:①急性饥饿(acute starvation),通常在少于 2 周时间中,每日供给少于 100 千卡热量的食品;②半急性饥饿(semiacute starvation),在不到 30 天过程中,每日摄取 900~1100 千卡的食品;③中等度半饥饿(moderate semistarvation),在长达 24 周中,每日摄取 1300~1600 千卡的食品,这些饥饿状态将引起机体产生一系列的变化。

一、精神和行为的变化

所有上述三种形式的饥饿则引起精神和行为变化的特征为:

(1) 淡漠(apathy),勉强地从事各种活动。

(2) 对外界刺激反应迟钝或无应答(unresponsiveness)。

(3) 体力活动的本能性减少(spontaneous reduction)。

(4) 肌肉敏感性下降、衰弱,尽量采取少用能量的活动。

这些精神和行为变化的结果显著减少能量的消耗,延缓饥饿机体恶化的速度。

二、体重和组织成分的变化

急性和半急性饥饿最显著的表现是体重急剧地下降,如图 6-2 所示,在所有三种形式的饥饿中,体重丧失的速率在前 4 周最显著,随后体重丧失减慢。半急性饥饿中,头 2 周比后四周体重丧失要大得多。另一方面,体重丢失的速率与热卡限制量成正比。

在急性和半急性饥饿中体重下降 55%和 40%之间,主要是由于机体脂肪损失的缘故。机体水分的丧失约占 20%,正如图 6-3 所表明的,急性饥饿 10 天,则丧失体脂约 17%,而肌肉损失很少(约 1%),活跃组织(active tissue)降低 10%(活跃组织等于体重减去体脂、无机盐和细胞外水的重量)。中等度半急性饥饿 24 周,则产生显著的体脂丧失,可多达 69%,肌肉损失高达 41%,而活跃组织仅下降 27%。这些变化反应了机体是按顺序地利用身体的储备,在饥饿的头 16 小时,机体主要是从肝糖原(100 克)和肌糖原(200 克)的储备中获取能量。此后,在饥饿的头 2 周中,机体代谢主要是利用脂肪而不是蛋白质,但是当饥饿持续长达 24 周时,主要是利用脂肪和蛋白质。

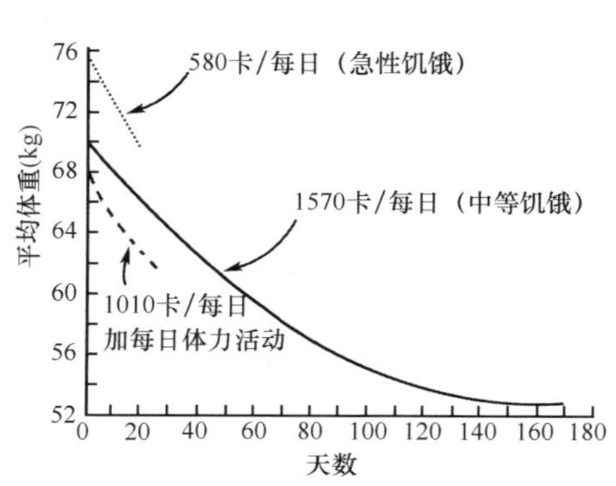

图 6-2 饥饿过程中体重的衰减

在所有三种形式的饥饿中,最初 4 周体重减少的速率最显著,随后体重减少的速率趋于缓慢(依 A. R. Frisancho 改绘,1979)

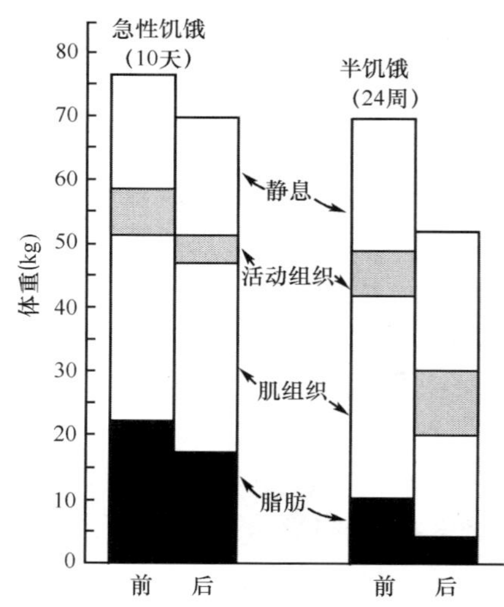

图 6-3 饥饿过程中身体成分的变化

当急性饥饿时体重下降主要是脂肪组织和活跃组织丢失的缘故(活跃组织=体重-体脂-无机盐-细胞外液量);长时间半饥饿体重的下降主要是体脂和肌肉丢失的缘故(依 A. R. Frisancho 改绘,1979)

三、代谢率的变化

急性热能摄入限制(急性饥饿)10 天并不影响代谢率,但是如图 6-4 所示,半急性饥饿长达 24 周时,则引起基础氧耗下降,这是由于高代谢的器官和组织代谢活动不同程度地降低所致,并不是机体所有细胞代谢活动的降低。在饥饿时代谢率的下降实际上是一种适应性反应,是机体能量摄入不足而产生的一种节省能量的反应。

四、体力工作的效率

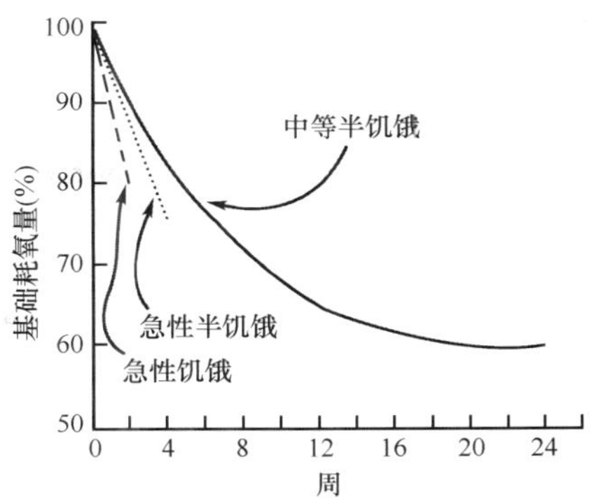

图 6-4　饥饿过程中代谢率的下降

正如饥饿时体重降低一样,饥饿头 4 周的代谢率比随后的代谢率下降要快得多(依 A. R. Frisoncho 改绘,1979)

急性饥饿,虽然可能表现许多不利身体的效应,如水化作用低下,蛋白质分解等,但对于体力工作的效率并无显著的影响。在进行脚踏水车的运动时,急性限制热量卡数 10 天的受试者与正常摄取热量受试者相比,摄氧量并无明显的差别。如果长时期限制热量摄取,如在半急性饥饿的受试者,体力工作效率下降。实验表明,半急性饥饿 24 周之后,最大氧摄取量(毫升/公斤体重)和抓握力均显著下降。这种下降主要是由心血管、呼吸和血液等系统的工作效率降低,供应有限量的氧给肌肉所造成的。

一般来说,如果人体每天摄取的食物所含能量长期低于 2000 千卡,则属于营养不良。1968 年联合国粮农署(The Food and Agriculture Organization,FAO)指出,在生长期,慢性的营养不良可损害机体的工作能力,造成生产力低下。

五、有氧工作能力

每分钟单位体重最大摄氧量是个体工作能力的指标。因为它反映了肌肉工作利用氧气的能力和心血管系统转运和传递氧给组织的能力。通过检测和比较 4 组不同营养状况的群体的氧最大摄取量,评估不同群体的工作能力。4 组研究对象为:①适宜饮食摄取的招募军人;②在营养上补充的人员(在实验前三年每天补充蛋白质 5.5 克和 200 卡热量的饮食);③没有补充营养的农村劳动者;④营养状态良好的军官学校学员。通过进行最大工作量的脚踏水车实验获取评价氧的最大摄取量。实验测试表明,营养良好的军校学员最大摄氧量为最高,而没有补充营养的农村劳动者最低。适宜饮食的招募军人和营养补充人员则为中等。由此可见营养状况对工作能力具有显著的影响。

六、生　产　力

营养与生产力有密切关系。营养良好和营养差的人员进行相同的劳动作业时,营养差者完成作业需要较长的时间,而且完成作业以后需要消耗较长的时间进行体力休息和睡眠。第二次世界大战期间记录的资料显示,在 1946 年,德国从事煤矿和铜铁业等重体力工作的工人的每天热量摄取从 2200 千卡下降为每天 1800 千卡,同期煤炭和铜铁产量显著下降。对瑞典伐木工人的研究也表明,最大摄取氧量(L/min)高的工人具有较大的工作产量,这些研究都说明了营养对生产力的重要性。

总之,饥饿的实验研究说明,不同环境中营养和供能对机体的正常功能和行为是非常重要的,对社会的生产力具有重要的影响。

(陈丽新　王子栋)

参考文献

Fox SI. 2003. Human Physiology, 3rd Edition, Chapter 19. McGraw-Hill

Frisancho AR. 1979. Human Adaptation. Chapter 18. The C. V. Mosby Company

Guyton C, Hall JE. 2006. Textbook of Medical Physiology, 11th Edition, Chapter 67, 68, 69, 71, 72. Elsevier Saunders: Pennsylvania

Pocock G, Richards CD. 2005. Human Physiology: The Basis of Medicine, 3rd Edition, Chapter 3 and 24. Oxford University Press

Vander et al. 2001. Human Physiology: The Mechanisms of Body Function, 8rd Edition, Chapter 18. McGraw-Hill

第七章 环境与人体体温

正常体温对机体内环境稳态及机体各项生理功能的维持具有极其重要的作用；发热及低体温等体温异常是临床上的常见症状，因而体温变化是判断疾病发生、发展及转归的重要体征之一。

环境因素包括物理因素、化学因素和生物因素，它们通过影响人体体温进而影响人体的各项生理功能。物理因素（气温、气压等）、化学因素（有毒气体、液体及固体等）和致病微生物（病毒、细菌和寄生虫等）对体温的影响多为不利的影响；但在一定范围内，环境低温所引起的非调节性低温反应在临床和科研上有所应用；而许多伤害性因素（如失血、缺氧和化学毒剂）所引起的调节性低温反应，对机体有保护作用。

近十几年来，由于科学技术的发展，人们越来越重视对体温调节机制、低体温和低温治疗等领域的研究，并取得了一些重要的研究成果。了解了环境对体温的影响及其机制，我们就可以通过体育锻炼等加强人体对环境的适应能力；采取各种预防及治疗措施来应对环境对人体造成的不利影响；同时利用环境对人体的有利影响来治疗疾病，造福人类。

第一节 人体体温

地球上的气温可高至60℃，低至零下70℃以下，但人类的体温是相对恒定的。在不同的环境中，人是怎样维持体温恒定的呢？过高和过低的体温将对人体功能活动造成怎样的影响？环境温度的改变是否一定对人体不利呢？

一、体温的概念、分类、测定及生理波动

（一）概念

自然界中许多动物的体温随着环境温度的变化而被动地发生变化，这称之为变温动物。随着动物的进化，一些动物的体温则不随环境温度变化而变化，体温趋于恒定，称之为恒温动物。人和高等动物机体都具有恒定的温度，这就是体温（body temperature）。体温是机体进行新陈代谢和正常生命活动的必要条件。

（二）分类

1. 表层体温

人体的外周组织即表层，包括皮肤、皮下组织和肌肉等的温度称为表层温度（shell temperature，Ts）。表层温度不稳定，各部位之间的差异也不大。在环境温度为23℃时，人体表层最外层皮肤温度分别是：足27℃，手30℃，躯干32℃，额部33～34℃；不难看出四肢末稍皮肤温最低，越近躯干、头部，皮肤温越高。气温达32℃以上时，各部分的皮肤温差将变小。

2. 深部体温

机体深部（心、肺、脑和腹腔内脏等处）的温度称为深部温度（core temperature，Tc）。深部温度比表层温度高，比较稳定，各部位之间的差异较小。安静时，肝代谢最活跃，温度最高；其次，是心脏和消化腺体。运动时骨骼肌的温度最高。由于体内各器官的代谢水平不

同，它们的温度略有差别（不超过1℃），所以体温通常是指机体深部的平均温度。循环血液是体内传递热量的重要途径。由于血液不断循环，深部各个器官的温度会经常趋于一致。因此，血液温度可以代表重要器官温度的平均值。

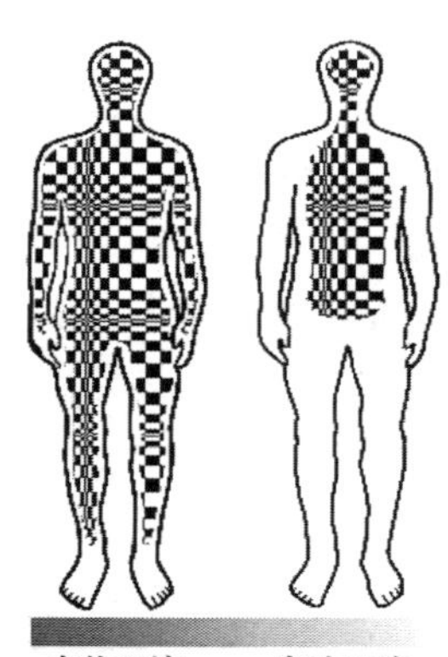

图 7-1　不同环境温度下人体体温分布图

在不同环境中，深部温度和表层温度的分布会发生相对改变。在较寒冷的环境中，深部温度分布区域较缩小，主要集中在头部与胸腹内脏，而且表层与深部之间存在明显的温度梯度。在炎热环境中，深部温度可扩展到四肢（图 7-1）。

（三）测定

体温是临床医护人员采集病史资料中最重要的客观指标之一，其准确性和精确性直接影响到疾病的诊断和治疗。

1. 两种温标：摄氏温标与华氏温标

摄氏温标（Tc）：水银温度计在临床上普遍使用，它利用一定质量的水银的体积来指示温度。一根细玻璃管与一个较大的球泡相连，在球泡和一部分管子中注入水银，而管子的其余部分是抽空并且密封的。当温度增加时，水银的体积比球泡的体积增加的快，所以管中的水银就上升了。为了校准体温计，通常选择两个参考温度，再把它们之间的间隔划分为若干个相等的刻度。通常取在标准大气压下水的冰点和沸点作为参考温度，并把它们之间的间隔分为一百个相等的刻度。如果设冰点是0℃，设沸点是100℃，这样就得到了摄氏温标。在世界大部分地区的日常生活中，都采用这种温标，在科学工作中也有广泛应用。

华氏温标（T_F）：在美国，采用的是华氏℉温标。最初它的定义是把一种规定好了的冰-水-盐混合物的最低温度作为0 ℉，并把人体温规定为96 ℉，由于人体温是可变的，所以后来又把这个温标定义为：水的冰点是32 ℉。沸点是212 ℉。

摄氏温度与华氏温度之间的关系：$Tc=5/9(T_F\text{-}32\ ℉)$。例正常体温是98.6 ℉，在摄氏温标上为：

$$Tc=5/9(T_F-32\ ℉)=5/9(98.6\ ℉-32\ ℉)=37℃$$

2. 测定部位

临床上通常用口腔温度、直肠温度和腋窝温度来代表体温。

直肠温度的正常值为36.9～37.9℃，易受下肢温度影响，当下肢冰冷时，由于下肢血液回流至髂静脉时的血液温度较低，会降低直肠温度。

口腔温度（舌下部）平均比直肠温度低0.3℃，易受经口呼吸、进食和喝水等影响。

腋窝温度平均比口腔温度低0.4℃，由于腋窝不是密闭体腔，易受环境温度、出汗和测量姿势的影响，不易正确测定。

食管温度：在研究工作中，可用弯曲的测量探头测量食管中段的温度。食管温度比直肠温度约低0.3℃。食管中段温度和右心温度基本相同，其温度变化过程也和体温调节反应过程基本一致。所以，在实验研究中，食管温度可以作为深部温度的一个指标。

鼓膜温度（tympanic temperature）的变动大致与下丘脑温度的变化成正比，所以在体温调节生理实验中常常用鼓膜温度作为脑组织温度的指标。另外，由于鼓膜周围有丰富的动脉供应，所以鼓膜是测量体核温度精确的部位。

皮肤温度：由于把温度计的温敏传感器置于机体不同部位的皮肤，测得的皮温差异很大,故实验中常以某些固定点(额、胸、上臂、大腿、小腿肚、腹和背部)的温度求平均值,代替皮温。

腹腔温度:腹腔温度能精确地反映体核温度。在科学研究要求不干扰动物正常生活,取得准确的体温变动数据时,一般采用体内植入无线遥测探头进行遥控测量体温。通常在实验前一周将较小的无线遥测温度探头植入动物腹腔,动物完全恢复后连续测量动物在清醒状态下体温变化。无线遥测技术既能测量到给药前的体温又能连续地观察给药后动物昼夜体温的细微变化。

3. 常见测温仪器的原理及优缺点

水银体温计:利用水银热膨胀原理制成的。它的示值准确,稳定性高,价格低廉,操作简单,但容易破碎,测量时间比较长,对急重病患者、老人、婴幼儿等使用不方便,读数比较费事,不利于数据采集。

电子体温计:电子体温计的核心元件是温度传感器,分为分立式温度传感器(如热敏电阻器和热电偶等)和集成式温度传感器(如 LM35、AD7416、DSl8B20 等)。电子体温计由温度传感器检测体温,经转换、放大,调整为易于处理的电信号,最后由单片机控制,并根据需要进行相应的扩展功能。电子体温计可直接以数字显示温度,读数直观,灵敏度高,价格适中,携带方便,测温快捷。但其示值准确度受电子元件及电池供电状况等因素的影响。

红外辐射式体温计:红外辐射式体温计是基于黑体辐射原理制成的,借助红外温度传感器,测量人体发出的热辐射能,经过一系列转换后,得到对应的人体温度值。红外辐射式体温计可以实现非接触、无损伤测温,但其测量结果较易受环境及人活动状态的影响,此外,还要求规范操作,测试要在一定距离范围内才能保证其有效性,价格较贵,难以普及。

智能座厕体温测量系统:考虑到人的如厕时间短和体检次数多,因此,准确、快捷、方便、可重复测量成为设计者要考虑的首要因素。设计中采用电子式体温测量方案,触摸式检测手心或手背温度,并且还自行设计了带数据接口的体温计,方便数据采集。缺点是造价较高,难以普及。

(四) 生理波动

1. 昼夜节律或日周期

在一昼夜之中,人体体温呈周期性波动(图 7-2)。清晨 2～6 时体温最低,午后 1～6 时最高。但波动的幅值一般不超过 1℃。体温的这种昼夜周期性波动称为昼夜节律或日周期(circadian rhythm)。

2. 性别

成年女子的体温平均比男子的高 0.3℃,且随月经周期而发生变动:在排卵后体温升高,一直持续至下次月经开始(图 7-3)。实验证明,这种体温变动同血中孕激素及其代谢产物的变化相吻合。

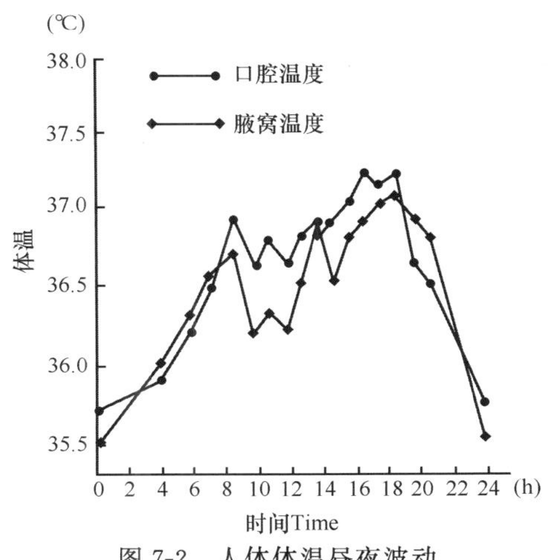

图 7-2 人体体温昼夜波动

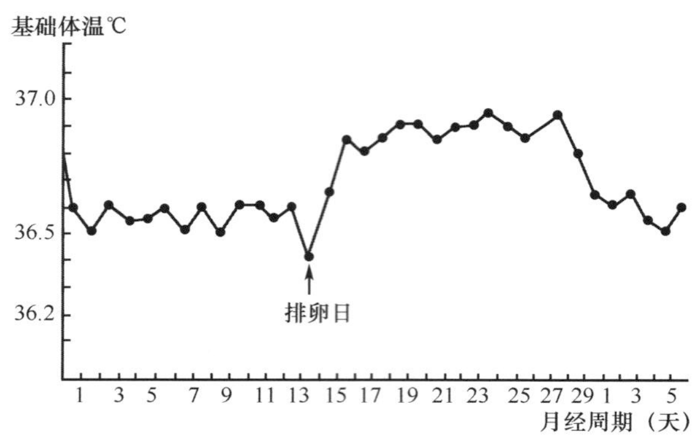

图 7-3 育龄女子的基础体温曲线

3. 年龄

一般说来，儿童的体温较高，新生儿和老年人的体温较低。新生儿，特别是早产儿，由于体温调节机制发育还不完善，调节体温的能力差，所以他们的体温容易受环境温度的影响而变动，因此对新生儿应加强护理。

4. 肌肉活动

肌肉活动时代谢加强，产热量因而增加，结果可导致体温升高。所以，临床上应让病人安静一段时间以后再测体温。测定小儿体温时应防止哭闹。

5. 季节

一般夏季体温较冬季体温高。在我国，对温度相差 17°的两地区进行的调查表明，南方小儿的腋温四季都比北方小儿高，春夏季更明显，最大均值差 0.5℃。

6. 地域

研究人员发现，人类应付寒冬天气的能力，可能取决于个体祖先住在哪里；来自与热带、温带和北极地区的人在产生能量、维持体温的效率方面存在着差异；而这种效率的关键在于线粒体中的遗传密码。

二、体热平衡

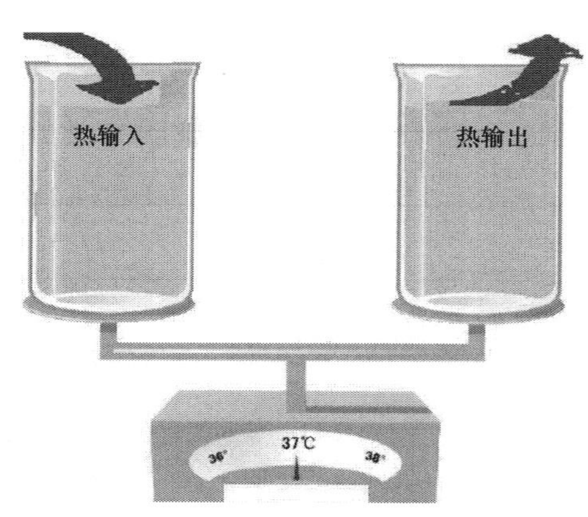

图 7-4 体热平衡示意图

机体内营养物质代谢释放出来的化学能，50%以上以热能的形式用于维持体温，其余不足50%的化学能则载荷于 ATP，经过能量转化与利用，最终也变成热能，并与维持体温的热量一起，由循环血液传导到机体表层并散发于体外。因此，机体在体温调节机制的调控下，使产热过程和散热过程处于平衡，即体热平衡，维持正常的体温。如果机体的产热量大于散热量，体温就会升高；散热量大于产热量则体温就会下降，直到产热量与散热量重新取得平衡时才会使体温稳定在新的水平(图 7-4)。

（一）产热过程

1. 产热器官

安静时，机体的热量主要来自内脏器官，其中，肝脏是体内代谢最旺盛的器官，其产热量甚大；而劳动或运动时的主要产热器官是骨骼肌（表 7-1）。

表 7-1　人体产热器官及其在安静和运动时的产热量

	大脑	内脏器官	肌肉、皮肤	其他
重量（占体重百分比）	2%	34%	56%	8%
安静时产热量（占总热量的百分比）	16%	34%	18%	10%
运动时产热量（占总热量的百分比）	1%	8%	90%	1%

2. 产热形式

（1）颤动产热（shivering thermogenesis）：颤动是指在寒冷环境中骨骼肌发生不随意的节律性收缩，其节律为 9～11 次/分钟。其特点是屈肌和伸肌同时收缩，不做外功，所以产热量大大增加；发生寒战时，代谢率可增加 4～5 倍，这样有利于维持机体在寒冷环境中的体热平衡。

（2）非颤动产热（non-shivering thermogenesis）：又称为代谢产热。以褐色脂肪组织产热量为最大。

3. 产热活动的调节

（1）体液调节：甲状腺激素是调节产热过程的最重要的体液因素，肾上腺髓质激素均也有增加产热的作用，它们可直接促进细胞的代谢。

（2）神经调节：交感神经有提高代谢的能力，可增加机体产热，当交感神经强烈兴奋时，可使代谢率提高 40%～60%。

4. 产热活动的影响因素

机体的总产热量主要包括基础代谢、食物特殊动力作用和肌肉活动所产生的热量。

（1）基础代谢：是机体产热的基础，基础代谢高产热量多；基础代谢低，产热量少。正常成年男子的基础代谢率约为 $170kJ/(m^2 \cdot h)$。人在基础代谢过程中不断产热，如果这些热量不从体表散失，体温就会不断增高。如甲状腺机能亢进患者，由于基础代谢率增高，可使体热产生明显增加。

（2）食物特殊动力作用：由于进食而引起能量消耗增加，机体额外产生热量的现象，也称为食物的热效应。食物特殊动力作用与进食的食物种类有关：糖与脂肪大约为基础代谢的 4%，持续 1h 左右；蛋白质可达基础代谢的 30%，持续时间可达 10～12h；而混合性食物约占基础代谢的 10%。食物特殊动力作用与食物在消化、吸收和代谢过程中需要耗能有关，如代谢过程中某些酶的活力和某些物质主动转运增加。

（3）肌肉活动：在安静时，骨骼肌活动所占产热的比重较小，但在剧烈活动时产热量可增加 10～20 倍，可使体温轻度升高。在安静状态下，机体产热量一般比基础代谢率增高 25%，这是由于维持姿势时肌肉收缩所造成的；机体受寒冷刺激时，首先出现温度刺激性肌紧张（thermal muscle tone）或称寒战前肌紧张（pre-shivering tone），此时代谢率就有所增加，以后由于寒冷刺激的持续作用，便在温度刺激性肌紧张的基础上出现肌肉寒战，产热量大大增加，这样就维持了在寒冷环境中的体热平衡。癫痫发作后，患者体温升高，也是骨骼肌剧烈地强直收缩的结果,在感染时出现寒战也可使体温增高。

(4) 激素:肾上腺素和去甲肾上腺素可使产热量迅速增加,但维持时间短;甲状腺激素则使产热缓慢增加,但维持时间长。机体在寒冷环境中度过几周后,甲状腺激素分泌可增加2倍,代谢率可增加20%~30%。

(二) 散热过程

人体代谢产生热量的散失通路包括体内传热和体表散热两个环节。热量在体内靠组织传导和血液流动进行传递,传到体表的热量按不同的方式散热,包括辐射、传导、对流以及水分蒸发散热等。

1. 机体内热量到达皮肤的途径

体内的热量通过热传导和血液循环两条途径到达皮肤,再从皮肤散发到外环境。

(1) 热传导(heat conduction):机体深部的热量可以通过热传导的方式到达机体表面的皮肤。机体多数组织的导热性与水的导热性相同,但脂肪的导热性只有肌肉或骨骼的1/2,因此,热传导的效率不高。女性或肥胖的男性由于皮下脂肪较多,形成一隔热层,使体内的热量不易传导到皮肤。

(2) 皮肤血液循环:机体深部的热量主要通过血液循环带到皮肤。单位时间内,由血液传递到皮肤的热量等于血液的比热、流过皮肤的血量以及流到皮肤的动脉血与皮肤流回的静脉血的温度差三者的乘积。血液的比热较大,与水的比热基本相同。

2. 体表散热方式

(1) 辐射 (thermal radiation):是指人体以发射红外线的形式将体热传给外界的一种散热形式。人体在21℃的环境中和不着衣的情况下,约有60%的热量是通过辐射方式发散的。辐射散热量的多少主要取决于皮肤与周围环境的温度差;其次,取决于机体的有效散热面积。

(2) 传导(thermal conduction):是指机体的热量直接传给与机体接触的温度较低的物体的一种散热方式。水的比热大,导热性能好,因此临床上可利用冰帽、冰袋等给高热病人降温。

(3) 对流(thermal convection):是指通过气体进行热量交换的一种散热方式。通过对流所散失的热量的多少,受风速影响较大。当环境温度升高到接近或等于皮肤温度时,蒸发便成了唯一有效的散热形式。

(4) 蒸发(evaporation):在人的正常体温条件下,身体表面的水分由液体状态转为气体时,每1克水蒸发为水蒸气,要带走0.58千卡的热量。因此,汗液从皮肤表面大量蒸发可带走多量体热,而起到散热作用。蒸发散热分为不感蒸发(insensible perspiration)和发汗(sweating)两种形式。

1) 不感蒸发:人即使在低温环境中,皮肤和呼吸道也不断有水分渗出而被蒸发掉,这种水分蒸发称为不感蒸发。其中皮肤的水分蒸发量约1000毫升/日,这种水分蒸发不被觉察,并与汗腺的活动无关,故称为不显汗。机体活动时,此种不显性蒸发量增多,体温每升高1℃,增加蒸发量为15%。

2) 发汗:是指汗腺主动分泌汗液的过程。通过汗液蒸发可以带走身体的热量。发汗是可以意识到的,故又称为可感蒸发(sensible evaporation)。发汗速度受环境温度和湿度的影响。若先天性汗腺缺乏症或大面积烧伤病人存在汗腺分泌障碍,在热环境中由于皮肤不能散热,体温可明显上升。

3. 散热部位及器官

由于皮肤面积巨大，当外界气温低于机体表层温度时，约近70%体热通过皮肤的辐射、传导和对流散热，一部分热量通过皮肤汗液蒸发来散发；呼吸、排尿和排粪也可散失一小部分热量，但不受体温调节机制的调控。因此，皮肤是人体的主要散热部位，而且皮肤散热还受体温调节机制的调控。

4. 散热过程的调控

机体通过交感神经系统控制皮肤血管的口径，调节皮肤血流量以改变皮肤温度，从而使散热量符合体热平衡需要。在炎热的环境中，交感神经紧张性降低，皮肤血管舒张，血流量增多(最多可达到心输出量的12%)；机体深部的热量由血液输送到体表，皮肤温度升高，皮肤散热量增加。反之，在寒冷环境中，交感神经紧张性增强，皮肤血管收缩，皮肤血流量剧减，散热量也大大减少。此外，四肢深部的静脉是和动脉相伴走行的，相当于一个热量的逆流交换系统：动脉血将热量带到末梢，由于动静脉之间的温度差，一部分热量会被温度较低的静脉血带回机体深部，通过这种逆流热量交换，可减少热量的散失(图 7-5)。但机体处于炎热环境时，从皮肤返回心脏的血液主要由皮肤表层静脉来输送，则逆流交换机制将不起作用。

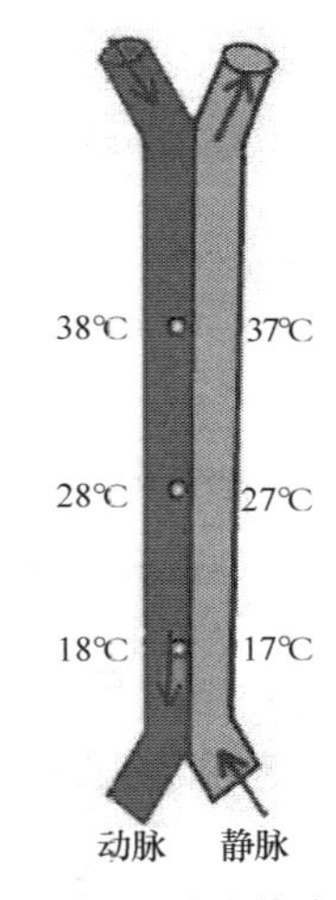

图 7-5 逆流热交换示意图

总之，环境温度变化对体热从机体深部传送到体表皮肤的影响很大。当机体在安静时，热量主要从机体深部产生，体热经血液循环到达体表，通过辐射、传导、对流和蒸发等方式将体热发散。当热量改变不大或环境温度适宜时，机体可以通过交感神经系统改变皮肤血管的舒缩状态来调节体热的散失量。当机体内产热量有较大改变或外界环境温度有急剧变化时，单纯靠调节皮肤血流量已不足以保持体温的稳定。此时，必须依靠增加分泌汗液来加速发散体热以防止体温升高；或使肌肉发生寒战以增加体内产热，以防体温下降，这些均是在体温调节系统控制下进行的。

三、体 温 调 节

在外界环境温度改变时，机体通过调节产热过程和散热过程，维持体温相对稳定。恒温动物有着完善的体温调节机制，包括自主性体温调节和行为性体温调节。自主神经性体温调节是指通过增减皮肤的血流量、发汗、战栗等生理调节反应，使体温维持在一个相对稳定的水平；而机体通过有意识活动对体温进行控制，如在不同环境中通过姿势和行为的改变，特别是采取保温和降温措施，使体温保持相对稳定，称为行为性体温调节。行为性体温调节是有意识的，是对自主性体温调节的补充。动物进化程度越高，行为性体温调节就越显得重要。

(一) 自主神经性体温调节

正常的体温调节(autonomic thermoregulation)是通过神经、体液的作用实现的。体温调节系统包括感受器、整合器和效应器 3 个环节。其中，下丘脑体温调节中枢属于控制系统。它的传出信息控制着产热器官(肝、骨骼肌)以及散热器官(皮肤血管、汗腺等)受控系统的活动，使机体深部温度(受控对象)维持一个稳定水平。而体温(输出变量)总是会受到

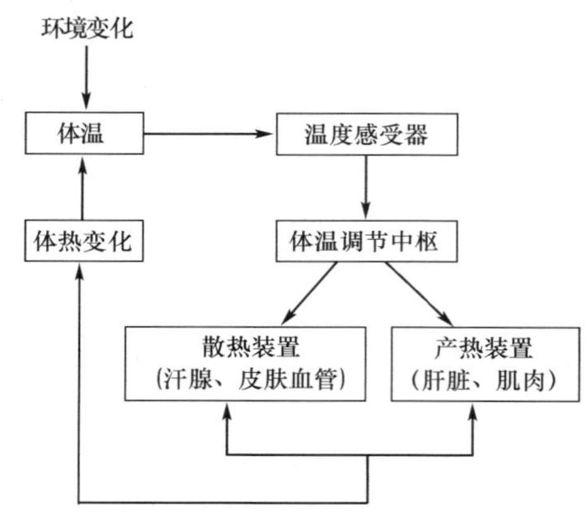

图 7-6 体温调节自动控制示意图

诸如机体运动或气温、湿度、风速等内、外环境因素干扰，通过温度检测器——皮肤及深部温度感受器将干扰信息反馈于调定点，经过体温调节中枢的整合，再调整受控系统的活动，建立起当时条件下的体热平衡，从而稳定体温。通过以上分析，不难看出体温调节是一种典型的生物自动控制系统(图 7-6)。

1. 温度感受器

对温度敏感的感受器称为温度感受器，它们都是游离的神经末梢。包括外周温度感受器和中枢温度感受器。

(1) 外周温度感受器(peripheral thermoreceptor)：存在于皮肤、黏膜和内脏，可以分为冷感受器和热感受器。当皮肤温度升高时，温觉感受器兴奋，而当皮肤温度下降时，则冷感受器兴奋。从记录温度感受器发放冲动可看到，冷觉感受器在 28℃时发放冲动频率最高，而温觉感受器则在 43℃时发放冲动频率最高。当皮肤温度偏离这两个温度时，两种感受器发放冲动的频率都逐渐下降。此外，温度感受器对皮肤温度变化速率更敏感。内脏器官也有温度感受器，内脏温度升高可引起明显的散热反应。有人将电热器埋藏在绵羊腹腔内并加温至 43-44℃，观察到羊的呼吸频率和蒸发散热迅速增加。

(2) 中枢温度感受器(central thermoreceptor)：指存在于中枢神经系统内的对温度变化敏感的神经元。分布于脊髓、延髓、脑干网状结构及下丘脑中，可分为热敏神经元(warm-sensitive neuron，指当局部组织温度升高时冲动发放频率增加的神经元)和冷敏神经元(cold-sensitive neuron，指当局部组织温度降低时冲动发放频率增加的神经元)。冷却轻度麻醉狗的颈、胸髓或胸腰髓，则动物出现皮肤血管收缩和寒战等体温调节反应；而加温脊髓，则引起皮肤血管舒张和热喘呼吸，寒战受到抑制。皮肤、脊髓及中脑的传入温度信息都会聚于延髓温度敏感神经元并向 PO/AH 输送信息，而延髓也接受来自 PO/AH 的信息。脑干网状结构中的温度敏感性神经元接受来自皮肤、脊髓的信息，并向 PO/AH 输送温度信息(图 7-7)。

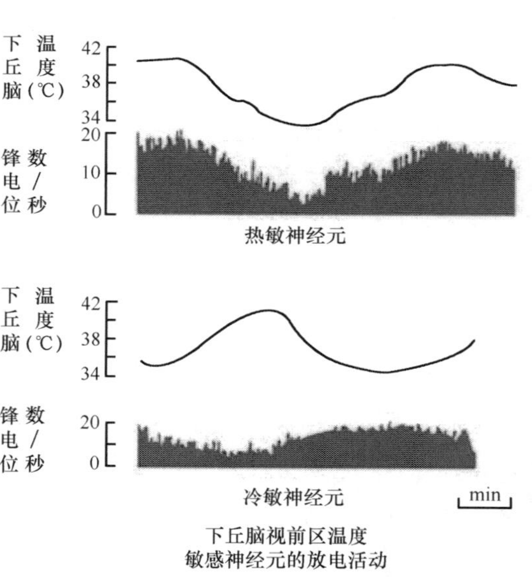

图 7-7 PO/AH 温度敏感性神经元的放电活动

2. 体温调节中枢及其整合作用

调节体温的重要中枢位于下丘脑。视前区-下脑前部(preoptic-anterior hypothalamus area，PO/AH)是体温调节的基本部位。PO/AH 有热敏神经元和冷敏神经元，分别调节散热和产热反应。PO/AH 的活动在体温调节的中枢整合中占有非常重要的地位，既能感受它们所在部位的温度变化，又能对传入的温度信息进行整合。

当外界环境温度改变时，通过①皮肤温度感受器将温度变化的信息沿躯体传入神经经脊髓到达 PO/AH；②外界温度改变通过血液循环引起深部温度改变，直接作用于 PO/AH；③脊髓和下丘脑以外的中枢温度感受器将温度信息传给 PO/AH。

通过 PO/AH 和中枢其他部位的整合作用，由下述三条途径发出指令调节体温：①通过交感神经系统调节皮肤血管舒缩反应和汗腺分泌；②通过躯体神经改变骨骼肌的活动，如在寒冷环境时的寒战等；③通过甲状腺和肾上腺髓质的激素分泌活动的改变来调节机体的代谢率。一般认为，皮肤温度感受器兴奋主要调节皮肤血管舒活动和血流量；而深部温度改变则主要调节发汗和骨骼肌的活动。通过上述的复杂调节过程，使机体在外界温度改变时能维持体温相对稳定。

3. 体温调定点学说

调定点学说认为体温调节类似于恒温器的调节，在体温调节中枢内有一个调定点，调定点的正常设定值在 37℃左右，体温调节机构围绕着这个调定点来调控体温。当体温偏离调定点时，可由反馈系统（温度感受器）将偏差信息输送到控制系统，后者将这些信息综合分析，与调定点比较，然后通过对效应器（产热和散热）的调控把中心温度维持在与调定点相适应的水平。

通常认为，PO/AH 中的温度敏感神经元可能在体温调节中起着调定点的作用。例如，由细菌所致的发热是由于热敏神经元的阈值因受到致热原（pyrogen）的作用而升高，调定点上移（如 39℃）的结果。因此，发热反应开始先出现恶寒战栗等产热反应，直到体温升高到 39℃以上时才出现散热反应。只要致热因素不消除，产热与散热两个过程就继续在此新的体温水平上保持着平衡。应该指出的是，发热时体温调节功能并无阻碍，而只是由于调定点上移，体温才被调节到发热水平。

4. 体温调节的单胺学说

在哺乳动物下丘脑的与体温调节有关的神经末梢中含有丰富的单胺物质。20 世纪 60 年代初，狗、猫、猴的实验证明，用 5-羧色胺灌注动物的脑室或微量注入于下丘脑，动物的体温上升，同时伴有血管收缩反应和寒战；而去甲肾上腺素则使动物的体温降低 0.5～2℃，同时伴有外周血管舒张。根据上述实验，提出了体温调节的单胺学说，此学说认为，5-羧色胺和去甲肾上腺素这两种物质在量上的动态平衡可保持体温的恒定。但目前认为，这两种物质对体温调节中枢的活动只能起到调整的作用，而对于体温的恒定水平没有决定作用。

（二）行为性体温调节

体温调节是一个复杂的过程，机体常常动用多种功能系统参与体温调节。行为性体温调节（behavioral thermoregulation）是人和动物的一种非常重要的体温调节形式。

1. 行为性体温调节的种系发生

低等动物的体温随着环境温度的变化而变化，不能保持其体温的相对恒定，因此称为变温动物。人和高等动物能够在环境温度不同的情况下，通过对体内产热和散热过程的调节来保持体内环境温度的相对稳定，并提高对环境温度变化的适应能力，因此称为恒温动物。从种系发生上看，行为性体温调节是一个古老的系统，从鱼类到哺乳类一切脊椎动物均可观察到。

大部分变温动物没有明显的生理性体温调节，它们通过将其身体移居于自身最适温度的环境而控制体温，以适应生理活动的需要。如，当气温低于最适温度时，蜥蜴头朝太阳照射的方位，把身体以适当的角度面向太阳，最大限度地暴露身体，吸收热量；当气温高于最适温度，它们就背向太阳，并尽可能少地暴露身体或转向一些较凉的地方；当地面温度很高时，则爬到草丛下或钻入洞内。在试验中，强迫蜥蜴在45℃和15℃的环境之间作选择，它们会在冷和热环境之间移动而保持其体温在18～38℃。

行为性体温调节也是恒温动物繁殖系统的首选机制。当有选择的余地时，大多数动物都会选择对自己最适合的温度小环境。它们会针对太阳的方位，或改变姿势在日光和阴影之间转移，或在空气平静和流动的区域之间搬家。更为复杂的体温调节行为，是做巢穴拥挤在一堆等社会行为。

除上述行为性体温调节外，人类适应环境温度的行为反应主要表现在对衣着的选择、住房建筑及室内空调的使用等方面。

2. 行为性体温调节的分类

行为性体温调节中包括简单的和极复杂的行为，大致可分为三类：①与代谢活动有直接关系的行为，例如，体表面积改变有关的姿势、体位变化和群集在一起等；②身体与外环境隔离的活动，例如，衣服的选择，动物向体表面涂水、唾液（大鼠、蝙蝠）等，水浴（河马）、泥浴（野牛、猪）等；③向温热低的地方移动，如移动到阴凉场所。

第二节 体温与人体生理功能

正常体温是机体进行新陈代谢和正常生命活动的必要条件。正常动物在体温调节中枢的调控下，能在一定的环境温度范围内维持体核温度处于恒定状态，但是如果环境温度过低或者过高都会引起体温降低或升高，从而对生理功能造成一定的影响。

一、高体温及体温过高对人体功能的影响

生理性体温升高是指体温在正常的体温范围内保持一个较高的水平，一般可对机体产生有益的影响：如高体温能提高白细胞抵抗外来病毒、细菌的功能，增强机体的免疫力，改善体质；而体温每升高1℃，脉搏跳动每分钟就会增加10次，可使机体获得充足的氧气，提高细胞的新陈代谢率。然而，体温过高和发热却是临床上疾病的症状，会给机体带来不利的影响。

（一）调节性和非调节性体温升高

体温升高是许多疾病所伴随的共同体征。在临床上多数患者的体温升高是由致热原引起的调节性体温升高，即发热；而由非致热原引起的体温升高则见于机体体温调节功能衰竭，如中暑、产热过多（甲状腺功能亢进、运动、破伤风、癫痫持续状态或惊厥后等）、散热减少（机体大量失水、失血，导致循环血量减少，经皮肤散热量降低等）、其他如中枢神经系统的损伤、脑出血、颅内肿瘤及颅内压增高等，多数体温调节功能障碍，属过热（hyperthermia）的范畴。

1. 发热

发热是机体在致热原的作用下，通过一定方式引起的调节性体温升高，把体温按新设定的水平上调至新的高度，通常把体温升高超过正常值0.5℃以上称为发热。这种调节性体温升高是以调定点提高为基础，如感染性发热是体温调定点突然升高所致。当体温调定

点温度大于体核温度时，产热增加和减少散热，最后体核温度与升高了的调定点温度平衡。

2. 过热

过热是指非调节性体温升高，体温升高时调定点并未发生移动，此时体核温度大于体温调定点温度。通常是由于体温调节功能障碍或者散热障碍以及产热器官异常等，体温调节系统不能将体温控制在与调定点相适应的水平，是一种非调节性（被动性）体温升高，与发热的区别见表 7-2。

表 7-2　发热与过热的比较

	发热	过热
体温升高机制	调节性升高	被动性升高
体温调节能力	正常（高水平进行的体温调节）	障碍
体温调定点水平	上移	未发生移动
体温与调定点的关系	体温与调定点在较高水平上相适应	体温高于调定点水平
产热散热器官功能	正常	异常

（二）发热对机体功能代谢的影响

1. 物质代谢的改变

体温升高时物质代谢加快。一般认为，体温每升高 1℃，基础代谢率提高 13%，所以发热病人的物质消耗明显增多。如果持久发热，营养物质没有得到相应的补充，病人就会消耗自身的物质，导致体重下降，甚至消瘦。

(1) 糖代谢：发热时由于产热的需要，能量消耗大大增加，因而对糖的需求增多，糖的分解代谢加强，糖原储备减少，乳酸的产量增加。

(2) 脂肪代谢：发热时因能量消耗的需要，脂肪分解也明显加强。由于糖原储备不足，加上发热病人食欲缺乏，营养摄人不足，机体动员脂肪储备。另外，交感-肾上腺髓质系统兴奋性增高，脂解激素分泌增加，也促进脂肪加速分解。

(3) 蛋白质代谢：发热时由于高体温和内生致热原的作用，病人体内蛋白质分解加强，尿氮排出比正常人增加 2～3 倍。此时如果未能及时补充足够的蛋白质，将产生负氮平衡。

(4) 水、盐及维生素代谢：在发热的体温上升期，由于肾血流量的减少，尿量也明显减少，Na^+ 和 Cl^- 的排泄也减少。但到退热期因尿量的恢复和大量出汗，Na^+，Cl^- 排出增加。高温持续期的皮肤和呼吸道水分蒸发增加及退热期大量出汗可导致水分大量丢失，严重者可引起脱水。

2. 生理功能改变

(1) 中枢神经系统功能改变：发热使神经系统兴奋性增高，特别是 40～41℃高热时，病人可能出现烦躁、谵妄、幻觉。有些病人出现头痛。在小儿，高热比较容易引起抽搐（热惊厥），这可能与小儿中枢神经系统尚未发育成熟有关。

(2) 循环系统功能改变：发热时心率加快，心率过快和心肌收缩力加强（交感神经和肾上腺素的作用）会增加心脏负担，在心肌劳损或心脏有潜在病变的人容易诱发心力衰竭，应特别注意少数病人可因大汗而致虚脱，甚至循环衰竭，应及时预防。

(3) 呼吸功能改变：发热时血温升高可刺激呼吸中枢并提高呼吸中枢对 CO_2 的敏感性，再加上代谢加强、CO_2 生成增多，共同促使呼吸加快、加强，从而有更多的热量从呼吸道散发。

(4) 消化功能改变：发热时消化液分泌减少，各种消化酶活性降低，因而产生食欲减退、口腔黏膜干燥、腹胀及便秘等临床症状。这些可能与交感神经兴奋、副交感神经抑制以及水分蒸发较多有关。

3. 防御功能改变

发热对机体防御功能的影响，既有有利的一面也有不利的一面。

(1) 抗感染能力的改变：有些致病微生物(如淋球菌和梅毒螺旋体)对热比较敏感，高体温有利于体内致病微生物的灭活与清除。发热时，某些免疫细胞功能加强，说明发热能提高机体某些方面的抗感染能力。然而，也有资料表明，发热抑制自然杀伤细胞(NK 细胞)的活性，降低机体抗感染能力。

(2) 对肿瘤细胞的影响：发热时产内生致热原细胞所产生的大量内生致热原(IL-1，TNF 和 IFN 等)除了引起发热以外，大多具有一定程度的抑制或杀灭肿瘤细胞的作用。另外，肿瘤细胞长期处于相对缺氧状态，对热比正常细胞敏感，当体温升高到 41℃左右时，正常细胞尚可耐受，肿瘤细胞则难以耐受，其生长受到抑制并可被部分灭活。因此，目前发热疗法也被应用于肿瘤的综合治疗。

(3) 急性期反应：内生致热原可诱导急性期反应，主要包括发热、急性期蛋白(acute phase proteins)的合成增多、血浆微量元素浓度的改变(血浆铁和锌含量的下降，血浆铜浓度增高)及白细胞计数的改变，是机体对致病因素的一种以防御为主的非特异性反应和全身性适应行为。

(三) 过热对机体功能代谢的影响

1. 慢性热致疾病对人体的影响

人在热环境下长期工作和生活，可因热的远期慢性作用而使健康受损，热对人长期慢性作用所引起的疾病可称为慢性热致疾病。慢性热致疾病的主要临床表现：胃肠功能障碍；慢性热疲劳；维生素 B 不足；在高温、高湿(闷热)环境下劳动作业，易发生皮疹即热痱子。

2. 高温(气温大于 34℃)**所致体热蓄积，导致一系列病理生理改变**

(1) 皮肤血管扩张及大量出汗可致失水失盐，有效血容量减少，血液浓缩，心脏负担加重，可能导致急性循环衰竭。

(2) 后期尿量减少，尿中出现蛋白、管型，严重者可能出现急性肾功能不全。

(3) 消化道供血不足，唾液分泌减少，胃蠕动受抑制，电解质紊乱，血液氯离子储量减少，胃酸降低，引起消化不良等消化道疾患。

(4) 大脑皮层兴奋性增高，通过负诱导抑制中枢神经系统运动区，出现注意力不集中，反应迟钝，动作准确性降低，早期表现为暂时性可逆的功能紊乱，晚期出现脑出血、脑水肿、神经细胞混浊肿胀等不可逆变化。

(5) 体温过高使全身血管内皮受损，促发内源性凝血，凝血因子及血小板大量消耗导致凝血障碍，皮肤及内脏广泛出血。

3. 中暑时的临床表现

中暑指在高温(气温 34℃以上)或强辐射(特别是湿度大、无风)环境下，由于体温调节失衡和水盐代谢紊乱产生的以心血管和中枢神经系统功能障碍为主要表现的急性综合病征。分为先兆中暑、轻症中暑和重中暑 3 种，重症中暑又分为热痉挛(heat-spasm)、热衰竭(heat-failure)和热射病(也称日射病，heatstroke)3 型。

(1) 热射病：人体在热环境下，散热途径受阻，体温调节机制失调所致。其临床特点为突然发病，体温可达 40℃以上，开始时大量出汗，以后出现无汗，并伴有干热和意识障碍、嗜睡、昏迷等中枢神经症状。死亡率极高。

(2) 热痉挛：由于大量出汗，体内钠、钾过量丢失所致。主要表现为明显的肌痉挛伴有收缩痛。痉挛以四肢肌肉及腹肌等经常活动的肌肉为多见，尤以腓肠肌为最。痉挛呈对称性，时而发作，时而缓解。患者神志清醒，体温多正常。

(3) 热衰竭：多数认为在高温、高湿环境下，皮肤血流的增加不伴有内脏血管收缩或血容量的相应增加，因此不能足够的代偿，致脑部暂时供血减小而晕厥。一般起病急，先有头昏、头痛、心悸、出汗、恶心、呕吐、皮肤湿冷、面色苍白、血压短暂下降，继而昏厥。体温不高或稍高。通常休息片刻即清醒，一般不引起循环衰竭。

二、低体温和体温过低对机体的影响

通常将体核温度低于 35℃称为低体温，简称低温。依据低温的程度分：轻度低温(mild hypothermia)(33～35℃)、中度低温(moderate hypothermia)(28～32℃)、深度低温(profound hypothermia)(17～27℃)和超深低温(ultraprofound hypothermia)(2～16℃)。根据低温发生的原因和临床表现可分为：偶发性低温、创伤性低温和化学毒剂引起的低温。某些疾病如甲状腺功能不足、脑血管疾病或麻醉药中毒时体温也会降低。人的体温下降至 20℃时，通常不能恢复。

(一) 调节性低温与非调节性低温

(1) 调节性低温(regulated hypothermia)：调节性低温是体内外因素引起体温调定点(Tset)小于体核温度(Tc)，机体提高散热和降低产热，动物喜欢选择低于热中性温度区(thermoneutral zone)的凉爽环境或者冷环境，这种反应持续到 Tc 等于 Tset，使机体处于低温状态。在正常日周期时相(睡眠)的体温降低以及退热药的降温作用均属于调节性降温，但前者是体温正常生理范围内的昼夜节律性调节现象，后者对正常体温无作用。

(2) 非调节低温(forced hypothermia)：非调节性低温是 Tc 被动地降低到 Tset，多见于急性暴露在冷环境中引起的低温，或者治疗性低温。

(二) 低体温对机体的影响

机体的器官、组织和细胞在一个狭窄的温度范围内保持其正常的功能状态。当体温降低时，机体的细胞的各种代谢功能不可避免地发生各种变化，对机体器官、组织和细胞的功能产生较大的影响。而体温过低(hypothermia)是指人体在丧失过多热量后体温逐渐降低，生理机能随之减弱，在严重情况下可导致死亡。

1. 对组织细胞能量代谢的影响

人体耗氧量的下降与体核温度的降低是一致的，在体核温度由 32℃降至 20℃的过程中耗氧量直线下降，二者呈显著的相关性：体温每降低 1℃，耗氧量下降约 8%。当体核温度降为 28℃时，耗氧量下降约 50%。人体代谢率通常是随着中心体温的升高或降低而成倍的增加或减少，例如，中心体温每降低 10℃，代谢率下降 50%，同时摄氧量和耗氧量均降低。

低温时各器官耗氧量的降低程度并不一致，对各器官功能的影响也不相同，其中大脑的功能明显降低；肝耗氧量中等程度减少，代谢功能明显降低。大脑的能量代谢依赖线粒体对葡萄糖的氧化作用，这些能量中约有 60%用于神经元细胞膜的除极和复极过程，以维持离子梯度;40%的能量用于维持细胞的完整性。大脑只储存少量的低浓度的 ATP,因此保持足够的脑血流量和代谢产物是非常重要的。所以,尽管大脑只占人体重量的 2%,但它的高代谢率需要心排血量的 15%来维持。

2. 对主要器官生理功能的影响

低温对体温调节功能和全身各个系统都带来显著的影响。

(1) 对体温调节的影响:轻度低温的病人体温调节功能正常。体核温度在 34℃以下时,对冷的代谢产热反应不复存在;体温为 30～33℃时,肌肉僵直;体温为 27～30℃时,产热量仅可维持基础代谢,战栗终止;体温降到 20～25℃时,出现中枢性抑制。

(2) 对心血管的影响:轻度低温时心排出量和耗氧量增加,中度重度低温则可抑制心脏的活动,心肌收缩功能降低导致心排出量下降引起低血压。冷性心脏停搏(cold arrest)和心律失常是体温过低的严重并发症,体温在 33℃以下时将出现心房纤颤。体温在 32～34℃时,皮肤血管收缩,血液黏稠度增高,外周阻力增加;早期心电图显示窦性心动过缓、T 波倒置,以及 P-R、QPS 和 Q-T 间期延长,典型表现为 J 波的出现。体核温度低于 30℃时房性纤颤发生率明显增加;低于 28℃时,发生自发性室颤和心脏停搏的危险性大大增加。低温使氧解离曲线左移,不利于氧的释放,使组织供氧量减少,导致严重的氧债,这多是创伤病人潜在的严重并发症。动物实验研究发现,低温使中性粒细胞向缺血组织的迁移率降低。

(3) 对呼吸系统的影响:低温使呼吸频率降低,这是由于脑干呼吸中枢受到抑制所致。最初是呼吸频率增加,但随着体温的降低,呼吸频率和潮气量成比例的降低,飞的血流量随着循环功能的降低而下降,最终出现呼吸停止。此时动脉内的氧量供应仍能维持,但组织内的氧量供应因为强烈的血管收缩和血红蛋白解离曲线左移而受到削弱。中度低温可致支气管痉挛,在慢性状态下可见肺水肿和支气管分泌物增加。

(4) 对血液的影响:许多研究表明,低温可引起血容量降低,血细胞比容增高,白细胞与血小板减少以及血液黏稠度增高。由于低温能引起凝血功能的障碍,可对止血过程产生影响。动物实验证明,延长低温可致血小板功能紊乱,降低血小板聚集及延长凝血时间。

(5) 对泌尿系统的影响:低温可导致肾小管重吸收水和电解质的能力降低,摄氧量下降,血流量减少。低温时尿量增加的主要原因之一是肾小管重吸收 Na^+ 的影响与 Cl^- 的功能下降与重吸收水减少。

(6) 对肝脏的影响:低温可抑制肝脏的解毒能力,因而使药物排出的时间延长;肝功能的下降使参与凝血的蛋白和酶合成减少,进一步加重凝血障碍。

(7) 对消化系统的影响:低温可引起胃肠动力减弱。当体温低于 32℃时,胃液量、游离酸以及胃蛋白酶呈进行性下降,肠蠕动减弱,可出现轻度肠梗阻。另外,低温后肝脏的血流量减少,非蛋白氮增多,肝糖原减少,葡萄糖的利用率下降,出现高血糖以及肝脏的清除功能降低。

(8) 对内分泌系统的影响:体温下降初期,腺垂体促肾上腺皮质激素(ACTH)分泌增多,血中肾上腺皮质类固醇也增多。但随着体温的不断下降,ACTH 逐渐减少,体温低于 28℃时分泌停止,促甲状腺激素的产生也受到抑制,表现为甲状腺功能的降低。低温时血管升压素分泌减少,一起体温性利尿。低温能使血糖明显升高,这种作用与胰岛素分泌降低有关;同时,外源性胰岛素的作用明显受到抑制。

(9) 对中枢神经系统的影响:低温对中枢神经系统有非常明显的影响,因为大脑的血流对体核温度的变化很敏感。体核温度每降低 1℃,脑血流量下降 6%～7%,并导致临床症状，如判断力减退、意识错乱、意识模糊等。反射功能也受低温的影响，32℃时反射亢进；体温再低时反射减弱；低于 27℃时，瞳孔对光反射和深腱反射消失，可引起病人死亡（表 7-3）。

表 7-3　低体温的基本临床表现

体温（℃）	症状
36.9～35	强烈颤抖，进行复杂活动有困难，劳累感，协调性不良，手不听使唤
35～33	剧烈颤抖，言语困难，头脑思维迟钝，开始忘事，对周围环境显得不再关心，步履踉跄，有冷透了和深入的麻木感
33～31	肌肉颤抖减弱，开始发僵，动作无常，思维不清，患者不能站立，幻觉，对周围环境不再有知觉
31～29.5	肌肉僵硬，无颤抖，没有理性，开始昏迷，呼吸脉搏缓慢，瞳孔开始散大，皮肤开始显蓝色，嗜睡状
29.5～26	对言语不再有反应，脉搏无常，无应激反应，只能表现神志半清，开始心房搏动紊乱
<26	呼吸脉搏停止，心室搏动紊乱，可能脑肺出血，死亡状

3. 适度低温对人体寿命的影响

人体正常温度约为 37℃，但 36.5℃可能更好。实验中，美国科学家们将一种基因植入实验鼠下丘脑的细胞中，植入的基因促使细胞更多地释放热量，使下丘脑升温，而下丘脑能感知并调节体温，因而误以为体温偏高，从而将身体其他部位温度调低 0.3℃到 0.5℃。经过这种处理的雌鼠预期寿命比普通鼠长 20%，雄鼠的寿命则延长了 12%，而且其在老年时显得相当健康，这意味着用安全的办法使人体温度略微降低，可能有助于延长寿命。所以，对个体的生存而言，37℃可能并不是最理想的温度，略低一些更好。

（三）低温的细胞和分子机制

现已经发现失血、缺氧、低血糖、尿毒症、内毒素血症、超重以及某些金属和化学毒剂都可引起啮齿类和其他哺乳动物调节性体温降低，而这些因素引起低温反应有利于改善动物机体损伤的恢复和提高生存率，具体机理归纳如下。

1. 低温降低代谢率

低温时组织细胞能量代谢平衡是很重要的。低温对组织缺血的保护作用，部分是由于降低了代谢率，从而减少了对能量的要求，但是组织内的底物或能量储存却增加了。一般认为使代谢减慢的机制包括不稳定的磷酸盐（ATP、ADP、AMP 和 Pi）的变化，但是如果反馈系统的增进不是非常高，则有可能找出促进代谢减慢的信号（例如 ATP 的增加，ADP、AMP 和 Pi 减少）。

2. 低温降低酶活性

酶是活细胞的主要成分之一，极易受外界环境温度的变化而改变其构象和活性。人体内多数酶所需的最适温度一般在 37℃左右，接近于体温。酶促反应需要在一定的温度范围进行，一般在 0～40℃，温度越高，反应速度越快。酶的活性随着温度的下降而下降，但在温度过低的情况下，酶本身并不被破坏，只是催化活性很弱，一旦温度回升，酶又可恢复其活性。因此，在酶的活性与温度的关系曲线（图 7-8）中，可以看到低温时曲线不能达

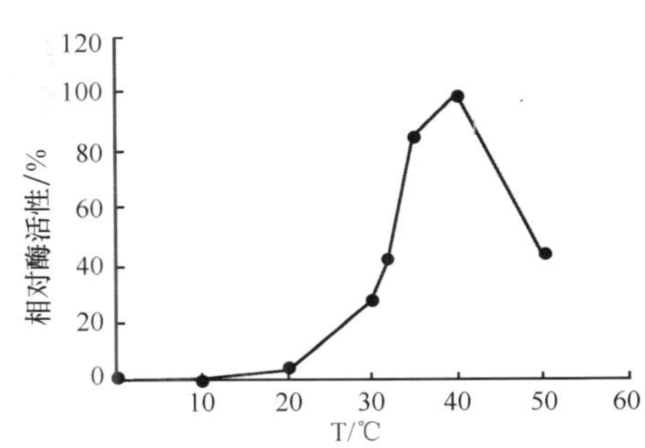

图 7-8　酶的活性与温度的关系曲线

到酶活性的零点，而高温可以使曲线达到零点，所以，可以说体温过高会致人死亡，而体温过低则不一定致死。

一氧化氮合酶(NOS)是一氧化氮主要的生物合成限速酶，在神经系统主要以原生型NOS存在，可溶于细胞质，活性调节依赖于 Ca^{+} 和钙调蛋白。受到物理刺激或受体被激活后，NOS可被激活。在32～33℃可明显减轻大鼠创伤性脑水肿，与常温组相比，轻度低温组内静脉一氧化氮和脑组织一氧化氮合酶活性明显降低，从而提供脑保护作用。

3. 低温通过改变细胞因子减轻炎性级联反应

在正常体温条件下，啮齿类动物实验性脑损伤6h内，可见大脑皮质白细胞介素-1β(IL-1β)水平升高，之后可始动炎性级联反应，神经生长因子mRNA和蛋白水平亦随之升高，持续到损伤7d，在脑外伤后立即给予全身低温(32℃)4h，可明显抑制IL-1βRNA水平的升高，同时相应降低大脑皮质中神经生长因子mRNA和蛋白水平。这就说明低温可有效地减轻脑外伤后炎性级联反应，同时亦提示脑组织中存在内源性修复机制。

在脑外伤病人中发现，在伤后给予中度低温(32～33℃)治疗4～9h，可减轻脑外伤后的继发性神经元损伤。常温组病人体温为36～37℃，伤后4d，其IL-6的水平无变化；而低温组病人血浆中的IL-6水平明显降低，并且在复温之后仍可维持IL-6水平的降低，病情明显改善。

4. 低温通过影响离子通道保护脑损伤

脑损伤时大量 Ca^{2+} 内流，导致细胞内 Ca^{2+} 超载(Ca^{2+}-overload)，其主要原因有：①脑损伤导致能量耗竭、细胞氧化磷酸化能力减弱，ATP合成减少，Na^{+}-K^{+} ATP酶功能降低，大量 Na^{+} 内流和 K^{+} 外流，细胞膜电位下降发生除极，引起电压依赖性 Ca^{2+} 通道开放，大量的 Ca^{2+} 内流；②脑损伤时由于兴奋性氨基酸浓度升高，作用于N-甲基-D天(门)冬氨酸(NMDA)受体门控的钙通道，使受体依赖性 Ca^{2+} 通道开放，大量钙内流；③脑损伤时产生的大量自由基，使细胞膜脂质过氧化，损伤脂质双分子层，影响细胞膜通透性及离子转运，引起 Ca^{2+} 内流。近年来发现轻度低温对脑损伤具有良好的保护作用。轻度低温能够减少细胞内钙超载，成为轻度低温脑保护的一个重要机制。

(1) 轻度低温对电压门控离子通道的影响：轻度低温可通过降低脑能量代谢率，从而减少钙通道的开放，缓解钙超载，此为轻度低温脑保护机制之一。脑部低温可以延迟缺血区神经细胞内高能磷酸耗竭，延缓电压依赖性 Ca^{2+} 通道开放，减轻胞内钙超载，在促进缺血后代谢功能恢复的同时，可以预防正常温度下脑缺血所触发钙调蛋白依赖性蛋白激酶Ⅱ(CaMPKⅡ)的抑制，促进缺血后辅酶Q的再合成，减少脑梗死的范围。有研究表明，低温可保护PKC的活性，有助于改善神经元损伤。

细胞膜生理学研究表明，细胞膜除极的发生是由于 Na^{+} 通道开放，Na^{+} 大量、快速地进入细胞内照成的，低温可对电压依赖性 Na^{+} 通道发生影响，延迟 Na^{+} 通道开放，推迟神经突触厚膜发生除极的时间，从而减少兴奋性神经递质的释放。

(2) 轻度低温对化学门控通道的影响：采用膜片钳技术对谷氨酸载体进行研究表明，当脑损伤时ATP耗竭 Na^{+}-K^{+} ATP酶功能受抑制，使细胞内 Na^{+} 浓度升高和细胞外 K^{+} 浓度升高，可诱发谷氨酸载体的反向运输，膜内 Na^{+} 浓度增加激活其反向运输随着除极程度的增加，其反向运输速度加快。减低大鼠脑温后，可显著延迟突触囊泡膜的除极时间，同时间满兴奋性氨基酸的释放速率；亚低温可直接影响谷氨酸、天冬氨酸载体在摄取的活性，从而减慢兴奋性氨基酸反向运输进程。

有些学者认为，轻度低温抑制脑内兴奋性氨基酸的释放可能还存在其他机制，Bickler等的研究发现，与许多其他配体门控性离子通道一样，谷氨酸酸受体也只受到轻度低温的较少影响，这是由于谷氨酸受体门控通道开启与配体结合所需的能量极低，所以温度只能在很低的程度上影响这种通过水孔道的离子流动。然而当温度降到21～24℃时NMDA受体活性可被抑制75%以上，这就说明了轻度低温不是通过直接影响谷氨酸受体复合物的活性而具有神经保护作用的，而且不同程度的低温对脑保护的机制也有所不同。低温还可以明显地影响甘氨酸门控离子通道，降低细胞外甘氨酸的含量，使多巴胺和乙酰胆碱使房减少，从而减轻了兴奋性氨基酸的神经兴奋作用。

三、临床联系及展望

（一）低温治疗

临床上治疗低温通常是用冰水浸浴、冰袋、变温毯、冷空气和冷液体灌胃等非调节性的被动降温法。低温反应可改善器官功能和提高动物的存活率。

许多研究证明，大多数环境毒物和药物的毒性与温度成正比关系，这就意味着化学毒剂对机体细胞的损害和引起中毒后遗症的程度，会随着温度的升高而加剧。例如，当环境温度从标准的室温提高到等于或超过某种动物的热中性温度区时，能够使洋地黄和破伤风内毒素的LD50降低；啮齿类动物暴露到有毒性的药物和化学毒剂中时，随着体温和环境温度升高可加速视觉与心血管功能障碍。所以，有人赞成低温治疗某些化学毒剂中毒的患者。关于低温降低毒性的机制，可能是降低体温可通过减慢毒剂在细胞水平对机体的损伤作用而达到保护细胞的作用。实验证明，啮齿类动物降低体温后可以使安非他明引起的神经递质的损耗作用减轻。例如，给大鼠连续使用安非他明类似物亚甲二氧基甲基苯丙胺(methylenedioxy methamphetamine，MDMA)14d后，纹状体和额皮质以及中枢神经其他部位的5-羟色胺出现明显的耗竭反应。若预先注射酮色林(酮舍林，ketanserin)导致体温显著降低，则5-羟色胺未出现耗竭反应。这表明体温降低能通过保护神经递质的损耗而起到保护神经的作用。

（二）低温麻醉

临床上用人工冷却法使人进入麻醉状态，称为低温麻醉。体温一般不低于28℃，可以阻断血液循环10～15 min，脑组织和心肌机能不会发生严重障碍，为做脑、心脏手术创造了有利条件。

（三）细胞冷冻技术

目前人体细胞冷冻已经被广泛应用于临床，例如在治疗不育症时使用的精子冷冻、卵子冷冻、胚胎冷冻技术；又如治疗再生医学中使用的干细胞的冻存技术等。

（四）冬眠疗法和人体冷冻技术

医学家利用仿生学原理，对一些高热、大出血、休克等危重病人采用冬眠疗法，使患者得以康复。科学家预测，人体冷冻技术在未来的应用将十分广泛。可以把患了绝症的病人冷冻起来，几百年后当相关的技术出现后，再使其复活，经治疗而获得健康；人体冷冻技术也使人的太空旅行有了实现的可能，如，把宇航员冷冻起来暂停人体老化的程序，数光年之后，当他们抵达某个星系后解冻，他们的年龄就和离开地球时一样，没有任何衰老。

（五）温度与化学疗法(热疗)

温度对细胞的影响概括起来有:①温度升高能使细胞膜流动性增高、稳定性下降、通透性增加,提高化疗药物的渗透和吸收;②温度升高能提高药物的摄取和药物反应速度;③温度升高可降低DNA断裂的修复;④温度升高能使镶嵌在细胞膜上脂质双分子层中的抗原流动性增加,并可聚集在液化细胞膜表面,有利于抗体和不提的结合,发挥免疫功能。

化疗药物或毒剂对细胞膜的通透性、膜的转运功能、受体结合能力、酶的活性作用以及对细胞功能其他功能的影响与温度有直接的关系。

在肿瘤化学疗法的研究中,人们利用升高温度和化疗药物对细胞毒性作用之间的协同作用来增强化疗药物的疗效。体外实验证明,局部温度达到42℃时,在2h内可使化疗药物的抗癌作用提高10～100倍。目前高温逆转肿瘤耐药的现象和机制已受到重视。

显然最理想的方法是局部体温升高和相对低的化疗药物对癌组织更有效的化疗,且不会损伤正常组织。

第三节 环境物理因素对人体体温的影响

人们在日常生活和生产环境中接触到很多物理因素,如气温、气湿、气压、声波、振动、辐射等,其中环境温度对人体体温的影响最大。人类在长期的生存进化过程中,已经建立起了较完善的体温调节机制。当外界温度变化时,机体通过神经和体液调节来维持产热和散热地平衡,从而稳定体温。有资料表明,正常裸体成人在一定时间内,当环境温度在13～60℃变化时,能动员机体各种调节功能使深部体温的变化幅度小于0.6℃。如果外界气象条件使人体可以容易地保持热平衡的状态,人们就会产生舒适感;如外界气象条件使人体散热困难或受到冷的刺激,人们就会产生不舒服的感觉;如果外界条件到达或超过了人体能承受的极限状态,便会使人生病甚至死亡。

在热平衡范围中,机体通常不必产生更多的热量或依赖散热机制以保持舒适,此时耗氧最少,新陈代谢率最低,产热量也最少,所以热中性温度区(thermoneutral zone)又叫热舒适区。热平衡温度的上、下限称为上临界温度(upper critical temperature,UCT)和下临界温度(lower critical temperature,LCT),但一般指具有重要生理意义的下临界温度。机体对环境温度适应后下临界温度会发生变化,即使生存环境相同,不同机体的下临界温度也不尽相同,人体对冷环境适应后的下临界温度一般为10℃。极地动物都具有隔热性的耐寒能力,其下临界温度很低。人类在进化过程中隔热组织退化,在寒冷条件下主要通过增加产热保持体温,具有一定的产热型耐寒能力。

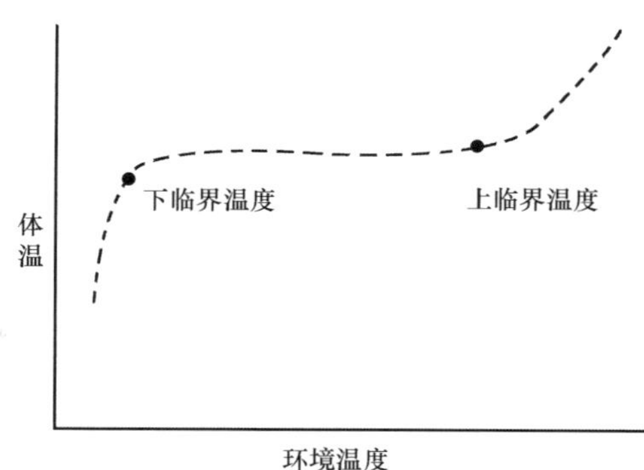

图7-9 环境温度变化对体核温度恒定的影响

动物的种系不同,热平衡范围的温度也不同。人类最适宜的环境温度为27～29℃,此时机体的代谢最稳定。上临界温度和下临界温度分别为24℃和31℃。大多数哺乳动物在热中性温度区的正常体温为36～39℃。在白天,人类、大鼠、仓鼠和小鼠的正常体温基本相似,其他哺乳动物,如猫、狗、兔、绵羊及牛的体温高于人类和啮齿类的体温 2～3℃。

机体体温在一定范围内的相对恒定，是维持机体生命活动的稳定和保证机体各个生理功能正常的基本条件。即使在基础代谢状态下，机体也同时存在着产热和散热两种生理过程。正常动物在体温调节中枢的调控下，能在一定的环境温度范围内维持体核温度处于恒定状态；所以人与其他恒温动物生存环境的温度范围是相当宽的，但是如果环境温度过低或者过高都会引起体温降低或升高；如果某些因素影响了体温的正常调节功能，恒温动物维持其生存的环境温度范围就会变窄，例如，有机磷毒剂能降低体温调定点，引起调节性低温长达数小时，因而导致动物维持体温恒定的环境范围被限制在一个很狭窄的范围内。

一、热环境对人体体温的影响

环境热学是环境物理学的一个分支，它主要研究热环境及其对人体的影响，以及人类活动对热环境的影响的学科。影响人体热感的气象要素主要有温度、湿度、风速和辐射。一般情况下，多数人对达到正常体温 50%～60% 的环境温度和 50%～60% 的相对湿度，感到最舒适。只要气温不超过正常体温的 90%（即 32℃），人体的生理机能几乎不发生什么变化。但超过了 32℃，就会出现明显的生理变化。所以通常把在 32℃以上环境下的工作称为高温作业，把 32℃以上的天气称为高温天气。

（一）热环境的特点

1. 热带地区的气候特点

热带地区一般包括热带和亚热带地区，我国热区可根据热程度和空气湿度等基本划分为湿热地区和干热地区。

湿热地区主要包括长江以南大部分地区和沿海地区。其气候特点主要表现为：日辐射强，雨水多，气温高，湿度大，热期长。各地年平均气温多在 20℃左右，最热月平均气温为 28℃左右，而极端温度高达 34～43℃以上，气温日差较小，一般为 5～10℃。其中多数地区每年近八个月平均空气相对湿度（relative humidity，RH）大于 80%，沿海有些地区 RH 终年大于 80%。

干热地区指沙漠地区，其气候特点为：日辐射较湿热地区更强，气温高，雨水稀少，空气极为干燥，气温的日差很大，甚至可达 50℃左右，极端最高气温达 47～48℃ 。

2. 高温微小气候

多种生产作业间和军事工作舱室，如钢铁冶炼车间、通讯舱、飞行舱、舰艇、坦克等，由于其特殊的封闭条件，或内部设备及工作和生产特点等原因，内部环境的温度会大幅度升高，有时甚至可达 50℃以上，造成高温、高湿和低通风的微小工作环境；尽管现代空调技术的发展使多种特殊高温作业环境得以显著改善，但仍然还有一些工作环境的高温状态难以改变。另外，各种特殊的工作和军事作业训练服装，如飞行服、防化服、冶炼隔热服等均具有高效的密闭隔热功能；而缺乏足够的透湿和蒸发散热性能，也会导致机体微小环境高热。

（二）热环境对人体机能的影响

热代谢的重要生理功能就在于调节产热和散热过程，维持机体热平衡和体温恒定。当机体处于高温环境中，特别是环境温度接近或超过机体温度时，散热不利，甚至还要接受外界环境的热量，而且由于机体常常必须进行多种劳动和生活活动，有着更多的内源性热产生,使得体内产热与散热平衡体系发生异常变化,甚至失调,导致体内过量热的蓄积,给机体造成严重的影响。

医学研究表明,环境温度与人体的生理活动密切相关,环境温度高于28℃时,人们就会有不舒服的感觉;温度再高就易导致烦躁、中暑、精神紊乱;气温高于34℃,并且频繁的热浪冲击,还可引发一系列疾病,特别是使心脏、脑血管和呼吸系统疾病的发病率上升,死亡率明显增加。此外,高温还加快光化学反应速率,从而使大气中O_3浓度上升,加剧大气污染,进一步伤害人体健康。

(三)热环境对机体能量代谢的影响

生物体内物质代谢过程中所伴随的能量释放,转移和利用,通常称为能量代谢(ennergy metabolism)。通过能量代谢,人体不断地获得生命所需的能量,维持着恒定的体温。当机体处于高温状态下时,由于机体散热的需要和高温对组织细胞功能的影响,能量代谢发生了显著的变化。影响机体体热交换方式及其散热效果的主要因素之一是环境气候条件。机体在干热环境和湿热环境条件下具有不同的热平衡特点。

1. 热环境下能量代谢的改变

在高温环境下,人体的基础代谢发生明显变化。实验观察表明,安静状态下人体在28℃环境中机体产热量即开始提高,并随气温升高,机体基础产热量逐步提高。在40℃环境安静受热2h过程的初始15~30min,体内代谢产热量较受热前升高11%~17%。

高温作业时,劳动强度与高气温因素共同作用下加剧了机体的能量代谢,出现严重的热负荷。高温作业时,环境温度愈高,劳动强度愈大,施与机体的热负荷也愈大。在常温下(18~22℃)进行体力活动时,蓄积热量只有+0.92kJ/min,而在35℃温度下蓄积热量增加至+5.42kJ/min,在45℃条件下蓄热量剧增至15.33kJ/min之多。其主要原因可能是:①为了实现体表散热,大量血液进入外周循环,心血管系统做功增加;②汗腺活动加强,分泌大量汗液以增加蒸发散热;③体温升高和汗液蒸发使得机体内能量大量丧失等。

2. 高温所致机体能量代谢变化的机理

细胞能量代谢的基础在于细胞内一系列酶促生物化学反应。一般来说,化学反应的速度随反应体系温度的变化而变动。温度升高10℃,化学反应速度加快2~3倍,这即是通称的温度系数(temperature quotient-Q10)。人类生命活动中的生物化学反应亦遵循这一科学定律,其Q10在一定温度范围内多为2~3。体温在一定范围内增加会引起机体代谢率升高的学说已为许多学者证实,氧耗量是反映机体能量代谢状况的经典指标。

但是,高温所致机体内化学反应速度的增加及其所致代谢率增加并不总是伴随着体温升高而平行升高,当机体热平衡机制因外界过热负荷而发生紊乱时,机体体温过高,则使体内能量代谢的细胞学基础受到损伤,细胞生物反应发生障碍,机体生命活动的Q10就会降低,生物化学效应将明显下降。钱令嘉等的实验研究表明,当机体体温在39℃以下时,心肌细胞线粒体H^+-ATP酶合成活力 和Ca^{2+}-ATP酶,肾Na^+、K^+-ATP酶等活力水平均较常温状态下为高,其相关细胞代谢功能如ATP合成,水盐代谢,Ca^{2+}代谢平衡,细胞膜通道活动均随之增强,细胞耐受热的生存和增殖能力等明显增强;但当机体体温超过40℃以上,机体上述等多种重要的功能酶活性就会出现急剧下降。这一方面是由于体内多种酶类是必须在适宜的温度条件下才具备较强的活性,另一方面还因为在超高温条件下,酶蛋白活性中心的拓扑结构往往发生变化,以致酶蛋白和底物的结合能力或催化能力降低,酶功能效率受到很大影响,机体生物代谢率降低。

（四）热环境对体温调节的影响

正常情况下调定点在 37℃左右，在热环境中人体体温调定点不移动，当中枢温度达 37℃时，热敏感神经元放电频率即明显增加，以利于散热，使体温维持在正常范围。但机体调节体温的能力是有一定限度的。当机体产热和接受外界环境的热量超过人体散热，就会使热能在体内蓄积，导致体温失调，出现不同程度的体温升高。因此，体温升高可作为人体内热负荷是否超过机体耐受限度的标志，一般认为在热环境中体温升高 1℃是正常的，有利于机体散热。如超过正常范围，则表示机体过热。有人提出，以肛温 38.5℃、口温 37.4℃为军事劳动安全限值。

在热环境中，皮肤因身体内部和外界环境的共同作用受到过热刺激时，调定点可下移，在中枢温度达 36.6℃时即可出汗，以增强机体散热能力，维持体温恒定。但是，机体的这种调节能力是有限的。在安静状态下，人体对体温的调节极限为气温 31℃、RH 85%，或气温 38℃、RH 50%，而人体进行较高强度的劳动作业时，由于机体代谢随劳动负荷的增加，体温调节的极限将大幅度降低。当机体产热和接受外界环境的热量超过人体体温调节的生理极限时，就会使热在体内蓄积，导致体温失调，并出现不同程度的体温升高。体温过度升高直接导致机体多种组织细胞结构异常，并进而使一系列生理反应紊乱，严重影响机体生理功能，减低机体脑体作业能力。因此，体温的升高是机体热负荷是否超过机体耐受极限的重要生物标志。

（五）中暑

随着全球气温的升高，热致性疾患（heatinducing illnesses）的发病率也在逐渐增加。热致性疾患是一类人体对高温不能耐受的疾病，包括热水肿、热疹、热痉挛、中暑性昏厥等，中暑是其中最严重的一种。

1. 概念

中暑是指在高温作业环境下，由于热平衡和/或水盐代谢严重失衡引起的以中枢神经和/或心血管系统障碍为主要表现的急重症疾病，其特征为体温高于 41.1℃并伴有相应的神经功能障碍。

2. 病因

气象因素是中暑发生的主要因素，通常气温超过 31℃时就开始有中暑病例发生，大批中暑病例的发生则与热浪袭击有关，健康水平和经济水平与中暑关系也极为密切。中暑的发病率、死亡率与环境温度升高持续的时间密切相关。凡能致机体产热增加或散热功能发生障碍的因素均可诱发中暑。

3. 分类

中暑分为先兆中暑、轻症中暑和重中暑 3 种，重症中暑又分为热痉挛、热衰竭和热射病。由于先兆中暑与轻症中暑之间无明确的界限，亦可统称为中暑的前驱症状，而重症中暑中以热射病（HS）最多见，主要表现为高热（>40℃）和多器官功能失常，可分为运动性中暑也称劳力性热射病（exertional heat stroke，EHS）和非运动性中暑也称典型性热射病（classical heat stroke，CHS）两种类型。前者多见于在高温高湿环境中进行强体力劳动或剧烈运动的年轻人，后者多见于体温调节能力下降的老年人或有基础疾病者。无论哪种类型均有发病急、死亡率和致残率高的特点。

4. 发病机制

人体热量的获取有几种机制，在静息时的基础代谢每小时产生大约 4.2×10^{5}J 的热量。

如果人体散热机制在失调状态下，这些热量每小时可使体温升高 1.1℃，而剧烈运动能产生多出此 10 倍的热量，超过每小时 4.2×10^6 J。同样，发热、颤抖、震颤、惊厥、甲状腺功能亢进危象、败血症、拟交感神经药物和许多其他情况都能增加热量的产生导致体温升高。

影响散热的因素包括血容量不足、心血管功能低下和皮肤病变。不仅如此，高温环境、高湿度环境和许多药物能影响散热，最终导致中暑的发生。同样，下丘脑功能紊乱可改变温度调控水平，并且导致体温急骤升高和中暑的发生。

每当产热超过散热时，人体体温升高，传统的中暑通常发生在对外界环境温度适应能力较差的个体身上(例如婴幼儿、老年人、慢性病患者)。不仅如此，老年人和病人由于心血管系统储血较差，不能适应外界的高温环境，最易发生中暑。患皮肤病和服用影响汗腺分泌药物的病人也容易发生中暑，因为他们不能有效地散发体内的热量。再者，血液在全身外周的再分布，并同脱水和汗液中电解质的流失对心脏造成了巨大的负担，最终导致心排血量达不到正常水平，如果心排血量很低且持续时间长时可导致病人死亡。

尽管环境温度大不相同，人类和其他哺乳动物都能通过调节机制来平衡热量的代谢。每当热量摄入高于机体的热量耗散时，人体体温升高，中暑症状出现。当脑干中下丘脑周围体液温度升高时，下丘脑体温调节、血管舒缩和出汗中枢等功能发生障碍，影响了它对交感神经、对控制皮肤血管舒张和排汗的调节，随着排汗的减少，体温不可控制地急剧升高。体温超过 41～42℃，皮肤血流量减少 50%；血浆、脑脊液中环核苷酸含量增高，而 POAH 中环核苷酸含量下降；动物肝线粒体出现氧化磷酸化解偶联，ATP 降低导致能量不能以 ATP 形式储存而以热量散发。当体温超过了体内酶类所需的适宜温度范围，酶的活性降低，代谢率也下降。如肛温 42℃，耗氧量增加 40%，超过 42℃则迅速降低；脑组织热损伤时，耗氧量也降低，而氨含量增加；热辐射直接加热颅壁，并有部分紫外线和可见光线穿过颅壁使脑部温度急剧上升，过热脑组织处于缺氧状态，导致脑膜和脑实质充血、水肿，脑回变平，并有散在的点状出血。如体温达 41.7～43.3℃，并持续一定时间后，热调节机制就不能使身体排出更多的热量，持续高热使中枢神经系统损伤变为不可逆性。甚至汗腺本身受到严重损伤，还可能伴有肝、肾、心、肺损伤和凝血障碍。同时过多的热量使蛋白质变性，使磷脂和脂蛋白变得不稳定；并液化细胞膜脂质层而导致心血管性休克、多器官衰竭，最终死亡。虽然报道说体温达到 46℃的病人经治疗能够痊愈，然而当体温超过 41.1℃临界值时，应紧急抢救病人，否则后果不堪设想。

(六) 热习服

1. 热适应和热习服的概念

(1) 热适应：热适应(heat adaptation)是一种世居或长期在热环境中生活或劳动者的热耐受能力比非世居者或短期进入热环境者明显增强的生物学现象。这是机体经过若干代对热的适应性调整过程，对热气候条件已建立起来的稳固的协调关系。热适应不仅表现为多种生理功能的适应性变化，而且机体的外形形体、器官结构也发生了适应性变化，如皮肤的颜色、汗腺的分布和密度、汗腺对温度的敏感阈值、外周血管的分布和舒缩能力及热损伤的临界阈值等，使热适应者具有良好的散热功能。热适应者在脱离高温环境一段时间后，对热的适应能力仍然存在。更重要的是热适应具有明确的可遗传性和永久性的特点，表明其建立具有稳固的基因基础，且发生了基因结构和表达类型的改变。因此，热适应又称之为生物性热适应(bio-logical heat adaptation)。

(2) 热习服：热习服(heat acclimatization)是指对热环境不适者反复暴露于高温环境，

通过调整机体相关生理代偿能力，使生理性热紧张状态获得暂时改善，对热耐受能力提高的现象。热习服又称为获得性热适应(acquired heat adaptation)或生理性热适应(physiological heat adaptation)。随着热习服机制的逐步建立，机体汗液分泌的体温阈降低，泌汗率增高，汗盐含量减少，泌汗功能逐步增强，汗液蒸发散热率升高，水盐代谢趋于平衡；尤其是心血管系统功能得到显著改善，心率明显下降，心排血量明显增加，有效循环血量增多，从而使机体散热功能增强，热耐受力显著提高。热习服具有可产生、可加强巩固、可减弱甚至丢失的特点。热习服者一旦脱离热环境一段时间，已获得的热耐受能力可逐渐降低至习服前水平，即出现脱习服现象。热习服机制的基因基础可表现在相关基因表达水平的变化，而不发生基因结构的改变。

(3) 热习服与热适应的特征性差异：热习服与热适应最显著的特征性差异是机体本离开热环境后会发生脱习服。脱习服的速度因习服的程度和个体健康状况而异。多数在最初1～2周内尚能较好地保持，而后消退很快，并可在1～2个月内完全丧失已获得的热习服。而体温调节适应性特征如汗液分泌机制、水盐代谢平衡等的消退则发生较慢。

2. 热习服和热适应的机制

热习服和热适应是涉及机体多器官系统的多层次的生理学过程。人们对其生物学本质进行了多种探索，目前认为是：①心血管系统的适应性变化。表现为血浆容量和组织间液容量的增加、循环血量的重新分配、静脉运动张力的增加和循环热传递率的增高。②汗液分泌的适应性变化。如出汗率增加，有效汗蒸发利用率的增高，汗腺的易感性升高，以及体温调节中枢调控下的汗腺中枢的活动增加。③代谢的适应性变化。主要表现为机体代谢产热率的调整。组织细胞线粒体氧化磷酸化紧密偶联，能量物质的合成增加，产热及热释放减少，机体建立对热能食物的选择性利用，如糖原合成增加，而脂肪的利用受抑等。④内分泌适应性变化。内分泌的调节主要涉及与热代谢和水盐代谢有关的激素分泌，如垂体-甲状腺素和去甲肾上腺素分泌减少，胰高血糖素分泌降低，胰岛素分泌升高；肾上腺皮质激素释放减少，但醛固酮分泌量增加，肾素-血管紧张素分泌降低，血管升压素分泌增加等。

随着细胞分子生物学研究方法向环境生理学的逐步渗透，对热适应和热习服机制的认识进一步深化。在热适应机制方面，国内学者提出了热适应的中枢神经化学机制假说，并发现将多次热暴露后产生热适应的兔的脑脊液灌注于未经热暴露的兔的硬脑膜下腔，可导致后者产生较高的热耐受力，发生热适应现象。进一步研究表明，热适应兔脑脊液中存在着一种神经活性物质，可能为N端为酪氨酸的小分子肽，具有诱发未适应兔肛温降低的效应。这种小分子肽被称为致热适应因子(heat acclimate-inducing factor，HAIF)。在高温生理学领域，热休克或热应激蛋白(heat shock or heat stress proteins，HSP)的研究引起了极大关注。大鼠或家兔整体热暴露能够诱导动物组织细胞HSP高度表达，其表达水平与机体热负荷强度密切相关。

二、冷环境对人体体温的影响

低温生物学是研究低温对生物体所产生的影响及其应用的学科。包括动植物对寒冷环境的耐性、冻伤及其防治、低温酶学、极地生物学、动物冬眠等；动植物细胞组织的低温保存和移植；低体温医疗、用低温杀伤异常组织；食品、药物的冷藏和冷冻干燥；还包括电镜生物样品的低温制备技术等等。

机体所容纳的热量，称为机体热含量(body heat content)。根据人体体重和体表面积即可计算出体热含量：$H(kJ/m^2)=(0.67\ Tc+0.33Ts)\times 3.473\times$体重(kg)/体表面积($m^2$)
式中：Tc 为体核温度，Ts 为皮肤温度，3.473kJ/(kg·K) 为人体组织的比热容。

人体在冷环境中散热增加，如产热不能代偿散热，则人体体热含量减少。散热超过产热造成的体热负平衡成为热债(heat debt，D)可根据下式计算：$D(kJ/m^2)=H_2-H_1$
式中：H_1 为冷暴露前体热含量，H_2 为冷暴露后体热含量。

影响体热含量和体温的因素包括冷暴露的程度和时间、人体的冷适应程度、体力活动强度、作业安排及防寒装备的使用等。

（一）寒冷环境对机体的影响

在冷环境中，人体散热增加，机体动员各系统功能增加产热、减少散热，以维持体热平衡，防止体温降低。严寒环境的作用往往超过人体体温调控能力，此时将对人体产生多方面的影响。评价冷环境对机体的影响，体温是最有意义的生理指标。

环境冷强度指冷环境使人体散热冷却的效率。体热以传导、对流、辐射和蒸发的方式散失，散热量取决于环境冷强度的大小。在冷环境中，单纯环境气温不足以全面评价环境寒冷程度。环境气温、海拔高度、风速和太阳辐射是构成环境气候的基本要素，任何一项的改变都可引起环境冷强度的变化。

在寒冷环境中，随着气温下降，手、足的皮肤温降低最显著，但头部皮肤温度变动相对较小。皮肤温度与局部血流量有密切关系。凡是能影响皮肤血管舒缩的因素(如环境温度变化或精神紧张等)都能改变皮肤的温度。在寒冷环境中，由于皮肤血管收缩，皮肤血流量减少，皮肤温随之降低，体热散失因此减少。若以常温下皮肤血流量是100%，在环境温度18℃(暴露2h)时皮肤血流量平均减少16%，环境温度15℃、12℃、10℃和7℃时血流量分别平均减少58%、64%、65%和66%。持续的皮肤温度下降将导致皮下组织和肌肉温度降低，最终引起体温降低。

人类的皮肤对它自身的温度变化特别敏感，当平均皮肤温度发生0.01℃那样小的改变，就能感觉到。皮肤温度感受器对冷刺激的反应最灵敏，人体暴露时，首先是手足末梢部位皮肤降温，而后逐渐波及四肢和躯干。皮肤温度随环境温度和衣着的不同可有相当大的变化，环境温度越低，暴露时间越长，皮肤温度下降幅度越大。皮肤温度降低使人体体表与环境间的温差减小，经体表散失的热量大为减少，有利于保持体内温度相对稳定，具有重要的体温调节作用。但是，手足皮温降至23～20℃时会感觉寒冷，降至16～10℃时感觉疼痛，低于12℃时触觉敏感性及操作灵活性均明显降低。任何部位皮肤温度降至2℃均为寒冷耐受的临界值，此时剧痛难忍。

（二）寒冷环境引起的低温发病(偶发性低温)

非调节性低温是体核温度低于体温调定点，多见于急性暴露在冷环境中引起的低温，或者治疗性低温，是用于研究和治疗人类病理性损伤的一种方法。

1. 好发人群

偶发性低温绝大多数是发生在严寒的冬季，偶尔也发生于冷库内的报道。低温发病的主要原因是人体对寒冷的调节能力低下，体内产热减少，皮肤血管不能很好的收缩，热量严重丢失，致使体温不能维持在正常水平，随环境温度降低而降低。在冬季老人容易发生低温反应，因老年人生理状态发生了变化，皮下脂肪少导致热易散发，一般运动量小，对周围反应又不敏感等。具体分析如下：其一是老年人对寒冷的反应不明显，一般人感到冷就会战栗，皮肤紧缩，以减少体内热量散失，而老年人因为反应不明显，甚至没有反应，体内的热量就不断地散失，体温也就越来越低；其二是某些药物的作用，如吩噻嗪类药物，氯丙嗪、地西泮、甲基多巴等，这些药物可抑制下丘脑后部体温调节中枢，促进周围血管扩张，抑制血管收缩，干扰糖类代谢，可通过减低患者对环境的反应，干扰老年人对寒冷的反应，致使体温降低。由于低体温的测试比较困难，又不易察觉，因此在寒冷的冬天，老年人应少用或不用这些药物，同时老年人要特别注意保暖。

二是多见于酒精中毒者，在美国，冬季因酒后露宿街头而发生低温的事件时有报道。

三是多见于新生儿，因新生儿体表面积相对较大，热量的散失增加。

2. 分级及临床表现

在轻度患者中，各脏器可发生各种不同的生理变化。意识减退并伴有神经介导的肌肉紧张及战栗；血压下降，呼吸与心率变慢，心输出量减少；心电图变化包括 P-R、Q-T、QRS 间期延长、T 波倒置、出现 J 波和期前收缩；外周血管收缩，血液流向内脏器官引起肺水肿、尿量增加和组织水肿；基础代谢和耗氧量降低；远端肾小管功能下降，集合管对抗利尿激素敏感性增强；胃肠道蠕动减弱，肝代谢变缓；肾上腺激素分泌减少，血中胰岛素分泌减少，血糖上升；血液黏稠度增加，血液浓缩。

中度体温骤低患者出现知觉迟钝，当体温降低到 31.5℃时，意识消失，大脑功能减退。血压进一步下降，呼吸和心率变慢，并引起心输出量减少及心律失常。

重度患者可出现反射消失，酸碱平衡失调，严重影响心肺功能。严重患者中有 75%可发生心室颤动，随之心脏停搏。

3. 常见类型

（1）极快速发展或浸泡型体温过低：虽然身体具有较强的产热能力，但由于环境条件过于恶劣，如落入冷水中等，很快发展为体温过低。

（2）中速发展或衰竭型体温过低：主要由于长时间的冷暴露、体力消耗、体内能源储备不足而不能产生足够能量御寒。登山及小分队高原遇险时最多见。

（3）缓慢发展或亚临床型体温过低：由于长期暴露于轻度寒冷环境，产热不足以完全代偿散热，体温可在几天、几周甚至几个月内仍属正常范围，但终因某种意外进入体温过低状态。此型多见于老年或伴有营养不良者。

浸泡型体温过低者由于产热储备未衰竭，一旦获救后，复温不会过于困难。衰竭型患者由于产热能力已经减弱，获救后遇轻度冷暴露就可使其继续降温。亚临床型患者由于低体温通常已持续较久，已有严重的全身体液转移，若以过快速度实行体外复温，如热水浸泡等，则会造成复温休克而致命。

（三）冷应激与冷习服的概念

1. 冷应激与冷习服的概念

（1）冷应激：是指冷暴露时机体对冷刺激的一系列反应的统称。冷应激反应的结果是以最快的速度动员机体各系统的功能，增加产热、减少散热，提高机体对寒冷刺激的承受能力和抵抗力。

机体冷暴露时，首先是交感神经兴奋引起皮肤血管收缩、外周血流量减少，皮肤温度与环境气温间的温度梯度减小，使散热量明显减少，随即出现寒战。寒战是冷刺激引起的骨骼肌不随意的阵发性收缩，各肌群运动互不协调。寒战可在短时间内大量产热，对抗机体热的散失。与此同时，交感神经兴奋引起心率加快、心输出量增加、血压升高和呼吸加快等，为机体增加产热提供保障。

冷应激只是机体对冷刺激的一种有效的防御性反应，但作用并不持久。若冷刺激强度过大、持续时间过长，超过机体的应激反应能力会造成冷损伤。但如果机体反复接受适当强度的冷刺激，则可能建立冷习服。

（2）冷习服：在生理耐受限度内，人体长时间反复接受冷刺激，可获得冷习服，提高自身的耐寒抗冻能力，在一定程度上预防或减轻冷损伤。但脱离冷环境1～3个月后，人体获得的冷习服能力会逐渐减退。

2. 冷习服机制

冷习服的建立是在中枢神经系统调节下，神经系统、内分泌系统、组织细胞代谢等发生复杂的生理生化改变的过程，甚至可出现组织形态学变化。这些改变的最终结果是机体产热增加、散热减少。

由于机体冷暴露的方式、持续时间、冷刺激的强度、衣着、饮食、居住条件和机体状态不同，冷习服的表现也各不相同，可以分为：①代谢型冷习服，主要是通过增强产热，减缓体温降低；②隔热型冷习服，主要是增加皮下脂肪厚度、加强外周血管收缩以减少散热；③肢端血管反应型冷习服，主要是增强寒冷血管反应指数（indexof vaso-response to cold；VRCT）以保持一定的皮肤温度；④神经系统型冷习服，是通过下调体温调定点（set point），使得体温下降较多时才启动产热。

第四节　环境化学因素对人体体温的影响

环境中的化学污染物，如饮用水、空气或者进入食物链中的重金属和农药残留物，养殖产品中的抗生素、催生素残留物，使用不当的食品添加剂、防腐剂等，进入人体达到或积累到一定程度，都可以成为致病因素，如致癌、致畸、致基因突变，诱发癌症和神经性疾病等多种病症，严重威胁着人类的生存和发展，并对环境造成难以修复的破坏。

所谓毒物（toxicant）是指在一定条件下，给予较小剂量可造成机体功能或器质性损害的化学物；毒性（toxicity）是指毒物与机体接触或进入机体的易感部位后，能引起损伤作用的相对能力。一般而言，能引起损伤作用的剂量越小，其毒性越大。

对机体可能引起损害作用的化学物质包括：固体：铅、镉；液体：苯及其同系物、汽油；气体：一氧化碳、二氧化氮；蒸汽：农药。它们广泛存在于生产和生活环境中，称为环境毒物。不同毒物对机体热耐力的影响差别较大。化学毒性物质可以引起啮齿动物出现明显的低温反应，但人或其他身体较大的哺乳动物暴露在化学毒性物质中后却很少引起低温反应。也有些毒物，如铅或汞蒸气，对体温及热耐力影响不明。有些毒物可引起相反的后果。

一、环境化学因素对体温调节功能的影响

（一）一氧化碳（carbon monoxide，CO）降低机体的高温耐力

CO可明显降低机体的高温耐力，表现为体温的明显变动。CO所致的血氧不足可抑制代谢产热，在相对较冷的环境中可导致体温降低。

CO中毒导致体温变化可能有多方面原因。①CO引起组织缺氧，直接影响到体温调节中枢的活动能力。CO是特异性神经毒物，通过对神经细胞缺氧及神经细胞内呼吸的直接

抑制作用,使下丘脑的体温调节中枢功能紊乱。②CO 通过血流低氧张力作用于肌肉和血管的外周化学感受器,刺激体温调节中枢,使体温变化。③CO 中毒可引起体内血液动力学的改变,使内脏和肌肉因缺氧而反射性地增加血流,结果皮肤血流速度减慢,造成散热困难。在无明显热应激时可使体温(直肠温度)下降,但当同时存在热应激时可引起线粒体氧化—磷酸化的脱偶联,结果食物氧化释放的化学能量绝大部分均以热的形式散发,致使体温明显上升。这时 CO 与高温对体温上升的影响呈现明显的协同作用。④近年研究发现中枢神经系统内源性 CO 可能参与参与发热的调节过程,所以外源性 CO 也可能有潜在的发热作用,据报道在 20℃环境下工作的工人 CO 中毒时其食道温度可上升 0.3～0.5℃,而临床也有报告 CO 中毒 3h 后,患者体温升高到 39.0℃。

（二）臭氧引起急性低温反应

臭氧对啮齿类动物的体温调节影响与环境温度有关。在 18～20℃环境中,0.37ppm 的臭氧可使体温下降 1℃,1.0ppm 的臭氧可使体温下降 3.5℃;当环境温度提高到 30～32℃时,给 1.0ppm 的臭氧后体温只下降了 0.9℃。在 21～23℃的环境中给 2.0ppm 的臭氧后体温下降达 6.7℃。对大鼠和小鼠来说,臭氧引起的急性低温反应是一种保护性反应,因为它降低了机体的新陈代谢和毒剂的吸收量。

臭氧引起低温的可能机制:①大鼠暴露在 0.8ppm 的臭氧 中其代谢率降低达 25%,这可能是产生低温反应的主要原因。②臭氧也可影响甲状腺功能,给大鼠 1.0ppm 的臭氧 24h 之后,血液中 T_3 和 T_4 明显减少。

（三）空气中的颗粒物质导致机体发热

在多种工矿企业进行高温作业的熔炼工或铸造工,经常将某些金属(如锌、铜、铝、锰、锡等)氧化物的烟雾吸入体内,被中性粒细胞吞噬而释放内生致热原,能导致中枢性发热。此外,有些亲电子化合物,能引起缺氧细胞的“热敏感”,如五氯酚钠、二硝基苯酚可使机体代谢中氧化磷酸化脱偶联,细胞的磷酸化过程被抑制,而氧化过程被加剧,产热增加,引起发热。

（四）缺氧与调节性低温

大鼠放入温度梯度箱中,用无线遥控测温技术连续测量体温、心率和动物选择环境温度的变化,给予 6.9%的氧气能使体温从 37℃降低到 34.5℃,并出现优选低温度环境反应,即动物从 30℃的环境自动转移到 24℃的环境中;同时伴有心率增加现象,是循环系统运送更多的血液到缺氧组织。缺氧也可引起机体散热增加和 CO_2 产生减少,反射性地引起外周血管舒张和代谢率减低,甚至单细胞履虫缺氧时,在微型的温度梯度中也优选较低的温度环境。将低氧气体换给正常氧气体时,动物则选择较高的温度环境,温度快速恢复到正常水平。

缺氧引起的低温反应有明显的保护中枢神经系统和提高血红蛋白对氧的亲和力的作用,保证了大量的氧运输到缺氧组织,能明显提高动物在缺氧环境中生存率。正常体温大鼠和小鼠缺氧死亡的死亡率高于低温大鼠和小鼠。将大鼠暴露在 4.5%的氧气中,当体温上升到 41.5℃时,生存的时间是以对数形式降低的。小鼠暴露在 34℃的模拟高海拔急性缺氧环境中,其致死的最高海拔为 9144m;而环境温度降低为 16℃,缺氧导致致死的海拔则提高到 14630m。

这些资料说明,缺氧引起的低温反应是调节性体温降低,而低温状态和低温环境有利于动物在缺氧环境中生存。

（五）抗胆碱酯酶类杀虫剂与体温过高

人的体温调节能力决定了人体对异常温度特别是高温应激的耐受力。由于乙酰胆碱参与体温调节，而大部分有毒物质对胆碱酯酶有抑制作用，因此在人体中毒时，体温调节功能明显障碍，高温耐力明显降低，体温出现不正常的升高或下降。曾有报道，在有机农药的致毒作用下，由于胆碱酯酶活性明显下降，导致下丘脑中乙酰胆碱、儿茶酚胺等参与体温调节的神经递质含量的改变，从而使体温调节功能紊乱，热耐力下降。

（六）拟杀虫菊酯和DDT引起调节性低体温

许多研究证明，大多数化学毒剂的毒性与温度变化成正相关。这就意味着化学毒剂对机体细胞的损害和引起中毒后遗症的程度，会随着温度的升高而加剧。但拟杀虫菊酯和DDT这两种杀虫剂对神经系统的毒性作用与温度变化成负相关。拟杀虫菊酯杀虫毒力比有机磷类高10～100倍，其毒力作用是导致昆虫神经系统由兴奋、痉挛到麻痹而死亡。拟杀虫菊酯可与钠通道结合，影响神经膜除极和复极机制。拟杀虫菊酯导致钠通道闸门处于开放状态，从而导致除极延长和出现重复的放电活动。通过低温可放大此作用，例如，当温度从21℃下降到10℃时，拟杀虫菊酯引起小龙虾巨轴突除极速率提高4倍。

拟杀虫菊酯能提高大鼠神经元的放电频率，低温可促进神经-肌接头神经递质的释放。由于哺乳动物和昆虫体温不同，拟杀虫菊酯对昆虫的毒性比对哺乳动物强。如果哺乳动物的体温是37℃，昆虫的是25℃（白天可能要高些），拟杀虫菊酯对昆虫的毒性是哺乳动物的5倍，这是因为哺乳动物较高的体温可以起到解毒作用。此外，哺乳动物神经敏感性及昆虫较小的身体增加了它们对拟杀虫菊酯毒性反应的差异。

DDT的毒性作用与拟杀虫菊酯相似，在较低的环境温度中，DDT对变温脊椎动物和无脊椎动物的致死作用会更强，其机制是低温可促进DDT提高神经放电活动。

有机磷酸酯类和拟除虫菊酯杀虫剂也被证明能与膜磷脂相互作用，进而改变膜的流动性；对硫磷能降低膜流动性；氰戊菊酯能增加膜流动性。

（七）金属类毒剂引起调节性低温反应

当小鼠与大鼠暴露到一些金属（镍、镉、硒和铅）和化学毒剂（有机磷杀虫剂、梭曼和乙醇）中时，动物均优选冷环境，出现调节性低温反应。通常乙醇、甲醛、杀虫剂和其他化学毒剂的剂量接近半数致死量（LD50）时可引起体温降低，但是当环境温度升高到热中性温度区时，降温效应减弱，而毒性增强。

（八）其他毒剂引起的体温过高与发热

但许多毒剂和溶剂能产生耐热性。化学物质所引起的耐热性会减弱化疗药物的疗效，这种耐受现象已经妨碍了热疗和化疗的发展。例如，仓鼠的卵巢细胞暴露到乙醇和麻醉要中时，其耐热性明显提高。这种现象与这些化学物质导致热休克蛋白产生而引起耐热性增强有关。实验发现，人类和啮齿类动物肿瘤细胞的热敏感性有明显的差异，人类细胞比啮齿类细胞更容易产生耐热性。

乙醇与体温调节也有一定关系。动物实验证实，乙醇可降低小鼠平均致死温度，即提高机体对热应激的敏感性。不少药物，如氯化酮、卡巴肼、阿托品等，都能影响体温调节能力，甚至抽烟也能损害体温调节功能。

二、环境温度和体温对化学物质毒性的影响

大量研究表明，体温升高和降低都能明显影响化学物质或药物的毒性作用，即使体温稳定不变，环境的热应急和冷应急也可引起其毒性的变化。

以生理学为基础的药动学(Physiologicaly based Pharmacokinetic，PB-PK)模型可量化体内毒剂或药物在机体生理和生化过程中的分布。PB-PK 模型将毒剂代谢动力学、新陈代谢和其他许多因素中和在一起，体温也被认为是 PB-PK 模型中一个至关重要的方面。体温对 PB-PK 模型的作用集中于肺对空气传播毒剂的吸入和肝对循环中的毒剂及其代谢物的清除作用。

体温可间接影响空气中传播毒剂的吸入量。当体温和代谢率由于空气污染物作用降低时，肺的通气率降低，因而毒剂吸入量减少。毒剂作用后，体积较小的哺乳动物体温明显降低，进而表现出上述作用。如，臭氧引起体温降低，可通过降低每分通气量和减少臭氧的吸入量而对机体发挥保护作用。研究表明，在 22℃的环境温度中臭氧所致的轻度体温降低具有保护性，因为在此温度下，臭氧吸入量较少。但是，在冷环境中，由于代谢率增加可掩盖低温所致的保护作用。Gearhart 等认为，了解肝脏中 P450 的活性-温度关系，有助于研究氯仿的 PB-PK。氯仿可引起小鼠的体温快速降低，这种低温反应被认为可降低肝中氯仿的代谢。当温度为 24～37℃时，氯仿代谢过程中细胞色素 P450 活性的 Q10 为 2.2。当给小鼠 2000ppm 的氯仿 3.5h 后，其体温下降约 3℃，这时肝脏温度降低可导致细胞色素 P450 活性和氯仿代谢率下降 20%。

三、习服与中毒反应

(一) 冷习服或者冷环境与抗胆碱酯酶剂中毒

Baetjer(1955 年)把小鼠分别置于 15.6℃、22.8℃和 35.6℃的环境温度中适应 3d，然后给予对硫磷 16.5 m g/kg 后，其存活的时间分别为 17.0 h 、11.1 h 和 2.3h。Ryhanen 等(1988 年)把大鼠置于 5℃环境中习服 14d，给异氟磷后置于 20℃的环境中，将观察的实验结果与对照组(即给异氟磷前在 20℃环境温度中饲养的大鼠)比较，发现在 5℃环境中习服的大鼠对异氟磷的 LD50 提高了 32%。这个实验证明，冷习服能提高大鼠对异氟磷损伤的防护能力。将在 5℃环境温度中冷习服的大鼠，给异氟磷后继续暴露在 5℃环境中，测定的 LD50 是 20℃环境温度中的 2 倍。这进一步说明，冷习服或者冷环境对化学毒剂中毒的啮齿类动物具有保护作用。

(二) 习服与铅中毒

Baetjer 及其同事观察了不同季节铅毒性对人的影响，研究表明，在炎热季节人对铅的毒性反应比较敏感。动物实验也证明，在 35℃的热环境中，铅对小鼠和大鼠的毒性作用提高。但如果将小鼠预先暴露在热环境中 3d，则可降低动物对铅中毒的敏感性。例如，将小鼠暴露在 35℃的温度中 3d 后，腹腔注射醋酸铅 100mg/kg，然后再暴露于 35℃的环境温度中，小鼠存活时间为 105h。如果给暴露于 22℃环境中的小鼠相等剂量的醋酸铅，然后置于 35℃的环境中，动物存活时间仅为 77h。

（三）习服与乙醇中毒

在日常生活中，人们往往在冷环境中饮用酒精类御寒，结果却引起体温降低而导致死亡，因为乙醇可引起的调节性低温反应。那么，热适应和冷习服如何影响机体对乙醇的敏感性的呢？有研究表明，在热中性环境或对热环境适应的动物对乙醇引起的低温反应更敏感。实验证明，冷习服也可提高大鼠对乙醇所致低温的耐受性，与 20℃的环境温度相比，当大鼠在 4℃的环境中适应后，对乙醇所致低温作用的耐受性增强。在动物冷习服的第 1 天到第 8 天，对乙醇的耐受性呈指数增高，而从冷习服的第 8 天到第 20 天，其耐受性几乎没有变化。这就说明冷习服能提高动物在冷环境中的生存能力。

第五节　环境中生物因素对人体体温的影响

地球生物圈中的生命物质都是相互依存、相互制约的，它们之间不断进行物质、能量和信息的交换，共同构成了生物与环境的综合体。大部分生物在不断繁衍的过程中为人类造福，但也有些生物会给人类健康和生命带来一定威胁，如各种致病性生物可成为烈性传染病的媒介，食物中的某些生物因子可致癌、致畸；空气中存的花粉、生产过程中的生物性粉尘（动物羽、毛等）可致敏等等。

环境中生物因素对人体体温的影响主要表现为各种致病性生物引起人体体温升高或下降，其中最为常见的是外致热原导致的调节性体温升高（发热，fever）和内毒素血症引起的调节性低温。

一、外致热原引起的调节性体温升高（发热）

体温异常升高是最早受到人们关注的体征之一，并成为病因诊断和鉴别诊断的重要依据。临床上发热病因中，主要是感染等生物因素所致。

（一）发热机理

传统上把引起人或动物发热的物质称为致热原。常见能引发机体反应的物质有细菌及其毒素和代谢产物、病毒、真菌、螺旋体和抗原抗体复合物等，它们主要的致热机制是激活机体的产致热原细胞产生内生致热原，通过后者引起机体调节性体温升高。为避免混淆，常称致病微生物、内毒素等物质为外致热原（exogenouspyrogen）。严格地说，这些物质应称之为发热激活物，即能激活机体的产致热原细胞产生内生致热原的物质。

1. 外致热原

包括病原微生物的菌体及其毒素和寄生虫及其毒素等。

（1）细菌：革兰阳性菌，是常见的发热原因，主要有葡萄球菌、链球菌、肺炎球菌、白喉杆菌和枯草杆菌等及其毒素产物；革兰阴性菌，主要有大肠杆菌、伤寒杆菌、淋球菌、脑膜炎球菌、志贺菌等，这类菌群的致热性除全菌体和胞壁中所含的肽聚糖外，最突出的是其胞壁中所含的脂多糖（lipopolysaccharide，LPS），也称内毒素（endotoxin），是最常见的外致热原；其他如分枝杆菌，尤以结核杆菌最为常见。

（2）病毒、真菌、螺旋体、疟原虫裂殖子及其代谢产物等均为常见的外致热原。如病毒有鼻病毒、流感病毒、后流感病毒、腺病毒、呼吸道合胞病毒、ECHO 病毒柯萨奇病毒、冠状病毒、EB 病毒、肝炎病毒等，真菌有白色念珠菌、曲菌、毛霉菌等。

2. 体内产物

包括抗原抗体复合物、体内某些类固醇(steroid)产物均有激活致热原细胞产生内生致热原的作用。

目前公认,发热激活物作用于产致热原细胞产生内生致热原,内生致热原以不同的途径将发热信号传人体温调节中枢,使控制中心温度的调定点上移,通过传出途径调节效应器对全身产热和散热作出反应,直至体温对应于较高调定点水平,体温调节在较高的水平上出现的新的平衡。

(二) 感染性发热类型

临床上,根据发热的时程、特点等将感染性发热分为急性发热、长期高热、长期低热、反复发热、超高热。

1. 急性感染性发热

(1) 呼吸道病毒性感染:本组疾病占急性呼吸道疾病的 70%~80%。由鼻病毒、流感病毒后流感病毒、腺病毒、呼吸道合胞病毒、ECHO 病毒柯萨奇病毒等引起。

(2) 严重急性呼吸综合征(severe acute respiratory syndrome,SARS):该病于 2002 年 11 月首发在中国广东省,是一种由冠状病毒引起的以发热呼吸道症状为主要表现的具有明显传染性的肺炎,重症患者易迅速进展为急性呼吸窘迫综合征(ARDS)而死亡。

(3) 肾综合征出血热(HFRS):有直接或间接与鼠类及其排泄物接触史。

(4) 传染性单核细胞增多症:由 EB 病毒引起,全年均可散发。

(5) 流行性乙型脑炎:有严格季节性,绝大多数病例集中在 7、8、9 月。以 10 岁以下儿童为主,近年成人和老年人发病率较前增高可能与儿童普遍接受预防接种有关。

(6) 急性病毒性肝炎甲型、戊型肝炎:在黄疸前期,可出现畏寒发热,伴有上呼吸道感染症状,类似流行性感冒,易于误诊。

(7) 斑疹伤寒:轻型流行性斑疹伤寒与地方性斑疹伤寒须与其他发热疾病鉴别。主要表现是起病急、稽留型高热、剧烈头痛,病后 3~5 天出现皮疹等。变形杆菌 OX 凝集试验阳性或恢复期较早期滴度上升 4 倍以上可确诊。

(8) 急性局灶性细菌性感染。

(9) 败血症:患有原发性感染灶,其致病菌以金黄色葡萄球菌为多见,次为大肠杆菌及其他肠道革兰阴性杆菌。真菌所致者有所增加,也遇到罕见的致病菌如摩拉菌败血症、紫色杆菌败血症。

2. 发热-长期高热

(1) 结核病:以发热起病者有急性血行播散型肺结核、结核性脑膜炎、浸润型肺结核等原因不明的长期发热,如白细胞计数正常或轻度增高,甚至减少者应考虑到结核病。

(2) 细菌性心内膜炎败血症(尤其金黄色葡萄球菌所致)。

(3) 肝脓肿:①细菌性肝脓肿主要由胆道感染引起。②阿米巴肝脓肿,脓液中找到阿米巴滋养体。

3. 发热-长期低热

腋窝温度达 37.5~38℃持续 4 周以上为长期低热。

(1) 结核病:为低热的常见病因,以肺结核多见,早期无症状体征及时进行胸部 X 线检查。其次为肺外结核。

(2) 慢性肾盂肾炎:为女性患者常见低热原因。

(3) 慢性病灶感染:如副鼻窦炎、牙龈脓肿、前列腺炎胆道感染、慢性盆腔炎等。

(4) 艾滋病(AIDS):是由人免疫缺陷病毒(HlV)侵犯和破坏人体免疫系统,损害多个器官的全身性疾病。

(5) 巨细胞病毒感染:可持续低热,类似传染性单核细胞增多症、病毒性肝炎。

4. 发热-反复发热

(1) 布氏杆菌病:流行病学资料是诊断的重要依据,如发病地区、职业与病畜(羊、牛、猪)接触史饮用未消毒牛奶。

(2) 疟疾:以间日疟、三日疟较常见。遇阵发性寒战高热、大汗,间日或间 2 日周期发作者及时查血涂片找疟原虫,可确诊。

(3) 回归热:有体虱存在或有野外生活蝉叮咬史,根据血、骨髓涂片找到回归热螺旋体即可确诊。

5. 超高热病因与鉴别诊断

当体温调节中枢功能衰竭时可发生超高热对人体各组织器官,尤其脑组织损伤严重,引起脑细胞变性广泛出血深度昏迷,于数小时内死亡,需要积极抢救。

(1) 中暑或热射病。

(2) 中枢神经系统疾病如病毒性脑炎、脑出血及下丘脑前部严重脑外伤等。

(3) 细菌污染血的输血反应。

二、内毒素血症与调节性低温

给大鼠静脉注射小剂量细菌性脂多糖(LPS)10μg/kg 可以激活发热通路而引起调节性体温升高,较大剂量的 LPS 能引起快速的调节性低温反应。这是由于带有大量内毒素的大鼠出现行为性和生理性体温调节活动导致极度的散热反应,明显掩盖了被激活的发热通路,最终的结果是出现低温反应。

体温降低是败血症休克患者常见的体温调节反应,也是提高生存率的一个重要因素。将大鼠置于温度梯度箱内,静脉注射 LPS0.5mg/kg(相当于发热计量的 50 倍),动物表现出突然优选冷环境,接着出现体温降低,由于动物能够通过行为性活动选择冷环境而提高体热的散失,因而这种低温现象是全身炎症和内毒素休克引起的一种调节性反应。实验证明,中度低温可以提高内毒素休克大鼠的存活率,其原因是低温能够降低组织损伤、感染及代谢所需要的剧烈的能量消耗。

第六节　复合环境因素对人体体温的影响

以上分别介绍了环境中物理、化学和生物因素对人体体温的影响,事实上,日常生活中,这些因素往往同时存在,相互作用,共同影响着人体的体温,进而影响人体的功能。如有害气体与高温都是常见的有害因素,二者的复合是各种多因素复合应激中最为突出的。有害气体属于化学因素,高温则属于物理因素,在二者复合作用于人体时又不可避免地涉及人体的活动强度,因此实际上可看做化学、物理与人体活动三因素复合。

多因素对机体的复合作用通常出现独立、协同、拮抗三种情况,其中协同作用又有相加与相乘之分,不少学者则将相乘直接称为协同作用,以与相加作用相区别。

一、独立作用

如果两个因子对机体的作用基本上互不干扰，它们的复合则称为独立作用。这是由于各自的作用机制与作用部位不同。但人体是个有机的整体，不可能存在完全独立的复合作用，只能把那些相互影响小因子的作用称为独立作用。如，在有害气体与高温的复合中，高温引起直肠温度上升，CO 导致血中 HbCO 含量升高，二者协同作用不明显，可视为独立作用。

二、相加作用

相加作用(additive action)指几种环境因素联合作用的影响是各单项因素影响的总和，通常在各种化学结构上属同系物及其生化特性或作用部位相似的不同族化学物质之间均呈现相加作用，如丙烯腈和乙腈、农药稻部瘟净和乐果等，因其化学结构相近、性质相似、靶器官相同、毒作用机理类同，故生物学效应为相加作用。但有害气体与高温的复合情况远比两种化学毒物的复合复杂得多。例如，CO 能造成机体缺氧，与高温有相同的作用，但它们导致缺氧的机制不同，故不宜当作简单的相加作用处理。

三、协同作用

协同作用(synergistic action)指几种环境因素联合作用时，其中某一因素可使其他因素的影响(毒性)加剧，且其影响后果超过二者之和。如飘尘催化二氧化硫形成亚硫酸；吸烟又接触石棉可显著增加肺癌死亡率等。协同作用在毒理学上又称增毒作用(相乘作用)，如果两个因子对机体的复合作用大大高于二因子各自作用效果的简单相加，它们的复合则称为增毒作用。如 CO 中毒可引起体内血液动力学的改变，使内脏和肌肉因缺氧而反射性地增加血流，结果皮肤血流速度减慢，造成散热困难。单纯 CO 在无明显热应激时可使体温(直肠温度)下降，但当同时存在热应激时可引起线粒体氧化-磷酸化的脱偶联，结果食物氧化释放的化学能量绝大部分均以热的形式散发，致使体温明显上升，这时 CO 与高温对体温上升的影响呈现明显的协同作用。而 CO 与高温复合时在急性及亚慢性实验的第一天显示有明显的协同作用，肛温上升最高，但随后逐步回落，渐降至高温组水平，协同作用消失，说明机体对 CO 与高温的复合作用存在一定的适应机制。

但事实上相加与相乘是相对的，因为最终的复合效果不仅取决于参与复合的二因素的本质，还与各因素的量级、作用顺序与持续时间等有关，因此在讨论实际复合效果时常常将相加与相乘(增毒)统称为协同作用。

四、致毒作用

一种因子的作用使得本来无毒或远低于致毒剂量的另一种因子出现致毒效果，这种现象称致毒作用。在有害气体与高温的复合中，存在着此类增毒作用。例如，高温能使某些低于致毒浓度的毒物产生毒效应。离体和在体实验证明，许多环境毒物和药物的毒性与温度成正比关系。例如，当环境温度从标准的室温提高到等于或超过某种动物的热中性温度区时，能够使洋地黄和破伤风内毒素的 LD_{50} 降低；啮齿类动物暴露到有毒性的药物和化学毒剂中时，随着体温和环境温度升高可加速视觉与心血管功能障碍。

五、拮抗作用

拮抗作用(antagonistic action)是指某种环境危害因素可使其他环境因素的危害减弱的作用。拮抗作用在毒理学上又称减毒作用,如果两个因子对机体的复合作用明显小于二因子各自作用效果的简单相加,它们的复合则称拮抗作用,这是由于二因素之间存在相互抑制作用。如卤代苯类化合物(1,2,4-三氯苯与1,2,4 -三溴苯)能明显地诱导某些有机磷化合物(如马拉硫磷、马拉氧磷、对硫磷、对氧磷)的代谢,使其毒性减低。

(王跃春)

参考文献

徐丰彦,张镜如. 2004. 人体生理学. 北京:人民卫生出版社

杨永录,刘亚国. 2007. 环境生理学. 北京:人民军医出版社

Brown JW. 2005. Thermoregulatory set point decreases after hemorrhage in rats,Shock,23:239-242

Dietrich WD. Kuluz JW. 2003. New research in the field of stroke:therapeutic hypothermia after cardiac arrest,Stroke,34:1051-1053

Kurtz CC. 2006. Hibernation confers resistance to intestinal ischemia-reperfusion injury,Am. J Physiol,291:895-901

Lu KC. 2004. Role of circulating cytokines and chemokines in exertional heatstroke,Crit. Care Med. 32:399-403

Ganio MS. 2009. Validity and Reliability of Devices That Assess Body Temperature During Indoor Exercise in the Heat. J Athletic Training,44 (2):124-135

McClung JP. 2008. Exercise-heat acclimation in humans alters baseline levels and ex vivo heat inducibility of HSP72 and HSP90 in peripheral blood mononuclear cells. American Journal of Physiology:Regulatory,Integrative & Comparative Physiology,63(1):185-191

Sonna LA. 2004. Exertional heat injury and gene expression changes: a DNA microarray analysis study, J Appl Physiol, 96:1943-1953

Stephenson LA,Kolka MA. 1990. Acetylcholinesterase inhibitor,pyridostigmine bromide,reduces skin blood flow in humans. Am J Physiol,258:951-957

Aggarwal Y. 2008. Prediction of Heat-Illness Symptoms with the Prediction of Human Vascular Response in Hot Environment Under Resting Condition,Med Syst,32:167-176

第八章　环境对神经系统的影响

神经系统是机体起主导作用的功能系统。环境的变化随时可能影响机体的各种功能，机体可通过神经系统对体内各种功能进行迅速而完善的调整，使人体能够适应内、外环境的变化。另一方面，环境因素可直接影响神经系统的结构和功能，并可能造成神经系统的损害。神经系统的发育与动物体生存的环境密切相关，生存环境推动着动物体神经系统的进化，提升动物体适应环境的能力。

第一节　神经系统概述

一、神经系统的组成及机能

神经系统是机体的重要调节机构，与内分泌系统、感觉器官一起，完成对机体各系统、器官机能的调节和控制，从而使机体成为完整的统一体，并保持内外环境的平衡。神经系统的基本机能可以概括为三点：获得信息（processing of input）、组织运动（organization of motor activity）和决策（processing of decision-making）。

神经系统包括中枢神经系统和外周神经系统，其基本结构和功能单位是神经元（neuron）。

（一）中枢神经系统

中枢神经系统是神经组织最集中的部位。人的中枢神经系统包括脑和脊髓。脑由大脑、小脑、间脑和脑干组成，脑干包括中脑、脑桥和延髓（图 8-1）。

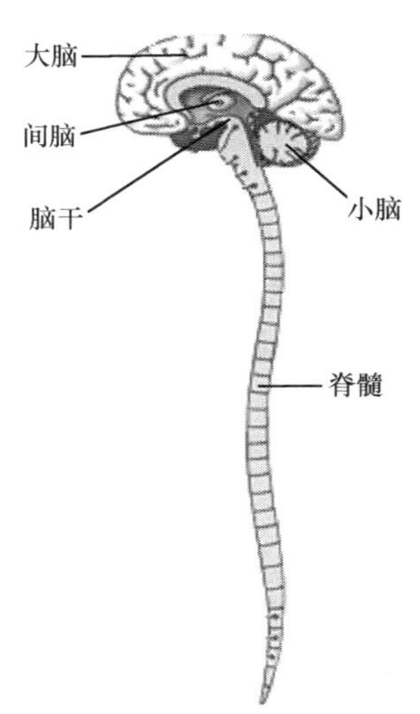

图 8-1　中枢神经系统的组成

脊髓是最低位中枢，其主要功能是将组织器官与脑的活动联系起来，完成某些躯体运动和内脏活动的基本反射活动，如排便反射、排尿反射和屈反射等。小脑主要协调机体运动，使运动更精细、仔细。延髓主要结构有薄束结节、楔束结节，其中含有呼吸中枢、心血管中枢等，被誉为“生命中枢”；脑桥中存在角膜反射中枢。中脑有四叠体，即两个上丘和两个下丘。上丘与视觉反射有关，下丘与听觉反射有关。

间脑分为丘脑和下丘脑。丘脑是感觉上行传导的中继站，具粗略的感觉分析功能。以特异性投射和非特异投射系统两种途径向大脑皮层投射，分别引起特定感觉和维持大脑兴奋。下丘脑是较高级中枢，主要调节摄食、饮水、体温、激素分泌、生物节律等，另外还与情绪的调节有关。

脑干网状结构是指在脑干部分，形状不一、分化较差的神经元及神经纤维交织在一起构成的网状结构，多居于中轴两侧。脑干具有重要的生理功能，除参与上行激活（活化）系统、上行抑制系统的构成外，对躯体运动、内脏活动均有重要的调节作用。上行激活（活化）系统是上行感觉传导道的一条“旁路”。经脊髓及脑传入的感觉（除嗅觉）纤维束，在行经脑干时，发出侧支或直接终止于脑干网状结构，经多次换元后发出纤维上行至背侧丘脑核团，换元后再弥散地投射至大脑皮质的广泛区域,使大脑皮质处于清醒状态。上行抑制系统主要由中缝核构成,其中含有 5-羟色胺。在脑桥及中脑中缝核团发出的上行纤维至背侧丘脑(属于古丘脑的板内核等)换元后,再弥散地投射至大脑半球,这种上行纤维使大脑皮质处于抑制状态,即引起睡眠。脑干网状结构损伤有可能造成严重的失眠症或者昏睡症。

不同进化水平的动物,神经系统的机能不同。因此,切除中枢神经系统相应部位后引起的反应有很大差异。如涡虫被断头后可以再生一个头。鸽子的大脑被切除后,仍然能走,能飞,只是没有学习记忆一类的表现。对人而言,仅仅额叶皮层的损伤就可能引起严重的运动障碍。

（二）外周神经系统

中枢神经系统以外的神经组织总称为周围神经系统,包括各种神经、神经丛和神经节。周围神经系统的一端同中枢神经系统的脑和脊髓相连,另一端通过各种末梢装置与身体其他器官和系统相联系(图 8-2)。

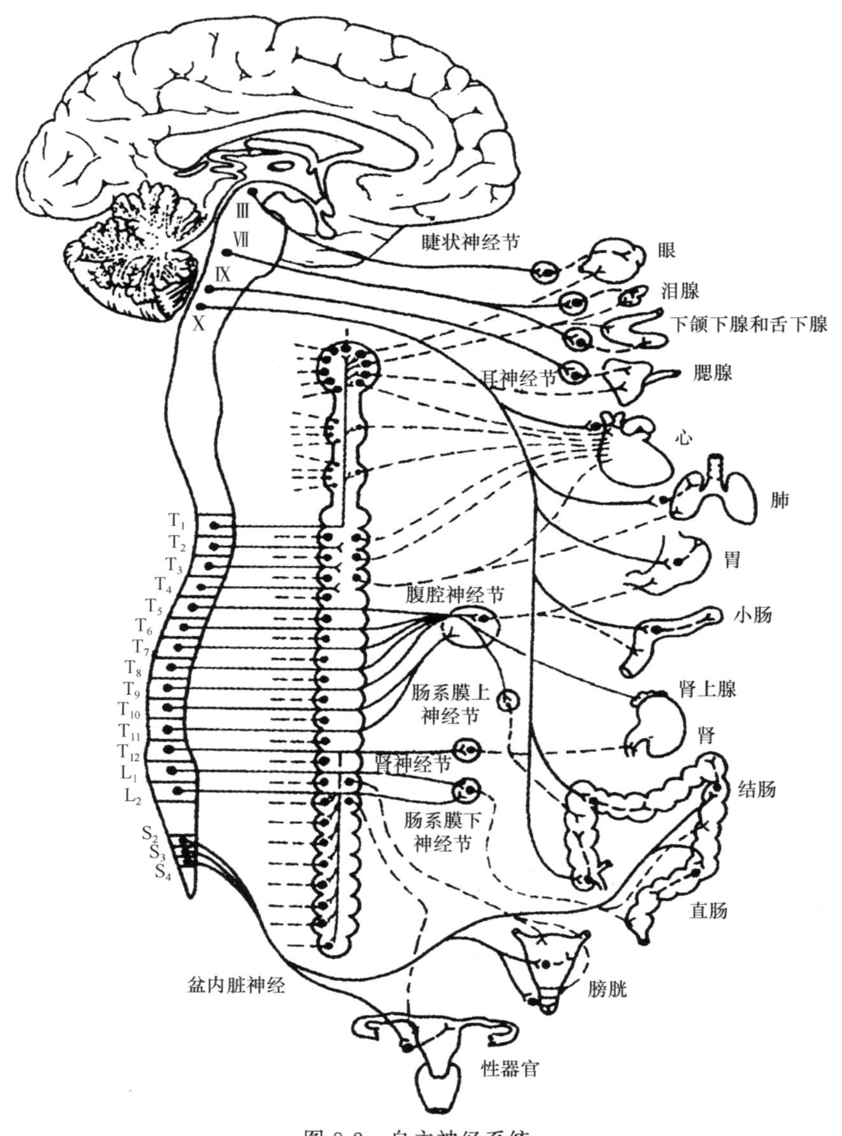

图 8-2　自主神经系统

人的周围神经包括12对脑神经、31对脊神经和自主神经。自主神经又可分为交感神经和副交感神经。

交感神经源于脊髓胸1至腰2、3段的灰质侧角，在椎旁或椎前神经节交换神经元。椎旁神经节在脊柱两侧联合成为两条交感神经链，节前纤维可能在交感链上行或下行数节后终止。绝大部分节后纤维直接支配效应器，但有部分与器官壁内神经丛的神经节细胞发生联系。其主要作用是使机体能够适应外界环境的突然变化，兴奋后可使心跳加快、加强，支气管平滑肌舒张，抑制胃肠活动等。

副交感神经起源于脑干Ⅲ、Ⅶ、Ⅸ、Ⅹ神经核团及骶段脊髓2～4节的灰质侧角。在效应器附近交换神经元，节后纤维直接支配效应器。其功能包括保护机体、休整恢复、促进消化、积蓄能量、加强排泄和生殖等。

绝大部分内脏和组织受交感神经和副交感神经的双重支配，但也有少数内脏和组织只受一种神经支配，如汗腺、竖毛肌、皮肤、骨骼肌血管只受交感神经支配，食管上部只受副交感神经支配。交感神经和副交感神经对同一内脏组织的作用是相反的，且存在交互抑制。即，交感神经兴奋的时候，副交感神经处于抑制状态；副交感神经的时候，交感神经处于抑制状态。自主神经对内脏组织的作用还受效应器功能状态的影响。

在周围部，神经元胞体集聚处称神经节。其中由感觉神经元胞体集聚而成的为感觉神经节，由传出神经元胞体集聚而成的、与支配内脏活动有关的称运动神经节。

二、神经元及神经元间联系的方式

（一）神经元

神经元是神经系统的基本结构和功能单位。一般来说，神经元由胞体、树突和轴突组成。胞体是代谢和营养中心，膜内有细胞核和细胞质。树突较短，但分支很多，树突小分支表面存在细刺状突起，称为棘突。多数神经元有多个树突，树突内有核糖体等多种细胞器，主要接受神经冲动，并传至胞体。轴突中无核糖体，但存在线粒体、微管和微丝等，一个神经元只有一个轴突，其作用主要是传出信息，能将冲动传递到另一个神经元或所支配的细胞上。轴突往往比较长，离开胞体一段距离后可获得髓鞘。髓鞘主要起绝缘作用。

根据生理机能，神经元可以分为传入神经元（感觉神经元）、中间神经元和传出神经元（运动神经元）。传入神经元直接与感受器联系，把信息由外周传向中枢；中间神经元主要起联络作用；传出神经元则直接与效应器联系，把信息由中枢传向效应器。

根据对下一个神经元的作用，神经元可以分为兴奋性神经元和抑制性神经元。兴奋性神经元兴奋后可使下一个神经元去极化，进而产生冲动。抑制性神经元则抑制下一个神经元的活动。

（二）神经冲动的产生与传导

由于不同离子在细胞膜两侧的分布不同，细胞膜对不同离子的通透性也不同，因而造成可兴奋细胞或组织如神经元、肌肉等在安静或未受刺激时细胞膜两侧存在一定的电位差，这种电位差叫做静息电位。

一般来说，细胞内K^+的浓度比较高，而胞外Na^+和Cl^-的浓度高。细胞在不受刺激的时候，细胞膜对K^+的通透性很强，对Na^+和Cl^-的通透性很弱。这样，细胞内高浓度K^+就会向胞外扩散，造成胞外阳离子的数目增多而胞内数量减少，从而造成细胞膜两侧出现电位差。电位差可阻止 K^+ 继续向胞外扩散，而细胞内外的 K^+ 的浓度差则继续推动 K^+ 外流。当两种力量造成 K^+ 的净通量为零的时候，膜两侧的电位差就会稳定在某一水平，这个电位差就是静息电位。显然，静息电位接近于 K^+ 的平衡电位。需要注意的是，虽然细胞膜对 Na^+ 的通透性很弱，但仍然有一部分 Na^+ 会漏入胞内，部分抵消和中和 K^+ 的平衡电位。因此，细胞的实际静息电位略小于 K^+ 的平衡电位。

细胞受到刺激后，细胞膜对 Na^+ 的通透性会显著增强。当刺激强度达到或超过阈电位时，会正反馈地引起大量 Na^+ 通道开放，Na^+ 大量内流，产生去极化，引起电位倒转。当膜内外 Na^+ 浓度差所形成的向内扩散力量和阻止 Na^+ 继续内流的电场力达到动态平衡时，Na^+ 通道关闭，而 K^+ 通道打开，K^+ 外流，引起复极化。从而出现一次迅速的可逆的电位变化，即动作电位。动作电位的形成标志着冲动的产生。

不难看出，对于一个细胞而言，兴奋的产生实际上就是兴奋产生部位出现电位倒转的过程。这样，兴奋部位和静息部位之间就会出现电位差。由于膜内外的电解质是电流动的良导体，电位差将导致局部电流，局部电流将引起临近部位的去极化。当去极化达到阈电位的时候，即可引起大量 Na^+ 通道的开放，从而爆发产生动作电位，临近部位即发生兴奋。这一过程就像导火线一样，导火线是热的良导体。导火线点燃后，热量在导火线上迅速传导。导火线上的某一点受热后到达燃点时，即发生燃烧。这一学说称之为局部电流学说。图 8-3 为局部电流学说模式图。

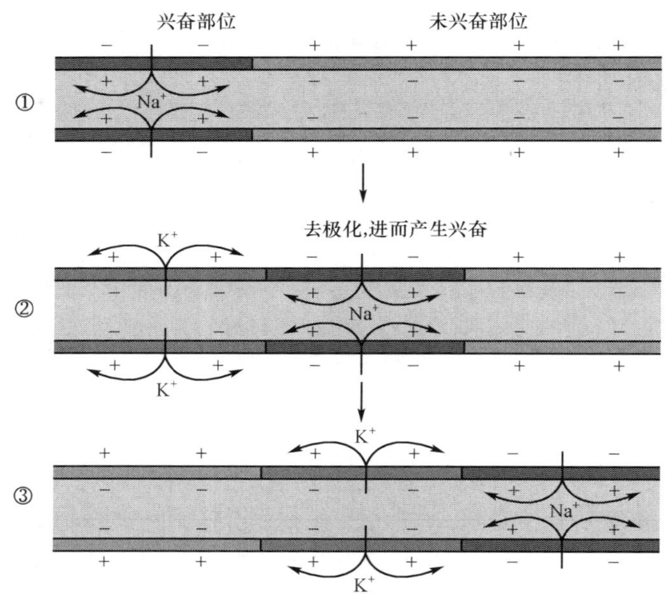

图 8-3　局部电流学说模式图

对于有髓纤维来说，兴奋的传导也是如此，只不过传导速度更快，局部电流可由一个郎飞氏结跳跃至临近的下一个郎飞氏结或几个郎飞氏结，这种冲动传导方式叫做跳跃式传导(见图 8-4)。跳跃式传导方式大大加快了冲动传导的速度，对于个体较大而又要求反应灵敏的动物具有重要的生理意义。

（三）神经元之间相互作用的方式

神经元之间最为常见的联系方式是突触，另外尚有电突触、非突触性化学传递和局部

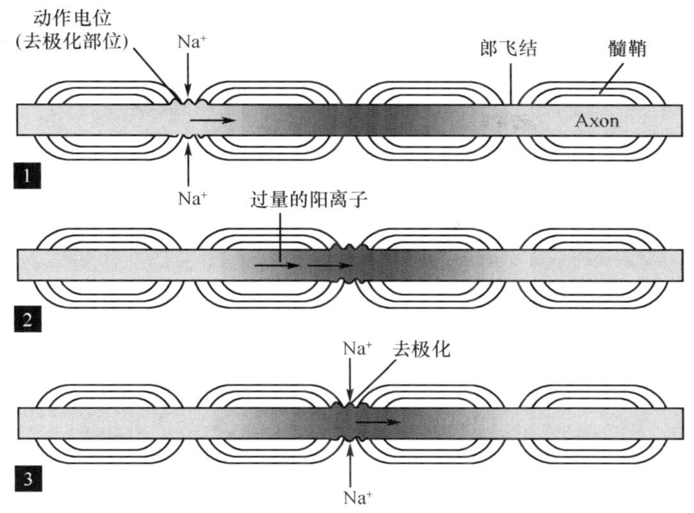

图 8-4　动作电位在有髓纤维中的传导(引自 Lodish et al. 2004)

神经元回路等。

突触是神经细胞和接受神经信号的细胞之间的连接处,包括突触前膜、突触间隙和突触后膜等三部分(如图 8-5)。突触前膜是轴突末端突触小体的膜,突触小体中存在很多囊泡,囊泡里含有神经递质。突触后膜存在能与神经递质特异性结合的相应受体。神经冲动传至神经末梢,导致突触前膜发生去极化,推动囊泡前移并释放神经递质。神经递质与突触后膜的相应受体结合,从而改变突触后膜某些离子通道的通透性,激起突触后膜神经元膜电位的变化,产生神经冲动或发生抑制。神经递质发挥作用后可很快失活,以保证兴奋在神经元与接受信号的细胞间的忠实传递。凡是能够影响神经递质的释放、神经递质与受体的结合以及神经递质失活的化学物质均可影响兴奋的化学传递过程。

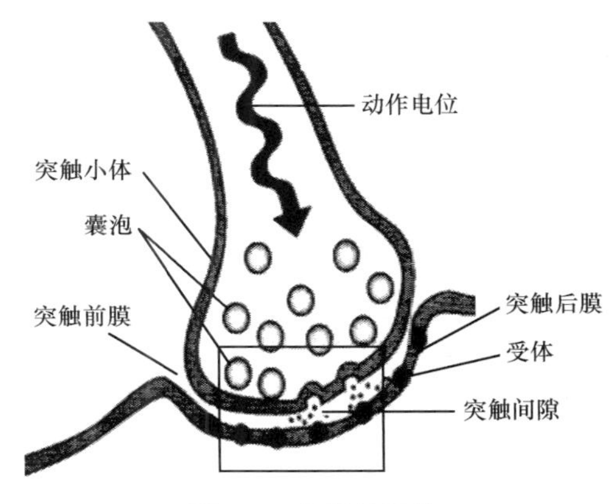

图 8-5　突触的结构

电突触(electrical synapse)的结构基础是缝隙连接,其传递非常速度非常快,几乎不存在潜伏期,但仍以引起后面的细胞产生动作电位的方式使神经冲动传播下去。许多动物如腔肠动物、环节动物、节肢动物、软体动物、低等和高等脊椎动物身上都发现在某些神经元之间存在缝隙连接和电突触传递。

非突触性化学传递(non-synaptic chemical transmission)的一个经典例子是肾上腺素能神经元轴突末梢分支上的念珠状曲张体(varicosity)。念珠状曲张体与经典突触的最大区别在于其不存在特化的突触结构。一个曲张体可以对应许多效应器,但神经递质仍以弥散的形式到达效应细胞,与相应受体结合后发生作用。

神经元轴突的长度不尽相同,甚至有无轴突的神经元。长轴突的神经元是投射性神经元,主要在各神经中枢之间起联络作用。短轴突和无轴突的神经元仅在某一中枢内部起联系作用，称之为局部回路神经元。一般而言，动物越高等，局部回路神经元数量越多，这一现象可能与高级神经功能有密切联系。局部神经元及其突起构成的神经元间相互作用的联系通路构成局部神经元回路。

（四）神经递质与受体

经典的化学突触中，神经元通过释放某种化学物质，该物质与突触后膜上的受体结合引起接受信息的细胞发生去极化，而达到信息（冲动）传递的作用。这种在化学突触传递中担当信使的特定化学物质叫做神经递质，简称递质。

重要的神经递质包括：①乙酰胆碱（acetylcholine，Ach）：乙酰胆碱是最早被鉴定的递质，是中枢神经系统的重要递质。脊髓腹角运动神经元、脑干网状结构的上行激动系统、纹状体内均具有乙酰胆碱。另外，脊椎动物副交感神经与效应器之间的递质也是乙酰胆碱。②儿茶酚胺：包括去甲肾上腺素（Norepinephrine，也称 Noradrenaline，NE 或 NA）、肾上腺素（adrenaline，epinephrine，AD）和多巴胺（dopamine，DA）。去甲肾上腺素主要由中脑网状结构、脑桥的蓝斑核和延髓网状结构腹外侧区的神经元产生。多巴胺主要由黑质产生，沿黑质-纹状体系统分布。③5-羟色胺（5-hydroxytryptamine，5-HT）：主要集中在脑桥的中缝核群中，一般是抑制性的，但也有兴奋性的。④氨基酸类：包括兴奋性神经递质如谷氨酸（glulamate，Glu）、抑制性神经递质如 γ-氨基丁酸（γ-aminobutyric acid，GABA）和甘氨酸（glycine，Gly）。谷氨酸广泛存在于大脑皮质和骨髓内，甘氨酸在脊髓腹角的润绍细胞浓度最高，γ-氨基丁酸在大脑皮质的浅层和小脑的浦肯野纤维含量较高。⑤肽类：如阿片样肽（内啡肽、脑啡肽、强啡肽）、胃肠肽、P 物质等。⑥一氧化氮（NO）。

受体（receptor）是指细胞膜或细胞内能与某些化学物质如神经递质、激素等特异性结合并诱发生物效应的特殊生物分子，以不同密度存在于不同靶组织和靶细胞的不同区域。神经递质受体本质上是一些跨越细胞膜的蛋白质复合体。目前认为神经递质需与突触后膜或者效应器细胞上的受体结合，才能发挥作用。能与受体特异性结合并产生生物学效应的化学物质称为激动剂（agonist）。只产生特异性结合，但不产生生物效应的化学物质称为拮抗剂（antagonist）或者阻断剂。神经递质和拮抗剂往往存在着竞争。

胆碱能受体分为 M 型受体和 N 型受体两类。M 型受体主要存在于副交感神经节后纤维支配的效应细胞，与递质结合后产生副交感神经末梢兴奋效应。阻断剂为阿托品。N 型受体又可分为 N_1 受体和 N_2 受体，其中 N_1 受体存在于神经节神经元的突触后膜，N_2 受体存在于神经-肌肉接点终板膜上。N 型受体与递质结合后，产生兴奋性突触后电位和终板电位。N_1 受体的阻断剂是六羟季铵，N_2 受体的阻断剂是十羟季铵。

肾上腺素能受体包括 α 受体和 β 受体。α 受体兴奋后兴奋为主，阻断剂为酚妥拉明。β 受体兴奋后以抑制性为主，阻断剂为心得安。

GABA 受体包括 $GABA_A$ 和 $GABA_B$ 受体。$GABA_A$ 调节 $GABA_A$ 门控的 Cl^- 通道，$GABA_B$ 受体通过 G 蛋白与腺苷酸环化酶偶联，抑制该酶的活性。

谷氨酸受体分为促代谢性受体（metabotropic receptor）和促离子性受体（ionotropic receptor）两大类。促代谢性受体属于 G-蛋白偶联受体，激活后可使胞内三磷酸肌醇和二酰甘油水平增加，使 cAMP 水平降低。促代谢性受体广泛分布于脑内，尤其海马和小脑，可能与突触的可塑性活动有关。促离子性受体包括海人藻酸（kainic acid，KA）受体、α-氨基-3-羟基-5-甲基异噁唑-4-丙酸（alha-amino-3-hydroxy-5-methyl-4-isoxazolepropionic acid，AMPA）受体和 N-甲基-D-天冬氨酸（N-methyl-D-aspartic acid，NMDA）受体。海人藻酸受体兴奋时，允许 Na^+ 内流和 K^+ 外流，使膜发生去极化，产生快兴奋性突触后电位(excitatory postsynaptic potential，EPSP)。AMPA 受体情况与 KA 相似。NMDA 受体兴奋时除对 Na^+ 和 K^+ 通透外，可允许大量 Ca^{2+} 通过通道；受体的开放需要谷氨酸和膜的去极化共同作用。未去极化时，Mg^{2+} 阻塞在 NMDA 受体通道的孔中；膜去极化后，Mg^{2+} 不再进入通道阻断开放的通道。

三、神经系统选择性损伤

环境有毒因子和制剂对神经系统产生的伤害，在性质上通常是退行性的变化，而很少发生变性变化。环境有毒因子对神经系统机能障碍方面的影响是有选择性的，很少发生无差异地影响整个神经系统的结构和机能。影响神经系统的范围一般与有毒物质剂量的大小有关。剂量大，影响神经系统结构和功能的范围就大。低剂量的有毒物质在早期可能只影响神经系统小部分的结构和机能。有毒物质和神经系统某些部位有特殊的亲和力，这取决于该物质的毒理作用和细胞结构成分的代谢特征和机能性质。

四、血 脑 屏 障

中枢神经系统的毛细血管在结构上与其他器官的毛细血管是不同的。因为它们没有细胞间孔(intercelluar pores)或内皮细胞间窗，因此不允许胞浆中溶质小分子通过并进入中枢神经系统。中枢神经系统毛细血管的内皮细胞由紧密连接(tight junction)所封接。此外中枢神经系统的毛细血管内皮细胞缺乏胞饮作用(pinocytosis)，所以血浆中的溶质进入中枢神经系统是有选择性的，而不取决于分子的大小。脂溶性物质很容易通过内皮细胞膜，某些非脂溶性物质如葡萄糖和氨基酸则需要借助存在于内皮细胞膜中专门的载体蛋白来通过内皮细胞。内皮细胞被外面的基底膜薄片所包裹，而胶质细胞足围绕着包裹毛细血管的基底膜，少突胶质细胞的突起也延伸到外周的血管空间。脑血管床的选择性不通透作用称之为血脑屏障(blood brain barrier)(BBB)。在外周神经则很少表现出这种类似的结构特征。

由于血脑屏障的存在，许多有毒的物质难以进入中枢神经系统。有些毒素可以使血管内皮损伤破坏血脑屏障，然后进入中枢神经系统。这种条件下中枢神经系统的机能损伤实际上是一种继发效应。某些有毒物质进入中枢神经系统的实质，可能对某些细胞或细胞器具有高度亲和力，因此造成有选择性的损伤。有毒物质对神经系统选择性的损伤也取决于有毒物质的剂量和摄入的方式。当发生大剂量的急性中毒时，往往是没有选择性的损伤。另外随着大剂量的中毒，心脏、呼吸和肾脏会遭受损害，可引起继发性的神经系统损伤。低剂量中毒时可发生一时性的机能障碍，而不产生结构性的影响。多数教材关于有毒物质对中枢神经系统的影响是基于动物实验研究工作的结果，由于种系因素很难应用于人类的情况。

第二节 照明与视觉

光指所有的电磁波谱，由高速运动的光量子组成。眼睛是光最大的接受者。正是由于光的刺激，动物身上的有机体在不断的进化过程中形成了感光的视觉器官——眼睛。动物生存环境的复杂性,造成各种各样、形态各异的眼睛外形和视觉功能。眼睛对光的适应幅度非常宽,所能经得起的最大光能量大约是视觉刺激阈的 200 亿倍。不同波长的光对眼睛的作用和损害不同。

一、视觉及其形成

(一)眼的基本结构

眼是人体最重要的感觉器官,至少有 80%以上的信息来自视觉(vision)。人和大多数哺乳动物眼的适宜刺激是可见光,即波长 370～740nm。昆虫能感受紫外光,某些深海动物还能感受红外光。

人眼是多个折光界面组成的折光系统,包括角膜、房水、晶状体和玻璃体等。物体发出的光线,经折光系统在视网膜上形成清晰的物像。视网膜是视觉器官最重要的组成部分,主要由三层神经细胞,即感光细胞、双极细胞和神经节细胞组成(图 8-6)。

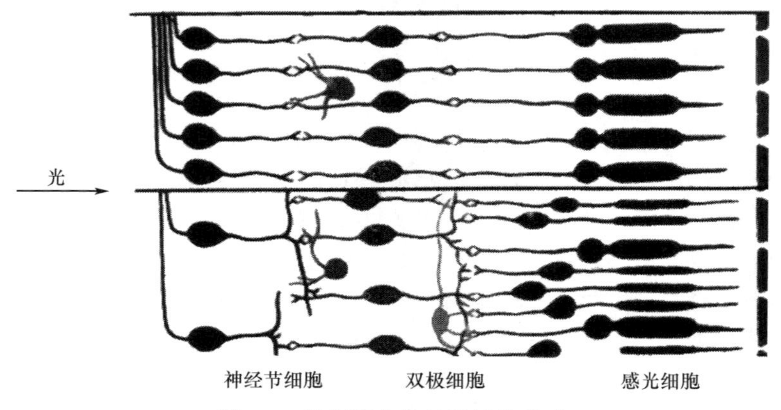

图 8-6 视网膜中神经元间的联系

感光细胞是视网膜中直接感受光刺激的光感受器。双极细胞是起联络作用的中间神经元。神经节细胞的轴突即视神经纤维,组成视神经,从眼球后面穿出。视网膜上的感光细胞感光换能,将光能转变成电能,形成视神经纤维上的动作电位,信息传入视觉中枢,即产生视觉。

(二)视杆细胞和视锥细胞

感光细胞是光-电转换产生感受器电位的关键部位,人类和大多数脊椎动物的感光细胞包括视杆细胞和视锥细胞两种。视杆细胞的光感受器介导暗光反应;视锥细胞的光感受器在亮光下活动,主要司色觉。视杆系统对光的敏感度高,在弱光时占主导作用,不能分辨颜色,视物只有粗略的轮廓,精确性差。视锥系统对光的敏感度低,在足够的亮度下开始工作,在明视觉下起主导作用,对物体的细微结构和轮廓可以进行精确的辨别,具有较高的分辨率。视锥系统和视杆系统的不同属性使人眼在不同照明水平下具有不同的视觉特性。

视杆细胞和视锥细胞外段膜盘上含有大量的视色素分子,视杆细胞和视锥细胞的不同感光特性是由这些视色素分子形成的。视锥细胞按其对不同波长的光敏感性可分为红锥、绿锥和蓝锥细胞,其吸收峰分别为 450nm(蓝)、525nm(绿)和 550nm(红),分别含有感红光色素、感绿光色素、感蓝光色素三种视锥色素。视锥细胞蛋白结构的微小差异决定了其对特定波长光线的敏感程度。当这 3 种视锥细胞受到不同比例的三原色光刺激时，各自产生不同程度的兴奋。信息传入中枢，经视中枢整合后便产生各种色觉。例如：红、绿、蓝三种视锥细胞兴奋程度的比例为 4∶1∶0 时，产生红色的感觉；三者的比例为 2∶8∶1 时，产生绿色的感觉。

视杆细胞含有一种感光色素叫做视紫红质(rhodopsin)。视紫红质在光的照射下迅速分解，并引起视神经向脑发出神经冲动。视网膜对光刺激的敏感性与视紫红质含量的多少与分解的速度有关。视紫红质是由视黄醛(retinal)和视蛋白构成的结合蛋白，其中视黄醛以 11-顺型异构体的形式存在。强光下，视紫红质迅速分解为视蛋白和全反型视黄醛，视网膜中视紫红质大为减少，视杆细胞感光能力大大下降，几乎失去作用。黑暗中，在酶的作用下视黄醛和视蛋白又可重新合成视紫红质，视杆细胞重新恢复作用。通常，人在暗处视物时既有视紫红质的分解，又有它的合成。光线愈暗，合成过程越占优势，这是人在暗处能不断看到物体的基础。

视紫红质在分解和再合成过程中，有一部分视黄醛将被消耗，需要靠血液中的维生素 A 补充。人和高等动物体内不能自行合成维生素 A，而必须由食物中摄取，维生素 A 缺乏患者，傍晚暗处看不清物体。这种夜盲症可补充含维生素 A 丰富的食物而治愈。维生素 A 还原酶是一种含锌的金属酶，可使维生素 A 氧化为视黄醛，因此锌在维生素 A 的代谢中发挥重要作用，锌缺乏和维生素 A 缺乏一样会造成夜盲症。

从动物种系的特点看，某些只在白昼活动的动物如爬虫类和鸡、鸽、松鼠等，视网膜以视锥细胞为主，几乎只有明视觉。而另一些只在夜间活动的动物如猫头鹰、鼠和猫等，视网膜上视杆细胞的比例则很高，猫眼中视杆细胞与视锥细胞比例高达 25∶1。视杆细胞和视锥细胞的比较见表 8-1。

表 8-1　视杆细胞和视锥细胞的比较

	视锥细胞	视杆细胞
分布	视网膜黄斑部	视网膜周边部
联系方式	视锥∶双极∶节细胞＝1∶1∶1(多为单线联系)	视杆∶双极∶节细胞＝多∶少∶1(多为会聚联系)
感光色素	有感红、绿、蓝光色素 3 种	只有视紫红质 1 种
种族差异	鸡、爬虫类几乎只有视锥细胞	鼠、猫头鹰以视杆细胞为主
适宜刺激	强光	弱光
敏感性	低	高
分辨率	强(可分辨微细结构)	弱(仅分辨粗大轮廓)
视觉功能	明视觉＋色觉	暗视觉＋黑白觉

(三) 折光系统与眼的调节

人眼的折光系统是一个复杂的光学系统。射入眼内的光线，通过角膜、房水、晶状体和玻璃体四种折射率不同的介质，并通过四个屈光度不同的折射面才能在视网膜上成像。依据几何光学原理，正常成人眼在安静而不进行调节时，其折光系统的后主焦点的位置，正好是视网膜所在的位置。

正常眼视物时，来自物体的平行光线聚焦于视网膜上，使人能够清楚地看见远距离物体。如果安静状态的眼的折光能力正好把 6m 以外的物体成像在视网膜上，那么来自 6m

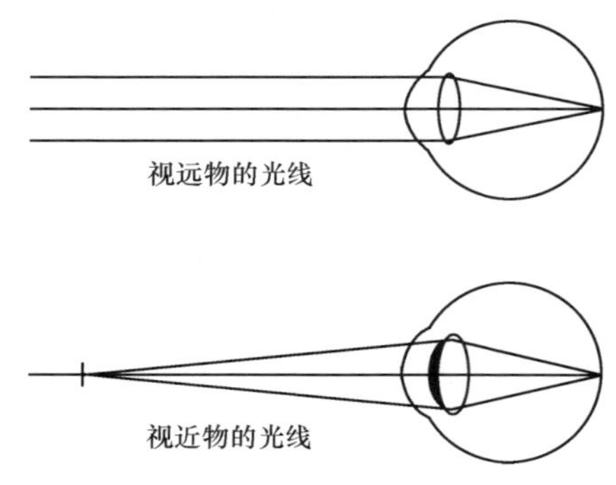

图 8-7 眼的调节

以内物体的光线将呈不同程度的辐射状，其折射后的成像位置将在主焦点即视网膜的位置之后，此时视网膜上的影像就会变得模糊。实际上，正常人的眼球，特别是折光系统随物体的距离而相应地在进行改变，从而使物像仍在视网膜上，这种变化叫做眼的调节(图 8-7)。

人眼的调节，也就是折光能力的改变，主要靠改变晶状体形状实现。物体距眼球愈近，到达眼的光线辐散程度愈大，晶状体需要变凸的程度就越大。晶状体是富有弹性的组织，其曲度的变化是因为睫状肌收缩而致。睫状肌收缩可使脉络膜向前拉，于是晶状体悬韧带放松，晶状体凭借其本身的弹性变得凸度增加，即向前方和后方凸出。

人眼的调节是一个神经反射性活动。当模糊的视觉形象出现在视区皮层时，由此引起的下行冲动经锥体束中的皮质脑干束到达中脑的正中核，再到达发出副交感纤维的有关核团，经动眼神经、睫状神经节到达眼内睫状体，使其中环行肌收缩，引起连接于晶状体囊的悬韧带放松，使晶状体由于自身弹性而向前方和后方凸出，增大晶状体的总折光能力，使较辐射的光线提前聚焦，成像在视网膜上。

视近物时，在晶状体曲度增加的同时还伴以瞳孔缩小和视轴会合。眼的调节、视轴会合和瞳孔缩小为眼的三联动现象。

瞳孔由虹膜围成，虹膜起于睫状体前表面，内有环行和辐射状两种肌纤维，分别称为瞳孔括约肌和散瞳肌。前者受眼神经中的副交感纤维支配，后者受交感神经支配。瞳孔可因不同的刺激开大或缩小，其直径变动于 1.5～8.0mm 之间。瞳孔过大将会出现球面像差及色象差，影响物像的清晰度。当视近物时，在晶状体曲度增加的同时，必伴以瞳孔的逐渐缩小，通常把这个反射叫做瞳孔调节反射。其反射通路与前述调节反射的反射路相似，即由睫状节发出的睫状短神经在使睫状肌收缩的同时，也使瞳孔括约肌收缩，瞳孔缩小。

除了因物体远近而出现的调节性变动外，瞳孔也可随外环境的明暗而进行调整。通常在暗光下，瞳孔可适应性地开大，光线得以充分进入眼内。反之，在强光下，则瞳孔缩小。这样不仅能增强视觉的准确度，而且能保护眼不被强光所刺激，并减小球面像差与色象差。

视轴会合是指看近物时两眼视轴向鼻侧会聚的现象，其意义在于看近物时物像仍可落在两眼视网膜的相称位置，形成清晰的视觉。

通常把眼作充分调节后所能看清眼前物体的最近距离称为近点。在不用调节时，眼睛所能看清楚的最远点，称为远点。晶状体的弹性越好，变凸的程度越大，近点也就越近。近点越近，表明眼的调节能力越强。调节能力的大小，随年龄而改变。青年人调节力强，近点很近；老年人调节力减退，近点变远。

（四）生存环境与动物的视觉

动物生存的环境复杂多样，造成不同动物形态各异、复杂多样的眼睛外形和视觉功能。

从原生动物(又称单细胞动物)起就有了眼点，但最初的眼点结构简单，只能感受到光的存在。随着进化，某些动物的眼点开始能够辨别光线的强弱，如海星分布着许多感光细胞，这些细胞能感觉到光线的变化。当水中漂来黑影时，海星可借助感光细胞判断可能有敌人来袭，于是便将身体迅速隐藏在沙中。大约 5 亿年前，单个的感光细胞开始聚集在一起形成了一个“视点”，后来又出现了“双眼”形态，这时的“视点”有了辨别方向的功能。再后来经过漫长的进化历程，慢慢出现了眼窝、瞳孔和晶状体等。晶状体有聚焦和调节屈光的能力，晶状体越大，视觉就越清晰。于是，世界在动物的眼中变得越来越清晰。

动物视觉器官的着生位置及外观与其生存环境密切相关。昆虫通常有三只单眼，位于头部额区，排列成三角形，而两只复眼位于此三角形的两端，并且向外突出，这样的构造使其视野特别开阔。常在河岸取食的鸟类如鹬，它的眼睛长在头部非常靠后的位置，低头的时候它们既能看见前方也能看见后方，因此低头取食时不必时时抬头注意周围的动向。狼、豺等捕食者的眼睛往往朝向前方，视觉领域很狭窄，但是却有很好的立体视觉，使其更容易发现猎物的存在。食草动物如鹿、羊等，其眼睛往往朝向侧面，几乎没有立体视觉的能力，但视觉领域却很宽广，便于及时发现捕食者并逃之夭夭。鸟类的感官中以视觉最为发达，其眼球的前巩膜角膜肌能改变角膜的屈度，后巩膜角膜肌能改变晶体的屈度，因而不仅能改变晶体的形状（包括晶体与角膜之间的距离），还能改变角膜的屈度，这与其发挥飞翔定向的功能是息息相关的。另外，鸟类的眼球里有 2 个黄斑区（位于眼底视神经盘的颞侧，是视力最敏锐的地方），这使得很多鸟能同时注视两个目标。同时，鸟类眼球视网膜上感光细胞的密度非常高，造成鸟类的视力非常敏锐，这使得鸟类特别是鹰从高空观察猎物成为可能。不过，大部分鸟的眼睛中缺少杆状细胞，所以在夜晚看不见东西。

一般而言，夜行动物的眼睛都比较大，这增加了进入眼睛的光线量。但造成夜行动物在夜间视物能力强的更重要的原因是，夜行动物视网膜的后面存在一个反射层。反射层的存在使折射过程中没有被视网膜利用的那部分光线经过反射落在视网膜上，从而增加了视网膜的感光度，增强了动物在夜晚的视物能力。猫的眼睛在夜晚发光，正是猫眼中的反射层反射的结果。人类由于没有该反射层，进入人眼的光线约有五分之一的光线不能被视网膜利用。另外，眼球中超高比例的视杆细胞也是造成夜行动物具备很强夜视能力的原因。譬如，人眼球中的锥体细胞和杆状细胞之比是 1∶4，猫眼则高达 1∶25。不过，绝大多数的夜行动物负责接受色彩的锥体细胞很少，缺少能感受红光的锥体细胞，所以辨别色觉的能力很差，不能接受红、橙两色。

二、光源对视力的影响

（一）视觉适应

人所处的周围环境的变化是非常巨大的，从阳光下的 10^5 Lux 到星空下的 10^{-4} Lux，亮度相差数百万倍，如果没有视觉适应机制，人就不容易在变动着的环境中进行精细的视觉信息分析，对环境刺激的反应就会发生困难。所以，视觉器官的适应能力是动物在长期的生存斗争中，通过不断和环境相互作用形成并固定下来的，具有重要的生物学意义。

视觉开始于光的能量被视色素分子吸收，感光细胞将光能转换成电能并将冲动传送至与之相连的神经节细胞从而引起反应。这种极微小的能量构成了视觉的最低阈值。不同亮度或照度下，视杆细胞和视锥细胞的作用是不同的。在较暗的环境亮度下主要是视杆细胞的活动，称暗视觉；在明亮的环境中则主要是视锥细胞的活动，称明视觉；在中等亮度范围，两种感光细胞均参与视觉称间视觉。这就是视觉的二元说。

由于光感受细胞同时只能感受到 1 至 2 个数量级光强范围的变化，因此视觉系统不能同时处理整个视觉范围，这个范围称之为有效视觉范围。视杆细胞和视锥细胞的有效视觉范围并不相同。视杆细胞的光敏感度很高,但对光刺激强度的反应有一定限度,有效视觉范围较小。在持续的光照时,视杆细胞会发生光适应使其光敏感度降低进而扩大有效视觉范围。视锥细胞的明视觉范围很大,从 10^{-4} 到 10^{5} 毫朗伯(millilambert)[1 毫朗伯=0.929 呎朗伯(ftL)=3.183 烛光/平方米(c/m^2)=10 阿普熙提(apostilbs)]。一般情况下,视锥细胞是不会饱和的,其对光强度的增加所呈现的反应,可增至很大。所以,视锥细胞虽然光敏感度低却有更大的有效视觉范围。既有视杆细胞又有视锥细胞的动物,动态有效视觉的范围延伸主要由视锥细胞完成。

人眼动态的有效视觉范围约为 2 个 log 单位的光强,随环境亮度的改变,有效视觉范围也随之移动。如环境亮度为 2log 单位,那么有效视觉范围为 1～3log 单位;环境亮度变为 6log 单位,有效视觉范围变为 5～7log 单位。

(二) 暗适应和明适应

适应是视觉适应周围环境光线的能力。光线亮度不同,人的视觉器官的感受性也不同,这种感受性对刺激发生顺应性的变化叫做适应。适应分暗适应和明适应两种情况,其实质是视锥细胞和视杆细胞活动的转换。

当人长时间在明亮环境中而突然进入暗处时,最初看不见任何东西,经过一定时间后,视觉敏感度才逐渐增高,能逐渐看见在暗处的物体,这种现象称为暗适应(dark adaptation)。这一过程通常约 20～30 分钟,其实质就是视紫红质逐渐合成,视杆细胞的功能逐渐恢复,视网膜敏感度逐渐增高,视网膜对暗处的适应能力增强的过程。据估计,在暗处 5 分钟内就可以生成 60%的视紫红质,约 30 分钟即可全部生成。因此在暗的地方待的时间越长,对弱光的敏感度也就越高。

相反,当人长时间在暗处而突然进入明亮处时,最初只感到一片耀眼的光亮,看不清物体,稍待片刻后才能恢复视觉,这种现象称为明适应(light adaptation)。这一过程持续很段,通常在 1 分钟左右即可完成。视杆细胞在暗处蓄积了大量视紫红质,眼对光刺激的敏感度很大。突然进入明亮处时,大量视紫红质在强光刺激下迅速分解,因而产生耀眼的光感。随着视紫红质的分解,眼对光刺激的敏感度逐渐降低,视锥细胞的功能就会逐渐显示出来,从而恢复正常视觉。

(三) 相对视敏函数曲线

可见光,即波长为 400～750nm 的电磁波。如前所述,视紫红质在光照时迅速分解为蛋白和视黄醛,在暗处又可重新合成。只要可见光的强度不是很强或很弱,眼内的视紫红质能够保持平衡,就不会影响视力。但若光线太强,则会使大量视紫红质迅速分解而合成不足,造成"暂时性的失明",即明适应。

人眼对不同波长光的敏感性不同。在相同的光强照射下,人眼感到最亮的光是黄绿光,而感觉最暗的光是红光和紫光,这种特性叫做视敏特性。视敏特性可用相对视敏函数来表示。

相同亮度感觉条件下各种波长光的辐射功率 Pr(λ)的倒数称为视敏函数,也称视敏度或视见度,用 K(λ)表示。显然,K(λ)越大,人眼对它越敏感;K(λ)越小,人眼对该波长的光越不敏感。在明亮环境下,人眼对波长为 555nm 的黄绿光最为敏感,K_{max} 就是 555nm 处的视敏函数,即 K(555)。任意波长光的视敏函数 K(λ)与最大视敏函数 K_{max} 之比值称为相对视敏函数,可用 V(λ)表示。图 8-8 为人眼相对视敏函数曲线。由图可见,在辐射功率相同的条件下，人眼感觉 555nm 的黄绿光最亮，波长自 555nm 起向左和向右逐渐减小，亮度感觉逐渐下降。

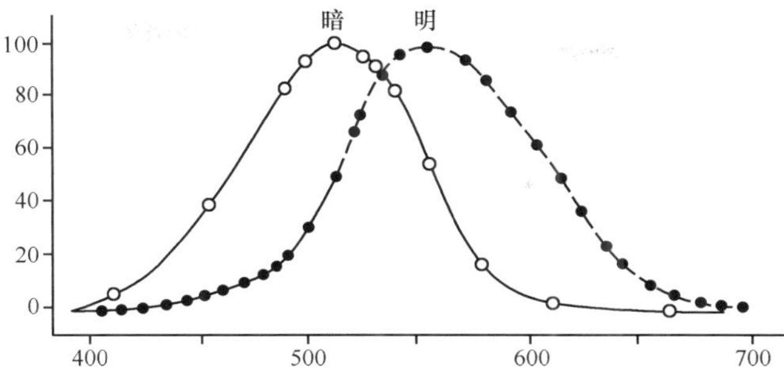

图 8-8　相对视敏函数(引自 刘晓玲 视觉神经生理学，2004)

不同的照明条件下，人眼的相对视敏函数曲线会发生变化。在明视条件下，最大吸收峰在 555nm；暗视条件下，最大吸收峰在 507nm。暗视觉比明视觉的峰值向短波方向偏移，这种现象称之为 Purkinje's 偏移。昏暗的工作环境下，人眼的光视效率将从 555nm 左右的黄绿光向 507nm 左右的蓝绿光偏移。因此，增加照明中蓝光的成分有利于提高照明的有效光效，达到有效提高人眼视觉功能的效果。

一定条件下提高照度能有效提高生产效率。一般而言，照度从 10 Lux 增加到 1000 Lux 时，视力可提高 70%。但继续增加亮度对视力提高并无多大帮助，特别是照度值提高到一定限度会产生眩光效应而降低工作效率。

(四) 近视与光的强度

眼的折光能力异常或眼球的形态异常，平行光线不能在视网膜上清晰成像称为屈光不正(非正视眼)，常见的屈光不正有远视、近视和散光等。

近视是指在调节静止时，平行光线通过眼的屈光系统屈折后，焦点落在视网膜之前，即远处的物体不能在视网膜汇聚，而在视网膜之前形成焦点，因而造成视觉变形，导致远方的物体模糊不清的现象。纠正近视眼的方法是在眼睛前增加一个一定焦度的凹透镜片，使进入眼睛的光线适当辐散，以便聚焦位置后移，正好能成像在视网膜上，这样使远物可以看清。观察近物时，则像正常眼一样，依靠眼睛自身的调节能力。教育部和卫生部 2000 年调查结果显示，我国学生近视率已居世界第二位。2004 年，我国学生视力不良检出率非常高：小学 32.15%，初中 59.14%，高中 77.13%，大学 80%。

近视发生的原因大多为眼球前后轴过长(即轴性近视)，其次为眼的屈光力较强(即屈率性近视)。近视多发生在青少年时期，遗传因素有一定影响，但其发生和发展与阅读姿势不当、近距离工作较久等有密切关系。

青少年的眼球正处在生长发育阶段，调节能力很强，眼球壁的伸展性也比较大，易受环境因素的影响而使眼轴发生变化。阅读、书写等近距离工作时，不仅需要眼的调节作用的发挥，双眼球还要内聚，这样眼外肌对眼球施加一定的压力，久而久之，眼球的前后轴就可能变长。用电脑时，一会儿看屏幕，一会儿看键盘跳动，长时间也会使眼轴拉长。有研究指出，看书时不能保持一尺及平均近距用眼时间长是导致近视的危险因素。

过去认为，在昏暗的光线下阅读会造成近视。实际上，昏暗的光线下，只会导致眼部肌肉紧张并影响短期视力，这样的视力下降在休息之后就会好转。

高度近视是指屈光度高于－6.0D(600度)的近视，伴有眼轴延长和眼底改变，导致视力进行性下降，是致盲的重要原因之一。高度近视有显著的遗传异质性，存在多种遗传模式和多个候选致病基因。通过全基因组扫描，连锁分析和DNA序列分析等方法，目前已发现多个候选基因，如MYPI基因、Xq23-25、18pll.31(MYPZ基因)、12qZI-q23(MYP3基因)和7q36(MY)等。

有研究指出，光线暴露对动物视觉的发育有一定的影响。婴儿出生头两年中，过多的光线会使处于快速发育时期的眼睛过度发育和聚焦不准。调查显示，两岁之前在黑暗环境中睡觉的儿童，在只有10%的儿童患近视。夜明灯下睡觉的儿童，近视率为34%，而在室内照明灯环境下睡觉的儿童近视率高达55%。不过这种说法尚存在一定争议。

（五）常见非可见光对视力的影响

可见光的波长在400～800nm，其两端外有红外线、紫外线等多种电磁波。不同波长的光，对眼所起的作用和损害也不同。

红外线主要来自发热物体，如溶化的玻璃、高热的金属、炉火、太阳光等，其生物效应主要是热效应。适量的红外线被机体吸收后，可引起体温升高，局部或全身血管扩张，血流速度加快。可促进新陈代谢和细胞增生，有消炎和镇痛作用。但红外线照射过长或者强度过大，可对皮肤造成损伤，出现热红斑，甚至引起皮肤烧伤。长波红外线可被眼球表面水分吸收，多不损伤组织。短波红外线(波长800～1200nm)穿透眼组织的能力较强，可被晶状体吸收，导致晶状体蛋白变性混浊，造成热性白内障、视网膜灼伤和结膜炎等。同时可透过屈光间质，聚焦于视网膜黄斑部，造成黄斑部灼伤，出现水肿、出血，严重者可形成黄斑裂洞，使视力减退或出现中心暗点。

紫外线来自高热固体或气体。如电弧光、气焊、紫外线消毒灯、太阳光等。紫外线能被酪氨酸和色氨酸吸收生成黑色素，适量的紫外线照射可预防小儿佝偻病的发生。但过度的紫外线暴露能引起皮肤损伤，表现为晒伤、色素沉着、光变态反应以及皮肤癌等。大量紫外线照射后，两眼会突然发生强烈异物感、刺痛、畏光、流泪及眼睑痉挛等。一般1～2天可自行痊愈。但若多次重复大量接触，可引起结膜炎，甚至角膜变性，影响视力，严重者可导致白内障。

X射线对眼睑、结膜、角膜、晶状体、视网膜和视神经等均可造成损伤，其中对晶状体的损伤最为严重。X射线辐射所致的晶状体浑浊叫做放射性白内障。放射性白内障起始于晶状体后基部后囊下的皮质。如果用裂隙灯显微镜观察，可以看到该部位有点浑浊及空泡，也可能出现球状浑浊。如果进一步发展，后囊下皮质会呈蜂窝状浑浊，这时前囊下皮质也出现浑浊，最终全部晶状体都会变浑浊，眼睛失明。

第三节　环境噪声与听觉

听觉是仅次于视觉的重要感觉通道。随着专司听觉的器官的产生，声音不仅成为动物攫取食物或逃避灾难的一种信号，也成为动物之间相互联络的一种工具。听觉对环境噪声有一定的适应能力，但这种适应是有一定限度的。强噪声环境不仅可造成听觉疲劳，还有可能造成听力损失，甚至产生爆发性耳聋。环境噪声对神经系统的作用被认为是噪声影响人体健康较早且较敏感的指标。

一、听　　觉

听觉具有重要的生理意义，如逃避捕食者、寻觅配偶和相互交流等。对人类而言，听觉是获得外部信息和相互间交流的重要途径，是语言发展的关键。

（一）人耳的听阈或听域

人耳听到的声音有的低沉，有的尖锐，主要是声音音调的高低引起的，而音调是人耳对声源振动频率的主观感受。声波的振动频率叫做声频，声波的频率范围很宽，由 10^{-4} Hz 到 10^{12} Hz，达 16 个数量级。10^{-4} Hz 就是 10000 秒才振动一次。由于人耳能够感受的振动频率在 20～20000Hz 之间，所以将频率超过 20000Hz 的振动波称为超声波（ultrasonic wave），将频率低于 20Hz 的振动波称为次声波（infrasonic wave）。

不同动物的听觉机能有很大差异，体型较小的哺乳动物往往能听到较高频率的声音，如蝙蝠能够发出超声波进行回声定位，可听到 150～200kHz 的频率。大象听到的灵敏度大的频率在人类听觉的低限附近，传说大象能听见很远距离的由其他大象脚步引起的次声波。裸鼢鼠（*Heterocephalus glaber*）、鼹形鼠（*Spalax ehrenbergi*）等对低频声波敏感，对高频声波的听觉很差。其听域频率为 80Hz～10kHz，一般低于 8kHz。

不同频率的声波给人的音感不同，频率高的音调高。声音可按频率分为：次声（＜20Hz）、可听声（20～20000Hz）、超声（＞20000Hz）。可听声可分为：低频声（＜500Hz）、中频声（500～2000Hz）、高频声（＞2000Hz）。人们在生活中听到的声音是不同频率、强度的纯音复合而成的。

声波的振幅决定声音强度，声音强度可用分贝（dB）表示。将 1000Hz 纯音的听阈声强定为 0dB，0dB 刚好能为人听到，称为听阈。听阈是指产生感觉所必须的最低声音强度。听阈和最大可听阈之间的范围称之为听力。人所能忍受的最大声音强度称为最大可听阈。120dB 的声音是痛阈，使人感到难受，可引起耳聋和其他疾病。

（二）听觉的形成

耳是听觉的外周感觉器官，包括外耳、中耳和内耳（图 8-9）。耳廓和外耳道合称外耳。耳廓的形状有利于声波能量的聚集。外耳道是声波传导的通路，长约 2.5cm。作为一个共鸣腔，外耳道的最佳共振频率约在 350Hz 附近。声音由外耳道传到鼓膜时，其强度可以增强约 10dB。

中耳包括鼓膜、听小骨、咽鼓管和听小肌（图 8-9）。鼓膜是封闭外耳道内端的薄膜，为椭圆形，呈顶点朝向中耳的漏斗型，面积约 50～90mm²，厚度 0.1mm。当频率在 2400Hz 以下的声波作用于鼓膜时，鼓膜可复制外加振动的频率。听骨链由锤骨、砧骨及镫骨依次连接而成。锤骨柄附着于鼓膜，镫骨脚板和卵圆窗膜相接，钻骨居中，将锤骨和镫骨连接来，使三者形成一个两臂之间呈固定角度的杠杆。声波由外耳道到达鼓膜之前，以空气为振动介质，由鼓膜经听骨链到达卵圆窗膜时，振动介质变为固相的生物组织。由于不同介质的声阻抗不同，当振动在这些介质之间传递时，能量衰减极大，估计可达 99%或更多。但由于鼓膜到卵圆窗膜之间传递系统的特殊力学特性，振动经中耳传递时发生了增压效应，补偿了因声波阻抗不同造成的能量耗损。咽鼓管连通鼓室和鼻咽部，使鼓室内空气和大气相通，可以平衡鼓室内空气和大气之间可能出现的压力差，这对于维持鼓膜的正常位置、形状和振动性能有重要意义。

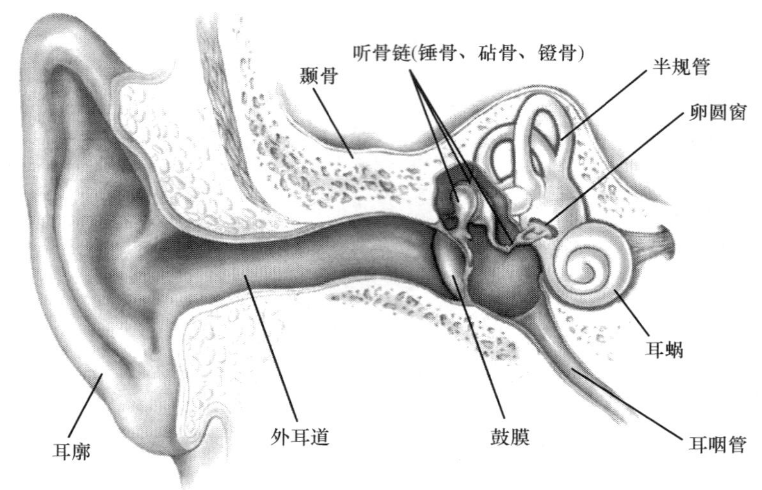

图 8-9 人耳的构造

耳蜗(如图 8-10)形似蜗牛壳,其骨性管道约 2.5～2.75 转。蜗管腔被前庭膜和基底膜分隔为三个腔:前庭阶、蜗管和鼓阶。前庭阶在耳蜗底部与卵圆窗膜相接,内充外淋巴;鼓阶在耳蜗底部与圆窗膜相接,也充满外淋巴。前庭阶与鼓阶在耳蜗顶部相通。蜗管是个盲管,其内充满内淋巴。

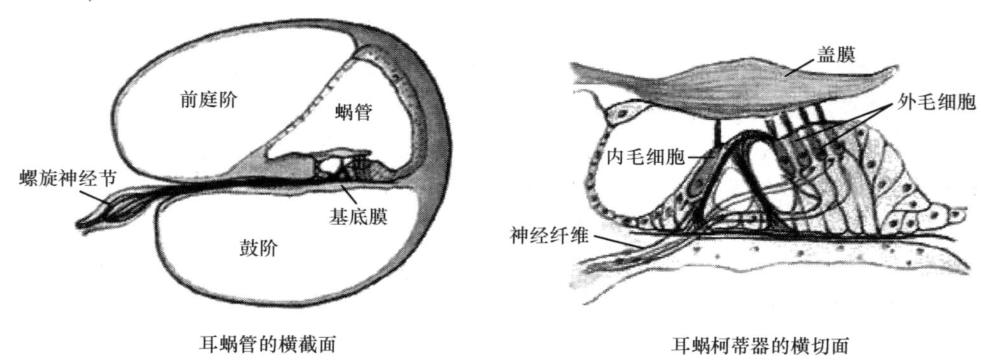

图 8-10 耳蜗的结构

基底膜是分割蜗管和鼓阶的膜状结构(如图 8-10),上有声音感受装置螺旋器(organum spirale)[又称柯蒂器(organ of Corti),为听觉的感受器]。螺旋器的构造比较复杂,由内、外毛细胞、支持细胞及盖膜等构成。每个毛细胞的顶部有数百条排列整齐的听毛,有些较长的听毛埋置于盖膜中。螺旋器浸浴在内淋巴中。

声波经外耳道到达鼓膜,引起鼓膜振动,鼓膜振动通过听骨链传导至卵圆窗,使内、外淋巴振动,引起基底膜的上下振动。此波再以行波(traveling wave)的形式从蜗底向蜗顶传播,同时振幅逐渐加大,到基底膜的某一部位,振幅达到最大,以后则很快衰减。基底膜的最大振幅区为兴奋区,该部位的毛细胞受到刺激而兴奋。

不同频率的声波,其行波传播的远近和最大振幅出现的部位不同:高频声波(波长短)传播近,最大振幅位于蜗底部;低频声波传播远,最大振幅位于蜗顶部。每一种振动频率在基底膜上部有一个特定的行波传播范围和最大振幅区,与这些区域有关的毛细胞和听神经纤维的神经冲动及其组合形式，传到听觉中枢的不同部位时，就可能引起不同音调的感觉。

听神经动作电位是耳蜗对声音刺激所产生的一系列反应中最后出现的电变化，是耳蜗对声音刺激进行换能和编码的结果，它的作用是向听觉中枢传递声音信息。一般认为，不同频率的声音引起听神经发放冲动的频率不同，而冲动的频率是对声音频率进行分析的依据。自然情况下，作用于人耳的声音的频率和强度的变化是十分复杂的，由于神经冲动的振幅与波形不能反映声音的特性，只能依据神经冲动的频率及发放神经冲动的纤维在基底膜的起源部位来传递不同的声音信息。因此，基底膜的振动形式和由此而引起的听神经纤维的兴奋及其组合也可能非常复杂。

（三）生存环境与耳的进化

听觉器官最早出现于无脊椎动物的节肢动物，但节肢动物听觉感受器与感受触觉器没有明显的界限。随着生活环境的改变，鱼类出现了内耳，在从水栖到陆栖的过渡中出现了中耳，内耳也逐渐复杂化形成了原始的基底膜。鸟类和哺乳动物的听觉器官达到了发育的最高点，成为所有感觉器官中最为复杂的器官之一。

脊椎动物的听觉器官经历了相当复杂的系统发育进程，与前庭器官的发育有非常密切的关系。一般认为，声波传导媒介的改变是陆生脊椎动物耳的结构复杂和完善的主要原因。水是声波传递的良好导体，声波在水中的传导速度是空气的4倍。因此，生活在水中的鱼类没有鼓膜，也没有中耳的结构，只有内耳。鱼类的内耳就是其身体侧面的侧线系统，沿着侧线覆盖的鳞片上开有很多小孔，小孔内存在有毛细胞。进入小孔的水晃动毛细胞的纤毛，侧线系统就会感觉到水流和水压的变化，从而使鱼感知到水中的声音(图 8-11A、B)。

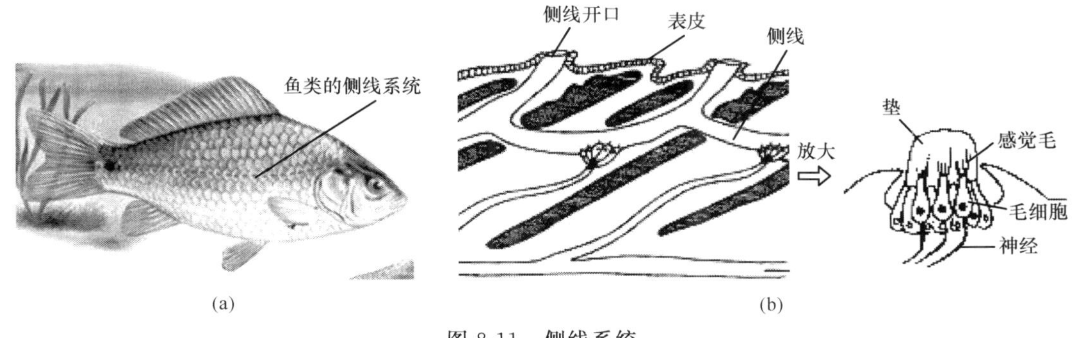

图 8-11　侧线系统

(a)鱼类的侧线系统；(b)侧线剖面图

两栖类是脊椎动物由水生到陆生的中间过渡类型，由于生活环境从水中变为陆地，为适应感觉空气中的声波，两栖类的耳发生了深刻的变革，出现了中耳。中耳外口盖有鼓膜，内侧是耳柱骨。耳柱骨是鼓膜与内耳卵圆窗之间的听骨，声波到达鼓膜，施加交替的压力，通过耳柱骨将压力传到耳蜗液，引起耳蜗液的振动。这种振动被球形和椭圆囊内的耳石和毛细胞感知，并产生兴奋传至脑，从而产生听觉。为适应陆地生活，某些蜥蜴和所有鳄鱼的鼓膜从头部表面凹进，形成一个小小的外耳门，即雏形外耳道。鸟类则有了真正的外耳道，但与两栖类和爬行类类似，中耳只有一块听骨。鸟类的外耳以特殊羽毛围绕的耳管开口，这些羽毛并不密集，皮肤又薄，所以并不妨碍声波的进入。哺乳动物则不仅有了外耳道和耳廓，其听骨也由原来的一块增加到三块(锤骨、砧骨及镫骨)，耳蜗则分化成卷曲、复杂的螺旋状器官，使得其具有高效力的听觉能力。

二、环境噪声及其来源

随着现代工业和交通运输业的发展，噪声污染问题日趋严重，噪声的危害和防治已越来越受到人们的重视，有人将其列入环境污染的三大公害之一。《中华人民共和国环境噪声污染防治法》中把超过国家规定的环境噪声排放标准，并干扰他人正常生活、工作和学习的现象称为环境噪声污染。环境噪声污染的来源主要有交通运输噪声、工业噪声、城市建筑噪声、军事环境噪声和公共活动噪声等。

（一）交通运输噪声

城市交通业日趋发达，给人们工作和生活带来了便捷和舒适，促进了经济的发展，但同时带来严重的噪声污染。随着公路和铁路交通干线的增多，城乡车辆的增加，机车和机动车辆的噪声已成为噪声污染的主要来源，约占城市噪声的75%。交通工具的行驶、鸣笛，特别是飞机起降产生的噪声对机场附近的居民影响很大。载重汽车、公共汽车、拖拉机等重型车辆的行进噪声约89～92dB，电喇叭为90～110dB，汽喇叭（火车）105～110dB。

（二）工业噪声

由于各种动力机、工作机做功时产生的撞击、摩擦、喷射以及振动，可产生70dB以上的声响。虽然大部分工业机械的噪音都做了一定程度的降噪处理，但很难完全消除其影响。一般纺织厂噪声为90～106dB，机械工业80～120dB，凿岩机、大型球磨机120dB，风铲、风镐、大型鼓风机在130dB以上。工厂噪声是造成职业性耳聋、甚至青年人脱发秃顶的主要原因，它不仅给生产工人带来危害，而且厂区附近居民也深受其害。

（三）城市建筑噪声

随着城市基础设施建设、房地产的凶猛发展，城市建筑噪声成为环境噪音的一个重要来源。建筑施工现场噪声一般超过90dB，最高达130dB。

（四）军事环境噪声

一般指部队和相关企事业单位在训练、实验、生产、建筑施工、交通运输和生活等活动中产生的影响周围环境的声音。坦克、装甲车的噪声强度与行驶路面和速度有关，一般105～115dB。枪类射击时噪声峰值为150～165dB，火炮在开阔地射击时为168～185dB。

（五）公共活动噪声

主要指公共场所如餐厅、公共汽车、旅客列车等的商业噪声及人群集会的喧哗声、高音喇叭等。人群活动产生的声音如楼上挪动东西、敲打物体、儿童哭闹、收音机和电视机的大声播放、户外小学生的喧哗声等，也属此列，但一般在80dB以下，对人没有直接生理危害。

1980年，根据生理和心理学研究，结合我国实际，有关部门制定了我国环境噪声允许范围，见表8-2。

表8-2　我国环境噪声允许范围（dB）

人的活动	最高值	理想值
体力劳动（保护听力）	90	70
脑力劳动（保证语言清晰度）	60	40
睡眠	50	30

三、环境噪声对机体的影响

环境噪声对人和动物体生长、发育和生理过程会产生诸多不利影响，除了引起耳部不适，干扰休息和睡眠外，还可影响神经系统、心血管系统和女性生殖系统等，引起耳鸣、耳痛、听力损伤，使人出现头晕、头痛、失眠、多梦、全身乏力、记忆力减退以及恐惧、易怒、自卑甚至精神错乱等精神症状；加速心脏衰老，增加高血压和心肌梗死发病率；导致女性性机能紊乱，月经失调，流产率增加等。

噪声对神经系统的作用被认为是噪声影响人体健康较早且较敏感的指标。噪声经听觉器官传入大脑皮层和自主神经系统，可引起中枢神经系统一系列反应，出现神经衰弱症候群和自主神经功能紊乱；导致中枢神经系统机能的变化，影响学习记忆功能和思维能力；并对人产生不良情绪影响，出现紧张、忧郁、愤怒、疲劳等负性情绪。研究发现，噪声能显著降低海马区神经元的活性，使一氧化氮合酶(nitric oxide synthase，NOS)的合成减少，进而影响记忆的获得与保持。需要注意的是，职业噪声还可能是作业人员患精神病性精神阻碍的危险因素，噪声可使人产生抑郁症和躁狂症。

噪声对儿童身心健康危害更大，不仅损害听觉功能，还会严重影响语言和智力的发育，造成成年后的语言表达和智力障碍。哺乳动物的脑功能在出生后会经历一个快速发育和成熟的过程，称之为“关键期”，这期间脑的结构和功能很容易受到环境、经验等各种因素的影响。有研究显示，在“关键期”将幼年大鼠饲养在噪声环境中，会造成其大脑皮层听觉功能的受损，到成年时大鼠的听觉功能特性仍停留在幼年水平。业已证明，家庭室内噪音是造成儿童聋哑的主要原因，若在85dB以上噪声中生活，耳聋者可达5%。

（一）环境噪声对听觉功能的影响

噪声作用于机体后，对听觉功能的影响主要表现为听觉敏感度下降、听阈提高，即噪声性听觉损伤。人短期暴露于噪声环境后，即使离开噪声环境也会造成短期的听力下降，但下降的听力经过较短的时间即可以恢复，这种现象叫听觉适应。如果较长时间无防护地在较强的噪声环境中工作，就会造成听力损失。能在数小时或十几小时后恢复正常听力的听力损失，称为听觉疲劳。如果听觉疲劳不断加重，就会造成听觉机能恢复不全，导致出现不可逆的听力下降，甚至产生噪声性耳聋。

噪声性听觉损伤(noise-induced hearing loss，NIHL)在功能改变上主要有2种表现形式：暂时性听力阈移(temporary threshold shift，TTS)和永久性听力阈移(permanent threshold shift，PTS)。暂时性阈移是指在噪声中暴露一定时间后发生的，但经过充分休息即可恢复的听阈升高。永久性听力阈移则是指在噪声中重复暴露而形成的不能恢复的听阈升高。与噪声性听觉损伤有关的因素主要有噪声的强度、频率、暴露时间和个体敏感性等。

噪声强度越高，暂时性听力阈移随之增大。暂时性听力阈移小于40dB者，听力恢复较快；超过50dB时恢复较慢，并可造成永久性听力阈移。

频率高的噪声比频率低的噪声影响大，高频噪声在75dB可产生听力损失，中频噪声需85～95dB，低频噪声则需100dB。

暂时性听力阈移随暴露时间的延长而加大，其增长大体上与暴露时间的对数成正比。当暴露时间达到某一界限时，将呈渐进性的指数增长关系；继续增加暴露时间，暂时性听力阈移不再增加，而是形成一个平台。这个平台区的阈移称之为渐进性阈移。一般来说，暂时性听力阈移的恢复需要时间，如果在完全恢复之前就重复暴露，阈移便可能出现累积效应，日积月累之后便不能恢复，从而形成永久性听力阈移。永久性听力阈移一般发生在4000或6000Hz感音范围，形成一个高频听谷，这是职业性噪声性听力损失的一个典型特征，也是噪声性耳聋的前期信号。

噪声对听觉器官的损害，是噪声引起听力下降尤其是永久性听力阈移形成的基础。无论受何种性质的噪声刺激，柯蒂器的毛细胞损伤部位大多发生在耳蜗基底膜底回和第二回。从毛细胞损伤的过程来看，首先是外毛细胞的变性及丢失，然后是毛细胞和听神经纤维之间的突触发生变性，其数量及形态结构发生改变，主要表现为：上行突触减少，突触中囊泡数量和积聚密度减少，突触体积变小等。

噪声可使蜗神经核、上橄榄核、内侧膝状体、下丘脑以及听皮层等部位的神经元变性，细胞电生理活动的改变以及频率调谐曲线的重构，从而导致语言辨识能力和对声音信号的整合能力下降。

（二）噪声性听觉损伤的机制

关于噪声性听觉损伤的发生机制目前主要有3种学说：机械损伤学说、代谢学说和血管学说。

机械损伤学说认为声波机械冲击引起听觉器官损伤。强大的液体涡流冲击蜗管，使前庭膜破裂，导致内外淋巴液的混合离子成分的改变及螺旋器细胞的损伤，继发血管萎缩和神经纤维变性；强烈的基底膜震动使网状层产生微孔致使内淋巴渗入，毛细胞的细胞膜暴露于异常的高钾环境中，从而受到损害。

代谢学说认为噪声暴露给内耳带来代谢压力，噪声性听觉损伤是代谢失衡的结果。目前认为代谢性损伤主要与氧自由基、兴奋性氨基酸以及离子环境改变等有关。

Ca^{2+}是可兴奋细胞中一个特殊的第二信使，在耳蜗的声-电换能中发挥重要作用。当声波使基底膜产生机械运动时，毛细胞与盖膜（tectorial membrane，TM）的相对位置变化形成剪力使静纤毛倾斜，通过“弹簧门控作用”使静纤毛顶部阳离子通道开放，阳离子内流导致膜电位发生去极化。毛细胞的去极化使细胞膜上的电压依赖性Ca^{2+}通道开放，Ca^{2+}大量内流，激活谷氨酸的释放，谷氨酸作用于传入神经树突上的NMDA受体和AMPA受体，使听神经的传入纤维兴奋并发放冲动。适时、适量的Ca^{2+}进入毛细胞，能产生合适的生物学效应，然而过量的Ca^{2+}内流则会打破毛细胞中的Ca^{2+}平衡，导致耳蜗外毛细胞的损伤，进一步引起听觉损伤。

强噪声暴露会过度刺激耳蜗的外毛细胞，使细胞内Ca^{2+}的浓度增高，这是导致听觉损伤的重要原因。耳蜗外毛细胞中Ca^{2+}浓度升高可导致谷氨酸的大量释放。一方面，谷氨酸激活AMPA受体，促进Na^+内流和K^+、Cl^-离子外流造成细胞外电解质紊乱。Na^+内流引起膜持续性去极化，启动电压依赖性Ca^{2+}通道开放，造成传入神经细胞内Ca^{2+}超载，引致自由基形成。自由基通过氧化作用攻击与细胞功能密切相关的各种酶。另一方面，谷氨酸过度激活NMDA受体，引起NMDA受体调控的Ca^{2+}通道病理性开放，传入神经末梢上Ca^{2+}大量内流，激活磷酸酯酶A2和C，使膜磷脂降解，释放出大量花生四烯酸及其代谢产物白三烯，也可释放血小板活化因子等活性物质，使血管收缩，耳蜗供血减少，血管通透性增加，引起耳蜗毛细胞下的传入神经树突血管源性水肿。

血管学说认为噪声暴露后血管收缩、内耳血供不足是噪声性听觉损伤的原因。动物实验表明，强噪声刺激作用下耳蜗血管可发生一系列改变，出现血管痉挛收缩或扩张，血流速度变慢，局部血液量减少；血管内皮肿胀，通透性增加，血液黏滞度增高；血小板和红细胞聚集，血栓形成等。这些改变进一步导致微循环障碍，引起耳蜗血流下降，内耳供血不足，内外淋巴液氧的张力下降，最终引致耳蜗内环境代谢紊乱，毛细胞代谢降低，能量储备与供应发生障碍，造成毛细胞包括柯蒂氏器形态结构的损伤和声-电转换的功能障碍等一系列病理、生理改变。

有学者认为超高强度(130dB SPL以上)的噪声以对毛细胞产生直接的机械损伤为主，中高强度(110～134dB SPL)的噪声暴露以代谢性损伤和血管损伤为主，噪声使毛细胞氧代谢加快，耗氧量增加。但大部分的学者认为，在噪声性听觉损伤发生发展的过程中，噪声性听觉损伤应是三者共同作用的结果。

(三) 赛场噪声对运动时神经系统的影响

赛场噪声强度一般超过80db，远高于引起神经紧张反应的最低噪声强度55db。由于赛场噪声是一种非稳定噪声，因此对机体的影响更大。研究发现，30分钟持续反复的赛场噪声刺激可引起神经感觉机能和肌肉兴奋性的下降，出现中枢神经的疲劳。这种疲劳可能与脑组织中谷氨酸过多参与氨的解毒作用及脑血管紧张度增加有关。噪声刺激可引起脑部有毒代谢物氨的生成增多，使得参与氨解毒的兴奋性神经递质谷氨酸的量增多，导致中枢神经兴奋性下降。另一方面，赛场噪声可使脑血管紧张度增加，弹性降低，减少流往脑组织的血液，从而造成脑组织中氧和营养物质的短缺，影响到大脑神经活动的能量供应，最终导致神经系统机能的下降。

(四) 噪声习服

关于噪声习服最早可以追溯到1963年Miller等人的研究，随后许多学者通过大量研究也观察到了噪声习服现象。噪声习服是指在低强度(80dB以下)预暴露后对随后出现的高强度(105dB以上)噪声的适应现象。低强度(80dB以下)预暴露可有效降低高强度(105dB以上)噪声引起的暂时性听阈偏移和永久性听阈偏移，减轻毛细胞损伤，使听觉系统受到一定程度的保护。

目前有关习服现象的机制尚不完全清楚，推测可能与毛细胞的主动活动、耳蜗内的物质如蛋白质和抗氧化物酶等合成的变化、听觉系统可塑性、橄榄耳蜗束自控调节、中耳肌声反射和耳蜗的新陈代谢等有关。实验证明，噪声习服对实验动物、人体的听力损伤均具有预防作用，如果能运用于实践，将保护劳动者免受强噪声伤害。

第四节　氧与神经系统

氧是无色、无臭、无味的气体，略重于空气。生物界除少数厌氧微生物外，绝大多数生物必须依赖氧才能生存，氧气是人体呼吸和代谢过程中最主要的气体。但氧并非有益无害，呼吸高压氧 (hyperbaric oxygen，HBO)达到一定时程可出现明显的氧中毒 (oxygen intoxication)。

一、缺　　氧

氧是正常生命活动不可缺少的物质，组织器官通过生物氧化获得能量，这一过程需要氧的参与。人体内氧的储量极少，需要不断地从外界环境获取氧，以保证细胞生物氧化的需要。当组织得不到充足的氧或不能充分利用氧时，组织的代谢、机能甚至形态结构都可能发生异常变化，这一病理过程称为缺氧(hypoxia)。

很多环境条件如高空、水下、密闭舱和坑道等，如果处理不当或发生意外都可发生缺氧。另外，缺氧还是许多疾病所共有的一个基本病理过程，休克、呼吸功能不全、心功能不全、贫血等均可引起缺氧。

脑重仅为体重的2%左右，而脑血流量约占心输出量之15%，脑耗氧量约为总耗氧量的23%，所以脑对缺氧十分敏感。缺氧早期，神经细胞可出现局部缺血性改变，胞体轻度缩小，胞膜与周围分界清楚，胞浆尼氏体消失，胞核固缩常为三角形，结构及核仁皆消失。晚期可能出现脑表面某一部分的萎缩现象，胶质细胞增生为晚期病变特点。

缺氧引起中枢神经系统机能障碍的机制较复杂。缺氧可致脑组织细胞发生缺氧性损伤，引起细胞膜、线粒体、溶酶体等的变化，出现神经细胞膜电位的降低、胞内 Na^+ 和 Ca^{2+} 增多和 pH 降低等变化。胞内 Na^+ 的增多促使水进入细胞，导致细胞水肿，加重微循环缺氧。Ca^{2+} 增多可抑制线粒体的呼吸功能，引起 ATP 的生成不足。Ca^{2+} 增多和 pH 降低可激活磷脂酶，使膜磷脂分解，引起溶酶体的损伤及其水解酶的大量释出，进而导致细胞本身及其周围组织的溶解、坏死。缺氧与酸中毒还能使脑微血管通透性增高，从而导致脑水肿。脑血管扩张、脑细胞及脑间质水肿可使颅内压升高，由此引起头痛、呕吐等症状。

早老性痴呆（Alzheimer's disease，AD）是一种常见的神经系统退行性疾病，是老年痴呆的最主要类型。近来有学者提出慢性缺氧/大脑低灌注是早老性痴呆的危险因素之一。线粒体产生 ATP 是通过与氧化磷酸化偶联的呼吸链传输电子来实现的。细胞进行有氧呼吸时，90%～95%的 ATP 的产生需要氧气。缺氧/低灌注时线粒体产生的 ATP 不足以供应细胞需要，且产生过多的过氧化阴离子，导致氧化应激反应，使线粒体遭到损伤。已经证实，神经细胞对氧自由基损伤非常敏感。氧化应激反应主要攻击富含脂质的脑组织，使神经元受损、死亡。动物实验证实，慢性缺氧缺血时，一氧化氮、一氧化氮合酶、活性氧（reactive oxygen species，ROS）、丙二醛（malondialdehyde，MDA）含量、超氧化物歧化酶（superoxide dismutase，SOD）活性等氧化应激相关指数均不同程度增加，提示慢性缺血缺氧可导致氧化应激，参与脑组织损害。

（一）急性高空缺氧

急性暴露于高空低气压环境持续数分钟至几小时所引起的缺氧称为急性高空缺氧（acute altitude hypoxia）。在高空飞行中，急性高空缺氧很难完全杜绝。

吸入气中氧分压过低是发生急性高空缺氧的主要原因，继而引致的组织氧分压降低是引起机体生理反应的中心环节。急性高空缺氧时，机体可通过特异性和非特异性代偿反应，缩小身体各部位间的氧分压梯度，提高组织毛细血管的氧分压水平。如果缺氧严重，或者身体的代偿能力较差，不能维持机体原来相对稳定的状态，就可表现出各种功能障碍，造成神经系统、循环系统的症状。其中，神经系统包括视觉器官对缺氧最为敏感。

1. 中枢神经系统的反应

中枢神经系统对急性高空缺氧非常敏感。轻度缺氧时，可出现大脑皮质兴奋过度增强，出现喜悦愉快、活动增多、好说俏皮话，容易发怒、争吵等状况，犹如饮酒初醉状态。如暴露时间延长或者缺氧程度进一步加深，则中枢神经的活动转为抑制状态，出现表情淡漠、反应迟钝、精神不振等情况。可严重影响人的智力功能和情绪，使记忆能力显著下降，出现逆行性遗忘；注意力转移和分配能力明显减弱，注意范围越来越窄；运动协调能力明显降低，严重时可出现剧烈头痛、肌肉痉挛、意识模糊，导致瘫痪，甚至昏迷和死亡。

在感觉功能中，视觉对高空缺氧最为敏感。高空缺氧可显著影响暗视觉，但对明视觉影响不大。

2. 急性高空缺氧对脑功能损伤的生理机制

关于高空缺氧所致脑功能认知障碍的生理学基础，人们已经有了一定认识。研究发现，脑组织 ATP 的减少可能是导致机体生理功能障碍的酶学基础。腺苷三磷酸酶（adenosine triphosphatase, ATPase）和琥珀酸脱氢酶（succinate dehydrogenase, SDH）是体内能量代谢过程中的重要酶。有研究表明，随着上升高度的增加和缺氧时间的延长，两种酶的活性均显著下降。同时，脑组织出现水肿、变形和细胞坏死等病理改变。

NO 可能参与了缺氧导致的脑损伤过程。动物实验结果显示，脑组织局部缺血性缺氧可导致 NO 增加。动物在高空（8000 m）停留 30 分钟后，NO 明显增加。NO 抑制剂可减轻缺氧时对神经细胞的损害。表明缺氧所致 NO 含量的增加在缺氧导致的脑损伤过程中发挥重要作用。

缺氧可导致动物血脑屏障通透性的增加。其可能的机制有三：①缺氧的直接损害。线粒体呼吸功能的下降，引起毛细管内皮细胞膜系统蛋白、脂质和能量代谢的障碍，导致细胞膜结构的变化，使得细胞膜流动性下降，通透性增加。同时，构成血脑屏障的内皮细胞出现皱缩，细胞间紧密连接变宽。②脂质过氧化引起的损害。③内皮素（endothelin）的作用。缺氧时，血浆中内皮素浓度增加。内皮素可激活细胞膜上的钙离子通道，引发钙离子内流，进而引致胞内钙超载，导致细胞损伤。

（二）高原低氧

高原主要指海拔在 3000 米以上的地域。高原低氧是高原地区低气压和低氧分压气候特点的通称。一般来说，海拔每升高 100 米，大气压下降 0.67kPa（5mmHg）。随着海拔的升高和氧分压的下降，肺泡气体氧分压和动脉血氧饱和度也下降，由于机体供氧不足而产生一系列的病变。

不同动物对高原低氧的适应特征是不同的。高原低氧对人体生理功能的影响非常复杂，涉及中枢神经系统、呼吸系统、心血管系统、造血系统、泌尿系统，乃至消化系统，可引起高原肺水肿、高原昏迷、高原心脏病、高原红细胞增多症、高原血压异常和高原脑水肿等诸多高原病。初到高原，人体对高原低氧环境产生急性高原低氧气反应。随着时间的延长将进入慢性反应阶段，同时可以达到习服。

在高原低氧环境下，中枢神经系统的变化出现较早。轻度低氧时，兴奋过程占优势，交感神经-肾上腺髓质系统处于兴奋状态，化学感受器对低氧做出应答，出现通气量增大，心跳加快，心输出量增多，血流加快等现象。中度缺氧时，与机体适应功能无关或关系比较小的皮质的活动会进一步受到抑制。严重缺氧时，皮质细胞出现严重营养代谢障碍，兴奋过程和条件反射逐渐减弱，记忆力下降，计算错误增多，注意力范围缩小，精神疲劳增加。当动脉血氧分压下降至 30mmHg 时，脑循环开始障碍，脑组织代谢紊乱，产生高原脑水肿。

高原低氧引起的脑损伤是高原环境导致死亡或诱发高原多器官功能障碍综合征的主要原因，其发病机制之一是由于低氧造成活性氧（reactive oxygen species, ROS）的产生和清除失衡，体内氧自由基过度激活并破坏了磷脂膜不饱和脂肪酸的正常结构，导致细胞溶解。脑红蛋白（neuroglobin, NGB）是新近发现的一种在脊椎动物神经系统中特异性表达的携氧球蛋白，与氧有很高的亲和力。研究发现，NGB 能够清除缺氧性脑病患者体内的活性氧，同时在抵御氧化应激中起重要作用，提示 NGB 可能在高原低氧性脑损伤中存在一定的保护作用。研究证实，缺氧能够诱导 NGB 的高表达，从而提高机体脑对氧的携带和运输能力，以维持脑组织的氧供和氧利用率，并能增强神经元的存活，使神经系统免受缺氧性损伤。有研究发现，用反义寡脱氧核苷酸抑制 NGB 表达，可降低神经元在低氧环境中的生存能力。

值得一提的是，我国曾于2003年启动国家基金重大项目“高原低氧高寒损伤与适应机制研究”的研究，就低氧损伤与适应的细胞分子机制、世居与移居人群和动物相关基因表达，以及低氧易感标志物、促适应物质和措施等进行了系统的研究，在低氧损伤、遗传性适应与获得性习服，低氧信号的感知与转导，神经-内分泌网络与低氧适应，促进低氧习服机制与措施等方面取得系列研究成果，提出细胞水平缺氧习服的中心环节是对主要能源底物的优势利用，从而达到能量代谢的再平衡。证明CRF肽家族在低氧诱导的神经-内分泌的改变中发挥核心调控作用，在低氧复合束缚与寒冷应激等非特异性适应的产生中也起到关键作用。

二、氧　中　毒

早在19世纪中叶，英国科学家保尔·伯特发现，如果让动物呼吸纯氧会引起中毒，人类同样如此。人如果在大于0.05MPa(半个大气压)的纯氧环境中，对所有的细胞都有毒害作用，吸入时间过长，就可能发生氧中毒。除了影响呼吸功能，可能引起肺炎；导致脂褐素生成过多，使心肌细胞老化，心功能减退，削弱肝功能外，还可影响神经系统，引起智力下降，记忆力衰退等。人在0.2MPa(2个大气压)高压纯氧环境中，最多可停留1.5～2小时，超过了会引起脑中毒，精神错乱，记忆丧失。如加入0.3MPa(3个大气压)甚至更高的氧，人会在数分钟内发生脑细胞变性坏死，抽搐昏迷，导致死亡。

氧压的高低不同对机体各种生理功能的影响也不同。吸入60～100kPa氧气时，其毒性主要表现在视觉器官；100～200kPa时，主要表现在呼吸系统；300kPa以上时，主要表现在中枢神经系统。以上3种情况分别称为眼型、肺型和脑型氧中毒。

肺型氧中毒 (pulmonary type of oxygen intoxication)也称为氧过多性缺氧(hyperoxic hypoxia)，通常在饱和潜水或加压治疗重型减压病时出现，临床表现类似支气管肺炎，最初有咽部不适、干咳，胸骨后刺激感、不适和烧灼感，深呼吸时有疼痛。继而可有头昏、头痛、恶心，肢端麻木，疲劳等症状。最后由于肺不张、血浆渗透至肺泡内、肺泡壁变性等病变而导致氧弥散受阻，出现呼吸困难，全身性缺氧而致死。

长时间吸入70～80kPa氧气可引起眼型氧中毒 (ophthalmo-retinae type of oxygen intoxication)，主要表现为视网膜萎缩，可影响周边视野。不成熟的组织对高分压氧特别敏感，早产婴儿在恒温箱内吸高分压氧时间过长，视网膜可出现广泛的血管阻塞、成纤维组织浸润、晶体后纤维增生等，可致盲。

脑型(惊厥型)氧中毒(cerebral or convulsive type of oxygen intoxication)主要表现为间歇性癫痫样发作。可出现额、眼、鼻、口唇及面颊肌肉的纤维性颤动，继而可有恶心、呕吐、眩晕、胸闷、心悸、流涎、上腹部紧张等症状；接着出现极度疲劳、嗜睡、呼吸困难等。可引起惊厥，乃至昏迷。氧惊厥时大鼠海马突触体内Ca^{2+}浓度和cGMP水平显著增加，分别为对照组的2倍和3倍。预先给予钙通道阻断剂蝙蝠葛苏林碱(daurisoline, DSL)和NOS抑制剂N-硝基-L-精氨酸(N-Nitro-L-Arginine, LNNA)可使Ca^{2+}浓度和cGMP水平明显下调。表明神经元内钙离子浓度增高和NO-cGMP途径被激活是造成高压氧致氧惊厥的重要原因。

三、有氧运动与神经系统的发育

有氧运动可以改善脑血液循环，促进神经系统的生长发育，提高机体中枢神经的反应能力和综合分析问题能力。有氧运动能使呼吸加深，肺活量增大，心脏每搏输出量增加，支持心脏输送更多的氧和营养物质到脑细胞。同时，运动能使静脉血液回流增多，血液循环加快，使单位时间内流经大脑的血量增多，保证脑细胞得到充足的氧和营养物质。

经常进行有氧运动，能使脑神经细胞经常接受和记录来自肌肉、关节的神经冲动的刺激，改善神经细胞之间联系网络的复杂程度，加快信息传导速度，改善大脑结构，从而提高神经细胞的工作能力，促进神经系统发育。进行有氧运动时，脑接受来自视觉、听觉、触觉、本体感觉及内脏器官的刺激，脑必须敏锐地去感知这些刺激的性质，才能对刺激加以迅速的分析、判断和综合，选择正确的运动表象而做出相应的行动。运动是在中枢神经的控制下进行的，运动可强化神经系统。通过不断的运动，将不熟练的动作变为熟练的动作，进而将熟练的动作相互组合转换，经过对动作的分析、判断、综合变为整体运动，促使神经系统的调节作用更为灵敏和精确。

第五节　环境温度与神经系统

根据体温的调节方式，动物可以分成恒温动物(homeothermic animals)和变温动物(poikilothermic animals)两种，也可称之为温血动物(warm blooded animal)和冷血动物(cold blooded animal)。哺乳类、鸟类及其他温血动物新陈代谢速度快，同时具有精密的体温调节，因此具有恒定的体温。而变温动物却无法做到这一点，这类动物一般靠外界的热如日光辐射等维持体温。外界温度升高，体温也随之增高。外界温度变低，体温也会降低，同时活动也会减少。当温度太低不堪忍受时，许多变温动物会深藏地下，进入冬眠。

恒温动物包括人，有完善的体温调节机制。在外界环境温度改变时，通过调节产热过程和散热过程，维持体温相对稳定。寒冷环境下，机体增加产热和减少散热。炎热环境下，机体减少产热和增加散热，从而使体温保持相对稳定。但是，人体和其他恒温动物调节体温的能力是有一定限度的。以人为例，在安静状态下，人体对体温调节的极限为31℃，空气相对湿度85%，或气温38℃，空气相对湿度50%。如果环境温度长久而剧烈的变化，或者机体的体温调节机制发生障碍，产热过程与散热过程不能保持相对平衡，就会出现体温异常，进而影响到神经系统的正常机能。

一、高温对神经系统的影响

高温刺激和作业所致的疲劳均可使大脑皮层机能降低和适应能力减退。随着高温作业所致的体温逐渐升高，可见到神经反射潜伏期逐渐延长，兴奋性突触后电位幅度明显减小，运动神经兴奋性明显降低，大脑皮质的活动将由机体受热初期的高度兴奋水平转向抑制状态。在行为学上表现为：需要识别、判断和分析的脑力劳动的作业能力或效率显著下降，注意力不集中，动作的准确性与协调性差，反应迟钝，肌肉工作能力明显下降，易发生工伤事故。需要注意的是，这些行为学的改变往往发生较早，其时体温、心率等机体热耐受的指标尚不会发生异常。一般而言，人体受热时，首先会感到不舒适，其后体温逐渐升高，并产生困倦、厌烦、无力与嗜睡等症状，进而使作业能力下降、错误率增加。当体温升至38℃以上时，对神经心理活动的影响将更为明显。

流行病学调查显示，高温还可能是引起人类神经系统畸形的重要环境因素。动物实验表明，热处理怀孕8.5～10.5天的大鼠，畸胎发生率明显高于热处理<8.5天或>10.5天的发生率。高温与辐射联合作用对胚胎神经系统发育的毒性更高，联合作用导致的胚胎神经系统异常发生率明显高于单独高温的作用。

二、低温对神经系统的影响

低温对人体的伤害作用最普遍的是冻伤。冻伤的产生同人在低温环境中暴露时间有关，温度越低，形成冻伤所需的暴露时间越短。如温度为 5～8℃时，人体出现冻伤一般需要几天时间；而－73℃时，暴露 12 秒即可造成冻伤。人在温度不十分低的环境（－1℃至 6℃）中依靠体温调节系统，可使人体深部体温保持稳定。但是在低温环境中暴露时间较长，深部体温便会逐步降低，出现一系列的低温症状，如呼吸和心率加快、颤抖、头痛等，同时脑力作业效率明显下降，表现为注意力不集中、作业错误率增多、反应时间延长等。深部体温降至 34℃以下时，症状即达到严重的程度，产生健忘、呐吃和定向障碍；降至 30℃时，全身剧痛，意识模糊；降至 27℃以下时，随意运动丧失，瞳孔反射、深部腱反射和皮肤反射全部消失，人濒临死亡。

研究发现，短时间的寒冷刺激能够提高人体交感神经紧张度，增加代谢活动。长时间处于寒冷环境中，机体运动神经和感觉神经的功能都会受到抑制，并可发生冻僵反应及不可逆损害。另外，机体在受到寒冷损伤时，神经传导速度减慢，并可由氧化损伤而间接导致冷损伤的进一步发展，诱导脑水肿、继发性损伤及细胞凋亡。受冷损伤后，血脑屏障渗透性迅速增加，但 24 小时可恢复至正常水平。冷应激可导致脑组织迅速产生可逆性的磷酸化 tau 蛋白，且其在大脑的分布可随时间而发生动态变化。

低温能够影响神经生理活动，如减小静息电位幅值，使动作电位幅值降低，时程增大，减慢传导速度，抑制突触传递等。另外，还可造成神经纤维损伤，并伴有施万细胞增生、胶原形成及束膜纤维化等情况。

第六节　电磁辐射对神经系统的影响

辐射是能量传递的一种方式。自然界中的一切物体，只要温度在零度以上，都以电磁波的形式时刻不停地向外传送热量，这种传送能量的方式称为辐射。物体通过辐射所放出的能量，称为辐射能，简称辐射。我们所处的环境，辐射无处不在。在辐射源集中的环境中工作、学习、生活，有可能造成机体神经系统、免疫系统、生殖系统等多方面的损害。

一、辐射分类

按照与物质的作用方式，辐射可以分为两类：电离辐射（ionizing radiation）和非电离辐射。电离辐射是指能够通过初级过程或次级过程引起物质电离事件的辐射总称。其种类很多，包括带电粒子和不带电粒子，主要有 α 射线、β 射线、γ 射线、X 射线、中子、质子和重离子等。凡与物质相互作用不引起电离事件的辐射，称为非电离辐射。如微波、红外线和无线电等。

电离辐射对不同类别的细胞敏感性不同。一般认为，细胞分裂活跃，更新速度快、代谢旺盛、分化程度低的细胞敏感性高。人体不同组织的辐射敏感性如表 8-3 所示，可以看出，淋巴组织、胸腺、骨髓、性腺和胚胎组织对电离辐射非常敏感，而神经系统对电离辐射并不敏感。电离辐射除了可引起皮肤损伤外，可引致癌变。人体不同组织的电离辐射敏感性见表 8-3。

表 8-3　人体不同组织的电离辐射敏感性

辐射敏感性	细胞或组织
高度敏感	淋巴组织、胸腺、骨髓、肠上皮、性腺和胚胎组织
中度敏感	感觉器官如角膜、晶状体、结膜等，皮肤上皮，内皮细胞、唾液腺、肝、肾、肺上皮细胞
轻度敏感	中枢神经系统、内分泌腺、心肌
不敏感	肌肉、软骨及骨组织，结缔组织

（引自吕永达 特殊环境生理学，2003）

射频辐射（radiofrequency radiotion）是指频率在 100kHz～300GHz 的电磁辐射，也称无线电波，包括高电频磁场（high frequency electromagnetic field）和微波（microwave），是非电离辐射中量子能量较少，波长较长的频段，波长范围为 1mm～3km。其中 1m～1mm 的电磁波称为微波（如表 8-4）。

表 8-4　射频辐射的波段

名称	高频	超高频	微波（特高频）
波长	3km～10m	10m～1m	1m～1mm
振荡频率	100kHz～30MHz	30MHz～300MHz	300MHz～300GHz

射频辐射的来源主要包括：①广播电视发射设备，包括各地广播电视的发射台和中转台。②通信雷达及导航发射设备通信，包括短波发射台、微波通信站、地面卫星通信站、移动通信站。③工业、科研、医疗高频设备。工业用电磁辐射设备主要为高频炉、塑料热合机、高频介质加热机等。医疗用电磁辐射设备主要为高频理疗机、超短波理疗机、紫外线理疗机等。科学研究电磁辐射设备主要为电子加速器及各种超声波装置、电磁灶等。④交通系统电磁辐射，包括电气化铁路、轻轨及电气化铁道、有轨道电车、无轨道电车等。⑤电力系统电磁辐射，高压输电线包括架空输电线和地下电缆，变电站包括发电厂和变压器电站。⑥家用电器电磁辐射，包括计算机、显示器、电视机、微波炉和无线电话等。

因电信、无线电视、广播、微波传送和雷达设备等的迅速增加，射频辐射所造成的电磁污染越来越严重，给人们的生活带来不同程度的危害，已成为严重的社会问题。业已证实，电磁波辐射是心血管疾病、糖尿病、癌变的主要诱因，对人体生殖系统、神经系统和免疫系统可造成直接伤害，可使男性性功能下降、女性内分泌紊乱、月经失调，引起不育、畸形、孕妇流产等，并直接影响儿童的组织发育、骨骼发育等。

二、电磁辐射的危害方式

电磁辐射危害人体的方式主要有热效应、非热效应和累积效应等。

（一）热效应

电磁波作用在生物体上，其能量被生物组织吸收使机体温度升高的效应称为热效应（thermal effect）。热效应可造成人体组织或器官不可恢复的伤害，如白内障、男性不育等。生物体内含有导电能力不同的各种体液和极性分子，好像一个复杂的电容电阻复合体。在电磁场的作用下，非极性分子被极化成偶极子。由于交变电磁场方向的改变，偶极子、极性分子将发生取向运动，并与周围粒子发生碰撞、摩擦从而产热。同时，机体电解质溶液中的离子和其他带电粒子在高频电磁场的作用下，可形成谐振，与周围介质产生快速震荡摩擦而产热。目前认为，电磁波频率与生物体组织产生的共振是引起热效应的主要原因。

（二）非热效应

非热效应(nonthermal effect)是指生物体反复接受电磁波作用后，体温虽未明显上升，但神经系统、免疫系统、内分泌系统等已受到明显影响的效应。这种效应不能用热效应来解释，故称为非热效应。热效应的出现并不能排除非热效应的同时存在。非热效应的机制目前尚不明确。有人认为，电磁波作用于机体内外感受器，形成冲动，传至大脑皮质、下丘脑和脊髓，引起下丘脑-垂体-肾上腺皮质系统分泌激素，从而影响内脏、神经系统和心血管系统的机能。脊髓则可通过自主神经系统影响内脏功能。

（三）累积效应

热效应和非热效应作用于人体后，对人体的伤害尚未来得及自我修复之前，若再次受到电磁波辐射，其伤害程度就会发生累积，久而久之就会成为永久性损伤，危及生命。

三、电磁辐射在生物组织中的穿透性

电磁波到达生物体表面，可产生反射、折射和吸收等现象。被组织吸收的微波，其吸收能量和穿透深度，不仅与机体各层组织的介电常数、导电率、厚度有关，而且还与微波频率有关。不同生物组织的电磁特性不同，使得电磁辐射在生物组织中的穿透程度存在很大差异。表 8-5 为电磁波在不同组织中的穿透深度。

表 8-5　电磁波在不同组织中的穿透深度

生物组织	不同频率电磁波在组织中的穿透深度					
	20MHz	400MHz	1000MHz	3000MHz	10GHz	35GHz
骨骼	20.7	18.7	11.9	9.9	0.3	0.07
脂肪	12.5	8.5	6.4	2.5	1.1	—
晶状体	4.4	4.2	2.9	0.5	0.17	0.04
脑	3.6	2.1	1.9	0.5	0.17	0.04
皮肤	2.8	2.2	1.6	0.6	0.19	—
肌肉	2.3	1.8	1.5	—	0.13	—
血液	2.15	1.73	1.4	0.8	0.15	0.03

（引自吕永达 特殊环境生理学，2003）

四、电磁辐射对神经系统的影响

（一）微波在中枢神经系统中的吸收

由于脑结构的每一层组织都有不同的折射率和曲率，微波在脑内多次反射形成驻波，可在某一部位产生热点，在热点处易造成中枢损伤。大于 $10\text{mW}\cdot\text{cm}^{-2}$ 的微波在脑组织被吸收后主要为热效应，可引起中枢神经系统功能和形态的某些变化。小于 $1\text{mW}\cdot\text{cm}^{-2}$

的微波在脑组织被吸收后对中枢神经系统各种生理、生化机能和结构的影响，难以用单纯的热效应来解释，表明有非热效应的存在。

（二）微波对视觉的影响

眼睛是人和动物对微波辐射较敏感和易受损害的器官，微波辐射对人和动物眼睛的伤害是微波热作用的一个明显例证。人和动物的眼睛主要由晶状体和玻璃体等构成，眼睛内存在大量水分和少量血液脉管，其介电常数和电导率很高，微波的穿透深度很小（见表 8-5）。眼球对微波的吸收很强，进入眼球的微波功率被迅速衰减，进而形成热效应，从而损伤眼的房水细胞。由于晶状体内无血管成分，代谢率低，很难将损伤或死亡的细胞吸收掉，日积月累会在晶状体内形成晶核，导致白内障的产生，导致视力下降，甚至失明。

（三）微波对神经系统机能的影响

微波辐射对神经系统机能影响的动物学研究结果不尽一致。有研究指出，每平方厘米数10mW 的微波急性辐射，大鼠会发生逆行性遗忘。用强度为 $1.9\mu W \cdot cm^{-2}$ 和 $2.0\mu W \cdot cm^{-2}$，2450MHz 的连续波，每天辐射兔和大鼠 8 小时，共辐射 120 天。在辐射的前 10 天，动物略为兴奋，对辐射有反应。以后对条件刺激的反应潜伏期变长，并伴有对阳性刺激反应变弱，而且无反应次数增加。用 2450MHz，$1mW \cdot cm^{-2}$ 脉冲波辐射大鼠 45 分钟，可导致大鼠学习、空间记忆功能障碍。但也有研究发现，在 2450MHz、平均功率密度为 $20mW \cdot cm^{-2}$ 和 915MHz、平均功率密度 $10mW \cdot cm^{-2}$ 微波辐射孕鼠后，仔鼠无行为学改变。出现这种差异的原因可能与实验中所使用的微波频率和功率密度不一样有关。由于电磁波谱频带很宽，对于特定频率，电磁场强度从弱到强连续可变，当作用于实验动物机体后，可观测的生物学指标又很多，因此造成电磁场生物学效应的实验研究结果比较复杂，重复性相对较低。

流行病学调查显示，在经常接触电磁辐射的职业暴露人群中，失眠、头痛、记忆力减退、精神抑郁等症状的发生率明显增加。采用脑血流图、神经行为等方法检测超短波作业环境（170MHz）对职业人员神经系统功能的影响，发现职业人员工作后脑血流图左侧和右侧上升时间明显比工作前或对照组延长，数字译码、数字跨度和目标追踪下降非常明显，提示超短波电磁辐射环境对职业暴露人员神经系统功能有损害。

（四）对中枢神经结构的影响

一般认为成熟的神经细胞对电离辐射具有较高的辐射耐受，而处于发育时期（胚胎期、新生期）的神经元对辐射具有较高的辐射敏感性。动物实验显示，大鼠大脑受 10～32Gy 照射后 3 个月内海马区神经细胞出现发生了明显的细胞凋亡。在 32Gy 照射后 3 个月时，海马区出现坏死灶。猫接受 2Gy 以下剂量照射后，脑电图活动立即增强，伴有皮层和海马棘波自发发放。兔受照后，海马细胞活性降低；豚鼠海马突触功能及棘波产生降低。

除了神经元外，神经系统中还有数量众多（几十倍于神经元）的神经胶质细胞。神经胶质细胞主要包括星形胶质细胞、少突胶质细胞和小胶质细胞等三种，其功能主要有支持、保护和绝缘作用。少突胶质细胞是中枢神经的成髓鞘神经胶质细胞，包绕神经纤维的轴突形成髓鞘，对轴突正常快速的电传导等具有重要作用。研究发现，少突胶质细胞是中枢神经系统电离辐射的重要靶细胞。髓鞘结构的完整性受到病理性破坏即脱髓鞘，是电离辐射诱导中枢神经系统损伤的典型特征。研究证实，少突胶质细胞的丢失可直接导致脱髓鞘。动物实验显示，小鼠接受 20～30Gy 照射后，120～180 天内胼胝体、海马等区域中作为少突胶质细胞标记物的环核苷酸磷脂水解酶和髓磷脂碱性蛋白显著减少，具有明显的剂量依赖关系，与组织学上观察到的脱髓鞘变化相关联。研究发现，辐射可直接作用于少突胶质细胞的膜结构，引起膜脂质不饱和键被氧化而影响其通透性。同时，可导致膜蛋白损伤，引起钠泵功能障碍，致使细胞发生水肿，甚至死亡。另外，辐射可致少突胶质细胞发生凋亡。

（五）电磁辐射对神经递质、受体的影响

研究发现，电磁辐射可影响中枢神经系统神经递质的表达和功能。电磁辐射对不同神经递质的影响不同。2450MHz、功率密度为5或10mW·cm^{-2}的微波全身辐射可影响大鼠脑组织中单胺能神经元的功能。10mW·cm^{-2}的微波照射可导致动物下丘脑去甲肾上腺素含量明显下降，桥脑和延髓中DA升高，纹状体和大脑皮层中DA的代谢率显著升高；5～10mW·cm^{-2}的微波可使动物皮层中5-羟吲哚乙酸的水平显著增加，5mW·cm^{-2}的微波能使皮层中5-HT的代谢率显著提高，10mW·cm^{-2}的微波可引起桥脑、延髓和下丘脑5-HT更新率的上调。不同强度的电磁辐射对NR2A和NR2B在大鼠海马各亚区的表达影响存在差异。NR2A的表达在CA1和CA3区均易受损，而NR2B的表达在CA1区较CA3区更易受损，这可能与不同亚单位对电磁辐射的敏感性不同及海马结构的区域特异性有关。

电磁波照射能够改变5-HT_{1B}受体的构型，从而改变其功能活动。用大鼠脑组织膜蛋白进行放射性配基受体结合实验发现，电磁场照射可使5-HT_{1B}受体的亲和力下降。在转染了人5-HT_{1B}的CHO细胞实验中也获得相似的结果：电磁波照射后，5-HT_{1B}激动剂抑制cAMP生成的能力下降了37%，同时突触前膜释放5-HT的数量显著减少。

第七节　常见环境污染物对神经系统的影响

随着工业化的不断发展，大量的有毒有害化合物进入环境，并通过食物链进入动物和人体，对动物及人体的健康造成了极大的威胁。

环境污染物的影响是广泛的，有些污染物甚至可以通过血脑屏障，进入脑组织，严重影响动物体神经系统机能。

一、重金属对神经系统的作用

（一）铅

元素符号为Pb，处于元素周期表的Ⅳ主族。因其良好的导电性、延展性、润滑性、抗侵蚀性和高密度、高膨胀系数和低熔点等诸多优点，被广泛用于蓄电池、汽油防爆剂、建筑材料、电缆外套、弹药、放射线屏蔽、铅字、膏药、油漆、焊锡和保险丝等领域，颇受相关行业青睐。但铅是有害元素，对动植物均具有一定的毒性作用。作为一种不能降解的、广泛存在的环境污染物，铅能在环境中长期蓄积，土壤、水和空气均可被污染。

铅主要通过呼吸道和胃肠道吸收。若机体从外界摄入的铅超过最大排铅限值，铅便会大量蓄积，从而引起铅中毒。铅中毒可引起贫血、溶血、肾病和高血压等，并可造成神经系统的病变。

铅可通过血脑屏障，影响脑中与神经递质、神经传导有关的酶活性，如多巴胺、去甲肾上腺素、γ-氨基丁酸、腺苷酸环化酶、胆碱酯酶等，同时引起神经系统组织结构与形态上的变化，出现脑水肿及脑血管变化，引发铅性脑病和周围神经病。

许多调查指出，铅暴露儿童能力综合发育指数、感觉操作和记忆评分明显低于对照组。

研究发现，低浓度的铅可抑制脑组织中四氢生物蝶呤合成酶、二氢生物蝶呤还原酶、腺苷酸环化酶、氨基酮戊酸脱氢酶及 Na^+、K^+-ATP 酶的活性，从而干扰中枢神经递质乙酰胆碱和儿茶酚胺的代谢，使得其在含量、合成、更新速度及相互间的比值等方面发生变化，影响脑功能的正常活动，产生异常情绪、智力障碍或行为偏离等。

铅还可选择性损害脑组织的某些部位，如皮层 4、5 区胼胝体、视交叉、内囊及海马旁回等。这些部位与学习记忆、视觉运动及协调能力密切相关。

（二）汞

汞俗称水银，原子量 200.6，常温下是银白色有金属光泽的液体，具挥发性。汞的用途非常广泛。工业上，可用于氯碱生产、电气仪表、油漆、塑料工业与染料生产的催化剂、反应堆冷却剂、贵金属冶炼、干电池、涂料、纸浆等。农业上，可作为植物杀虫剂、土壤杀虫剂、种子消毒剂等。军事上，可作为起爆剂如雷汞。日常生活中，见于温度计、水银灯、荧光灯、血压计、杀菌剂（醋酸苯汞）等。

水生动、植物对水中的汞有富集作用，这种富集作用随食物链而逐级放大。鱼类特别是食肉鱼类，在水生生物的食物链中处于最高的营养地位，所以汞的含量也最高。人体对汞的吸收，主要是通过食用污染的鱼、贝类食品经消化道吸收。不同汞化合物在体内的分布差异很大。有机汞比无机汞更易进入血液，侵入大脑。穿过胎盘和血-睾丸屏障的速度也要比无机汞块。吸收后有机汞主要蓄积在脑、肝、肾、血液中。无机汞则主要蓄积在脑干、小脑、大脑皮质和海马旁回等部位。

不同汞的化合物其毒性有很大差异。无机汞的靶器官是肾脏，引起肾脏病变的部位主要是肾小管，可致肾小管坏死、浑浊和肿胀，致上皮细胞退行性病变。与无机汞不同，甲基汞的靶器官是脑组织。脑组织富含类脂质，脂溶性的甲基汞与之有很高的亲和力，因此甲基汞容易蓄积在脑组织中，引起脑组织结构和功能的变化，造成脑部进行性和不可恢复性的损害。甲基汞可影响多种神经递质代谢的多个环节，干扰神经元之间的信息传递，这可能是汞神经毒性的机制之一。

甲基汞可使动物大脑皮层、小脑、海马、纹状体、间脑、中脑、脑桥和髓质中乙酰胆碱水平显著下降和转换率降低；能不可逆地抑制由神经刺激诱发的同步乙酰胆碱释放，诱导自发性乙酰胆碱的量子释放，使之先升高后降低；可减少大鼠脑 M 型受体的最大结合位点，降低二苯羟乙酸奎宁酯与受体的亲和力。

甲基汞可促进脑突触小体释放单胺类递质，能明显抑制大鼠脑突触小体对 5-羟色胺、多巴胺和去甲肾上腺素的摄取。汞暴露大鼠去甲肾上腺素水平在中枢神经系统所有区域均降低，尤以大脑皮层和脑桥髓质最明显。

甲基汞可抑制兴奋性氨基酸 L-谷氨酸和 D-天门冬氨酸的摄取，并促进其释放，结果导致突触间隙中氨基酸水平升高。兴奋性氨基酸的异常增高导致邻近神经元表面的兴奋性氨基酸受体过度刺激，从而激发毁灭性的级联反应而损害整个神经元。

甲基汞的污染曾造成严重的群体健康问题。20 世纪 50 年代，日本九州岛两侧的水俣湾和水俣市爆发水俣病。发病原因是水俣湾附近的氮肥厂向水俣湾大量排放含汞废水。汞进入水体后通过食物链富集在鱼贝类体内，人食用这种污染的鱼贝而引致甲基汞中毒。最先出现水俣病症状的动物是猫。在人类出现水俣病症状前，该地区猫群体出现猫舞蹈症，病猫步态不稳，抽搐、麻痹，甚至跳海。水俣病的症状主要有感觉障碍、运动失调、言语障碍、视野缩小、听力障碍等。初期可表现为手足、上嘴唇及舌头感觉麻痹；然后口齿不清、步态不稳、面部痴呆；进而耳聋眼瞎，全身麻木；最后神经失常，身体弯弓，高叫而死。

（三）铝

铝是地壳中含量最多的金属元素之一，元素符号为 Al，原子序数为 13，原子量为 27。长期以来，铝被认为是安全无害的元素，广泛用于食品添加剂、水处理剂和各种容器、餐具。现在认为，铝属于非必需微量元素，具有弱神经毒性，摄入过多可造成慢性中毒。

铝的毒性涉及神经系统、骨骼和造血系统，可引起许多疾病如透析性脑病，骨质疏松，老年性痴呆症等。1989 年，世界卫生组织和联合国粮农组织正式将铝定为食品污染物。

神经系统是铝的靶器官之一，一些退行性神经疾病如透析性脑病综合征、老年性痴呆等可能与铝的毒性有关。

铝与脑组织有较大亲和性，可通过血脑屏障进入大脑，在脑中蓄积。进入脑组织后，铝主要进入脑神经元，干扰脑细胞活动，破坏神经元结构，形成神经纤维结，出现异常脑电图波形，表现出透析性脑病或老年性痴呆的症状。铝还可影响脑中神经递质的合成、释放、转运和重吸收，减低胆碱乙酰转移酶的活性，并有促进脂质过氧化等的作用。

（四）锡

锡，金属元素，元素符号为 Sn，原子序数 50，原子量 118.71。主要以二氧化物（锡石）和各种硫化物（例如硫锡石）的形式存在。金属锡的化学性质很稳定，在常温下不易被氧化，所以经常保持银闪闪的光泽。金属锡主要用于制造合金，生活中常用于食品保鲜、罐头内层的防腐膜和制作可卷曲的软管等。锡器的材质是一种合金，不含铅，因其平和柔滑，造型典雅，历久常新，深受人们的青睐。某些锡的化合物可用作药物，如氧化锡用于治疗寄生虫感染的疖痈等。

一般认为锡没有毒性，至少对神经系统没有毒性。相反，锡的有机化合物毒性则比较强。各种烷基锡（alkyl tin）化合物中，三乙基锡（triethyltin）和二乙基锡（dithyltin）毒性非常大。口服三乙基锡比二乙基锡的毒性一般大 10 倍。有机锡可通过胃肠道和呼吸道上皮吸收，可造成神经机能的非特异性障碍。开始时出现强烈的头痛，随后发生不同程度的精神症状，如意识模糊、丧失定向力和记忆力等，随着发生昏睡而进入终末昏迷。可引致死亡，大多因颅内压增高，脑干受压迫所致。1/3 的中毒者有可能恢复，2/3 的存活着则有后遗症，如下身麻痹、失明、偏盲，以及不同程度的心理障碍和智力损害等。

（五）砷

砷俗称砒，是自然界分布很广的类金属元素，元素符号为 As，原子序数 33，原子量 75。砷在环境中多以化合物的形式存在，常见有三氧化二砷（砒霜）、二硫化二砷（雄黄）、三氯化砷、氰化砷等，其中三氧化二砷最常见。

常见的砷的接触途径有食物、饮水、燃煤、工业污染和药物。海洋生物体中的砷含量比陆地生物一般高出 1～3 个数量级，如海鱼含砷可达 5mg/kg，贝类甚至超过 10mg/kg。饮水砷是造成地方性砷中毒的重要原因。我国自 1983 年在新疆首次报告以来，又在内蒙古、山西发现饮水型砷中毒。高砷煤燃烧可释放出大量的砷，用无烟囱炉灶燃用高砷煤做饭取暖、烘烤粮食，一方面使空气砷浓度很高，另一方面使食物受到严重砷污染。空气砷污染、食品砷污染双管齐下，造成砷摄入严重超标，出现燃煤型地方性砷中毒。在我国，燃煤砷中毒目前只发现于贵州省的 4 个县。查出病人 2600 人，据估计病区人口 20 万。砷广泛用于硬质合金（如铅弹中加 35%的砷）、半导体材料、砷酸盐药物、杀虫剂、杀鼠剂（砷酸、亚砷酸盐类)、玻璃工业脱色剂、毛皮工业的脱毛剂和防腐剂等领域,冶金、硫酸、化肥、皮革、农药等工业均可产生砷污染。药物砷中毒的发生率比较低,以往主要是应用砷丸纳明(arsphenamine)(即 606)治疗梅毒而引起的砷中毒,这是出现青霉素药品以前治疗梅毒的主要并发症之一,常称为出血性脑炎(hemorrhage encephalitis)或前毛细血管性脑溢血(precapillary encephalorrhagia)和浆液性卒中(serous apoplexy)。随着青霉素的应用,现今发生的砷中毒主要是饮水、燃煤、工业污染所致。

偶然或散在发生的砷中毒,与砷丸纳明中毒不同,中毒性脑病则少见,因为砷的剂量低,通过胃肠道和皮肤摄入较慢,所以神经机能障碍不显著。关于急性砷中毒脑病的材料主要是通过砷丸纳明的研究获得的。在注射砷丸纳明第一疗程中,第一次和第二次注射后多数病人表现头痛,易激动和意识模糊。随后出现恶心呕吐,惊厥和高热,并伴有木僵,导致昏迷。有 54%～75%的中毒者症状发作后 3～5 天内死亡。在恢复的患者中则有精神和神经的后遗症。关于砷中毒脑病的机理仍然不完全清楚。一般认为是由于砷损害了血管开始的。血管损害导致血脑屏障损伤,发生脑白质水肿,随后发生毛细血管内皮细胞变性,导致形成血栓,血管周围有血细胞渗出,脱髓鞘和神经胶质细胞增生等。

二、药物对神经系统的影响

(一) 精神药物的效应

为了治疗的目的,应用的精神药物可分为安定药(tranguilizers)、镇静药、安眠药、麻醉剂以及毒品。由于影响中枢神经系统,这些药物都可以改变精神、行为和感觉。但适宜的剂量可以达到治疗的目的。神经系统机能的失常只是暂时性的和可恢复的,在神经系统中没有结构的变化,除非大剂量应用引起致死的情况。

大剂量的兴奋剂、抑制剂和精神药物均可诱发幻觉、木僵、谵妄和昏迷,进而引起死亡。当脑干衰竭时可发生呼吸抑制并发生缺氧。在脑内可发生水肿、静脉充血、瘀斑性出血、皮层坏死、脑白质病(leukoencephalopathy)等。这些病理性损伤基本上都是继发性表现,不是药物对神经系统的直接效应。

(二) 药物的依赖性(药物成瘾)

毒品对神经系统的机能可造成很大的危害。鸦片(opium)、可卡因、巴比妥及许多致幻剂(hallucinogenic agents)和中枢神经系统兴奋剂等都是药物依赖性成瘾的典型制剂。许多成瘾者往往应用的不是一种制剂,所以很难获得真实的机能障碍材料。

药物成瘾和吸毒过量可引起许多并发症,如缺氧性脑病、脊髓退行性变、多神经病、继发性心内膜炎症、营养不良等。许多毒品对呼吸和心血管中枢有抑制效应,可引起脑缺氧和脑缺血。有些毒品可损伤毛细血管壁,诱发血管通透性的变化,因此可引起脑水肿。有些毒品能引起严重的肝、肾损害,神经机能障碍可能是肝昏迷或尿毒症的并发症。因此,有些毒品对神经系统的损伤不是特异性的。

三、酒精对神经系统的作用

在全世界中酒精中毒是常见的现象。中等度的酒精中毒便会发生机能亢进,轻度躁狂,共济失调,语无伦次,说话不清,昏睡,甚至昏迷。关于酒精致死量尚无肯定的数值,因为每个人对酒精的耐受性是不同的,但是通常认为血液和脑的酒精水平超过 0.5%是为致死量。

急性酒精中毒脑部并无特异性的结构变化，一般存在有弥漫性水肿或瘀斑，神经细胞的中央染色质肿胀，存在有皱缩的胞浆。少突胶质细胞肿胀，毛细血管充盈，室管膜和脉络丛的上皮细胞中含有空泡。

由酒精致命的情况比较少见，但由甲醇所致的中毒则多见。甲醇有很强的毒性。甲醇中毒致死者脑髓表现有不同程度的脑水肿。脑脊膜和蛛网膜下腔淤血。此外甲醇损害视网膜的神经节细胞，因而致盲。在家兔试验中向其内颈动脉注入不同浓度的酒精，结果引起内皮细胞损伤，增加了血脑屏障的通透性，这可能是发生脑水肿的原因。低浓度的酒精主要表现中枢神经灰质损伤，随着浓度的增加，则脑髓发生弥漫性的损伤。

四、农药对神经系统的影响

（一）有机磷农药

有机磷农药多为油状液体，有大蒜气味，微溶于水，遇碱可破坏。常见的有机磷农药有敌敌畏、乐果等。因有机磷农药防治对象广，降解快，残留低，因此是目前我国使用量最大的农药之一。

有机磷农药是神经毒物，可通过消化道、呼吸道和皮肤进入人体。进入人体后可显著抑制乙酰胆碱酯酶的活性物质，导致乙酰胆碱不能被水解而失活，出现广泛的副交感神经兴奋的症状如支气管痉挛、瞳孔缩小、流涎、大小便失禁等，同时大汗淋漓。这些症状可被大剂量乙酰胆碱 M 型受体阻断剂如阿托品所解除，起到抢救的作用。但阿托品等并不能恢复乙酰胆碱酯酶的活性，也不能解除乙酰胆碱 N 型受体的作用症状，因此抢救时需胆碱酯酶复活剂联合作用，才能收到更好效果。

（二）氨基甲酸酯类农药

氨基甲酸酯类农药（carbamates）是一大类农药，包括：①萘基氨基甲酸酯类，如西维因（甲奈威）；②苯基氨基甲酸酯类，如叶蝉散；③氨基甲酸肟酯类，如涕灭威；④杂环甲基氨基甲酸酯类，如呋喃丹；⑤杂环二甲基氨基甲酸酯类，如异索威。除呋喃丹等少数品种毒性较高外，大多数毒性不高。多为白色或淡黄色结晶，对酸很稳定，遇碱可很快分解失效。

与有机磷农药类似，氨基甲酸酯类农药也是一种胆碱酯酶抑制剂。氨基甲酸酯类农药可直接与胆碱酯酶形成复合体，从而抑制胆碱酯酶的活性。由于复合体分解较快，故中毒症状相对较轻，恢复也比较快。急性中毒时，可出现流泪、流涎、肌肉颤抖、瞳孔缩小等症状。

（三）拟除虫菊酯类农药

拟除虫菊酯（synthetic pyrethroids，SPs）是由天然除虫菊酯为基础发展起来的一类高效、安全的新型杀虫剂，仅次于有机磷和氨基甲酸酯类化合物，迄今商品化的拟除虫菊酯类农药有近 40 个品种，约占世界杀虫剂市场的 20%。由于拟除虫菊酯类农药具有高效、低毒、广谱、快速和残留少等优点，因此大有取代有机磷类和氨基甲酸酯类农药的趋势。尽管如此，许多研究指出，拟除虫菊酯类农药对非靶标野生动物和人类的神经系统仍有一定的毒性作用，并可能存在致畸、致癌、致突变作用。

根据化学结构特征，拟除虫菊酯可分为不含氰基的Ⅰ型和含氰基的Ⅱ型等两种类型，动物对不同类型拟除虫菊酯急性毒性的表现存在明显差异。Ⅰ型拟除虫菊酯中毒以产生震颤为主要特征，伴兴奋、多动、尖叫等行为；Ⅱ型拟除虫菊酯以产生痉挛、流涎为主要特征，伴咀嚼、抓搔、舔身、钻洞等行为。有些农药可同时出现两种综合症状。

目前发现，拟除虫菊酯类农药对神经系统的毒性作用是多环节的，包括神经生理学、神经行为、脑组织生物膜、神经递质、神经信号传导及神经细胞损伤等方面。

体外实验发现，神经细胞比其他细胞对拟除虫菊酯的毒性更为敏感。大多数拟除虫菊酯农药在低浓度时即可对神经细胞的生长产生抑制作用，但并不表现出明显的细胞毒性；可通过抑制 *c-fos* 的表达引致神经细胞的凋亡。动物实验显示，溴氰菊酯的毒作用主要在中枢神经系统，对中枢神经系统多部位神经元皆有影响，对大脑皮层的影响则更为显著。杀灭菊酯可显著降低实验动物的运动协调能力。氯苯醚菊酯和氯氰菊酯对啮齿类动物神经行为和神经系统的功能都有一定的影响。进一步的研究证实，含氰基的Ⅱ型拟除虫菊酯类农药可降低膜表面负电荷密度及膜的流动性，增加脂双层极性头部的活动程度，不含氰基的Ⅰ型拟除虫菊酯类农药能增加膜的流动性，这种膜流动性的改变可能是造成动物神经行为变化的原因。

拟除虫菊酯类农药还可影响哺乳动物神经递质乙酰胆碱、多巴胺和谷氨酸的释放与功能。有研究指出，拟除虫菊酯类农药可能通过改变 Na^+ 通道活性而增加突触前神经末梢谷氨酸的释放。哺乳动物神经系统中的各种离子通道包括电压门控钠离子通道、电压门控氯离子通道和电压门控钙离子通道都可能是拟除虫菊酯类农药作用的潜在靶位点，其中电压门控钠离子是最主要的靶位点。

拟除虫菊酯类农药与电压门控钠离子通道的结合位点因不同的物种而表现出一定的差异，一般表现为减慢钠离子通道的极化和去极化的速度，使得细胞膜表面的钠泵持续处于工作状态，导致神经细胞持续的兴奋，这种持续的兴奋状态会导致神经系统功能的损伤。

五、生物毒素对神经系统的作用

（一）贝毒

赤潮毒素(harmful algal bloom toxins)是由藻类产生的一类生物活性物质的总称，习惯上根据引起人类中毒的海洋生物的不同将其称为贝毒或者鱼毒。贝毒的毒性各异，根据毒素对人类引发的中毒症状和藻源，可分为麻痹性贝毒(paralytic shellfish poisoning, PSP)、腹泻性贝毒(diarrhetic shellfish poisoning, DSP)、神经性贝毒(neurotoxic shellfish poisoning, NSP)、记忆缺失性贝毒(amnesia shellfish poisoning, ASP)和西加鱼毒(ciguatera)等。其中PSP、NSP、ASP和西加鱼毒具有神经毒性，可造成人体神经系统的病变，甚至可导致死亡。但贝类对这些毒素有一定的抗性，一般不会对其生存和生理功能造成影响。

1. 麻痹性贝毒

麻痹性贝毒是一类四氢嘌呤的衍生物，现已发现有20多种，根据结构的不同可分为四类，分别是：①氨基甲酸酯类毒素(carbamate toxins)，包括石房蛤毒素(saxitoxin, STX)、新石房蛤毒素(neo-STX)和膝沟藻毒素1～4(gonyautoxins, GTX1～4)等；②N-磺酰氨甲酰基类毒素(N-sulfocarbamoyl toxins)，包括B1、B2和C1～4等；③脱氨甲酰基类毒素(decarbamoyl toxins)，包括dcSTX、dcneoSTX和dcGTX1～4等；④脱氧脱氨甲酰基类毒素(deoxydecarbamoyl toxins)，包括doSTX、doGTX2和doGTX3等。麻痹性贝毒不同成分的毒性差异很大，其中毒性最强的石房蛤毒素是眼镜蛇毒毒性的80倍，0.5mg足以使人致死，目前已被列入《化学武器公约》中禁止化学品的二类清单。

麻痹性贝毒是神经肌肉麻痹剂，与可兴奋膜上的电压门控 Na^+ 通道位点的氨基酸残基高度亲合，通过选择性阻断 Na^+ 内流，阻碍动作电位的形成而起抑制作用，造成神经系统传输障碍，从而产生麻痹作用。中毒者在 24h 内可出现肌肉麻痹、呼吸困难和昏迷等症状，严重者导致窒息，甚至死亡。

2. 神经性贝毒

神经性贝毒也叫做短裸甲藻毒素(brevetoxins，BTX)，是一类无味、对热和酸稳定的、脂溶性环聚醚类神经性毒素。分子中含有 10～11 个环，分子量约为 900。目前已从赤潮现场和实验室培养藻中分离得到 10 余种神经性贝毒。该毒素对鱼类、海洋哺乳动物、鸟类和人有毒，但对贝类不表现毒性。

神经性贝毒的作用机理与麻痹性毒素相似，也作用于钠离子通道，但作用位点不同，引起的效应也不同。神经性贝毒能引起钠通道的持续开放，使钠离子外流，导致肌肉和神经细胞的去极化，这种作用可被阿托品和河豚毒素阻断。另外，BTX 可与钠通道 h 门上的某些位点结合，引起自主神经末端神经递质特别是乙酰胆碱的释放，导致平滑肌收缩和肥大细胞脱粒，从而造成动物呼吸系统出现障碍。神经性贝毒中毒的症状发生在食用后 30 min 到 3 小时之内，通常会持续几天。症状包括恶心，呕吐，腹泻，寒战，出汗，感觉寒冷或燥热，脉搏减慢，嘴唇、面部和四肢感觉异常，口、唇、指尖麻木，痉挛等。

值得注意的是，由于 BTX 产毒藻短凯伦藻(*Gymnodinium breve*)细胞极易破裂，毒素很容易进入空气。因此，在短凯伦藻赤潮发生海域，呼吸也可造成 BTX 中毒。这种途径的中毒以呼吸道痉挛为最初症状，随后会出现神经系统的变化。

3. 记忆缺失性贝毒

引起记忆缺失性的贝毒素是软骨藻酸(domoic acid，DA)，DA 是一种晶体状的水溶性酸性非蛋白氨基酸，具有强烈的神经毒性，与类似物红藻氨酸(kainic acid，kainate，KA)、谷氨酸作用于中枢神经系统相同受体位点，能导致短期记忆功能的长久损害。软骨藻酸与谷氨酸受体的结合效应是红藻酸及其类似物的 3 倍，谷氨酸的 100 倍。脊椎动物中枢神经系统存在 3 种谷氨酸受体：NMDA 受体、AMPA 受体和红藻氨酸受体。研究表明，软骨藻酸主要与中枢神经系统的 NMDA 受体结合，也可活化 KA 和 AMPA 受体。软骨藻酸与 NMDA 受体的结合造成神经元去极化，细胞内钙离子浓度显著增加，导致钙离子敏感酶持续激活，最终造成能量耗尽，神经元膨胀，细胞死亡。有研究表明，DA 产生的浓度依赖型钙离子的快速增加与神经元受损程度密切相关，增加的钙离子来自于 NMDA 受体、L-型电压敏感 Ca^{2+} 通道以及钠离子/钙离子启动负模式的激活。

也有研究认为，软骨藻酸引起神经元毒性的作用是通过 KA 受体的过度激活引起的，AMPA 受体也可能介导部分神经毒性。有人推测，软骨藻酸作用于神经细胞促进了谷氨酸的释放，释放的谷氨酸进而激活 NMDA 受体。谷氨酸和天冬氨酸等内源性神经递质可能会增强软骨藻酸对小鼠脑组织 NMDA 受体位点的反应程度。软骨藻酸可直接激活 AMPA/KA 受体释放谷氨酸和天冬氨酸，谷氨酸和天冬氨酸再激活 NMDA 受体从而产生毒性效应。NMDA 受体激活后造成胞外 Ca^{2+} 大量内流，胞内钙库中的 Ca^{2+} 大量释放，引起胞内 Ca^{2+} 超载，造成细胞损伤。可以认为，完全程度的神经元衰退是经 NMDA 受体和非 NMDA 受体协同作用产生的。

软骨藻酸中毒的症状包括恶心、呕吐、腹痛、腹泻、头疼、血压异常、心律失常和神经机能障碍包括昏睡、癫痫和记忆缺失等。胃肠道症状一般出现在24h之内，神经系统症状在出现在48h之内。相对于其他症状而言，顺行性记忆缺失(anterograde memory disorder)是软骨藻酸中毒最突出的特征。尸检发现，死者脑组织神经元和神经胶质细胞明显受损，其中以海马和杏仁核部位最为严重。值得注意的是，尽管软骨藻酸较难通过血脑屏障，但越来越多的研究证实软骨藻酸对发育中的大脑也有影响，这种影响因动物的种属和生理状况而异。同时，软骨藻酸可通过胎盘屏障，在染毒动物的乳汁中也有检出。

(二) 河豚毒素

河豚毒素(tetrodotoxin，TTX)是一种氨基全氢化喹唑啉化合物，分子式为 $C_{11}H_{17}N_3O_8$，是最早发现的海洋生物毒素之一。该毒素为无色针状结晶，熔点220℃，继续加温则分解。与酸作用可生成盐，如氢卤酸盐、酒石酸盐等。

河豚毒素的性质非常稳定，可使水源和食物等长期染毒，易经消化道吸收中毒。其毒性很强，超过包括有机磷毒剂在内的所有合成毒剂，比氰化钠的毒性大1250倍。河豚毒素对人的致死剂量为6～7μg/kg体重。

河豚毒素是一种细胞膜钠离子通道选择性阻断剂，其致毒机制与麻痹性贝毒非常相似。河豚毒素可与细胞膜上专一性受体结合，使h闸门(h-gate)关闭，阻滞钠离子通过细胞膜，从而抑制甚至阻断神经-肌肉的传导过程，导致神经肌肉活动障碍。中毒后主要表现为神经中枢和神经末梢的麻痹。一般先是感觉神经麻痹，继而运动神经麻痹，使肢体无力甚至不能运动。血管中枢麻痹，引起血压下降，脉搏迟缓。呼吸中枢麻痹，导致呼吸停止而死亡。

(三) 蛇毒

蛇毒是一大类神经毒素，一般分为突触前和突触后两类。突触后神经毒素以α-神经毒素为代表，与突触后乙酰胆碱受体结合而起作用。突触前神经毒素类似磷脂酶 A_2 的作用，抑制乙酰胆碱的释放。

α-神经毒素选择性地与脊椎动物骨骼肌神经肌肉接头处的乙酰胆碱受体结合，从而阻止乙酰胆碱与相应受体的结合，阻断神经肌接头处的兴奋传递，使神经传递阻滞。

蛇毒中的突触前神经毒素几乎都有磷脂酶的活性，与磷脂酶 A_2 具有相似的氨基酸序列，能有效抑制中枢和外周突触前末梢神经递质的释放。β-银环蛇毒素(β-bungarotoxin，β-Butx)来源于银环蛇(*Bungarus multicinctus*)，是一种突触前多肽神经毒，表现出 Ca^{2+} 依赖性磷脂酶 A_2 活性。电生理学和组织学研究表明，在神经肌接头处，β-BuTx广泛作用于突触前膜，导致神经递质释放的阻断，最终引起运动神经末梢的破坏。用β-BuTx孵育大鼠神经肌肉标本约1.5～3小时，可引起肌肉标本完全的神经肌肉阻断。

(杨维东　刘洁生　王子栋)

参考文献

常元勋. 2007. 靶器官与环境有害因素. 北京：化学工业出版社

陈守良. 2005. 动物生理学(第3版). 北京：北京大学出版社

丁斐. 2007. 神经生物学. 北京：科学出版社

刘晓玲. 2004. 视觉神经生理学. 北京：人民卫生出版社

寿天德. 2006. 神经生物学. 北京：高等教育出版社

孙玉温. 1994. 听觉比较生理学. 合肥:中国科学技术大学出版社

王玢，左明雪. 2009. 人体及动物生理学. 北京:高等教育出版社

吴永达，霍仲厚. 2003. 特殊环境生理学. 北京:军事医学科学出版社

许崇仁，程红. 2000. 动物生物学. 北京:高等教育出版社

姚泰. 2006. 生理学(第 7 版). 北京:人民卫生出版社

Campbell NA, Reece JB, Simon EJ. 2004. Essential Biology (2nd Edition). San Francisco: Pearson Publishing

http://amuseum.cdstm.cn/AMuseum/perceptive

http://www.bio.davidson.edu/people/midorcas/animalphysiology/websites/2005/Cowell/index.htm

Lodish H, Berk A, Matsudaira P, et al. 2004. Molecular Cell Biology (5th Edition). New York: WH Freeman and Company

Matthews GG. 2001. Neurobiology Molecules, Cells and Systems. Massachusetts: Blackweil Science, Inc

第九章　环境与运动系统

生命在于运动，运动是通过肌肉的活动实现的，运动实质上就是肌肉的活动。控制运动的神经结构包括脊髓、脑干、大脑皮层运动区、小脑和基底神经节等。感觉信息可以到达运动系统的各个结构，对于编程运动和执行运动起必要的反馈调节作用，从而实现对躯体运动的准确控制。动物的骨骼、肌肉的特性与其生存环境是相适应的，环境对机体的运动器官及机能有很大的影响。

第一节　运动系统概述

人的运动可分为三种不同的类型，即反射运动、随意运动和节律运动。反射运动也称定型运动，是为了达到某种目的而指向一定目标的运动，如写字、开车和弹钢琴等。节律运动介于反射运动和随意运动之间，兼具两方面特征，如行走、跑步、呼吸和咀嚼等。不管哪种类型的运动，最终均由骨骼肌的收缩和舒张活动完成，其活动不同程度地受神经系统的支配。

一、控制运动的神经结构

脊髓是运动控制系统层次最低的机构，由灰质中央区和包围着灰质的白质区组成（如图 9-1），是实现躯体反射的最基本中枢。支配骨骼肌并使其发生收缩活动的是运动神经元，任何形式的运动包括脊髓自身能够完成的反射性运动和由大脑皮层所引起的随意运动都需要通过运动神经元才能实现。所以，运动神经元是运动系统的最后公路。

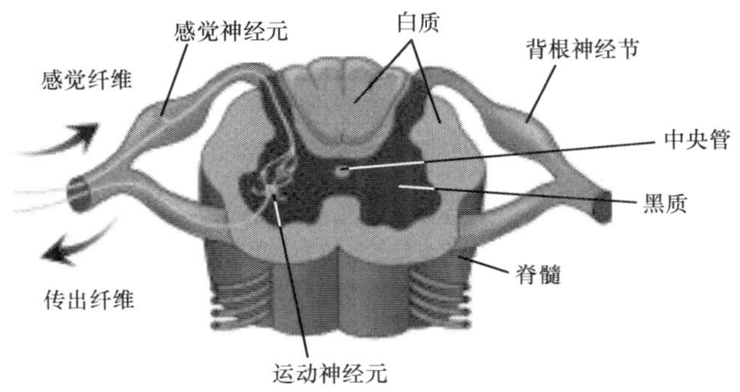

图 9-1　哺乳动物脊髓的横截面（引自 Matthews et al. 2001）

脊髓腹（前）角存在有大量的运动神经元，分为 α、γ、β 三种。其中 α 运动神经元支配梭外肌，γ 运动神经元支配梭内肌。α 运动神经元的轴突末梢在肌肉中分成许多小分支，每一个小分支支配一条骨骼肌纤维。因此，当一个 α 运动神经元发生兴奋时，可引起受支配的所有肌纤维同时收缩。由一个 α 运动神经元及其所支配的全部肌纤维所组成的功能单位，称为运动单位（motor unit）。支配不同肌肉的运动神经元在脊髓中有一定的排列规律。支配躯干部肌肉的神经元位于脊髓前角灰质最内侧，由此向外排列的神经元则支配肢体由近及远分布的肌肉。中间运动神经元是脊髓灰质的主要部分，位于脊髓中间区最内侧部的中间神经元投射至双侧控制躯干肌肉的运动神经元；稍外侧的中间神经元投射至同侧控制肢体近端肌肉的运动神经元；最外侧的中间神经元投射到同侧支配肢体远端肌肉的运动神经元。感觉神经元、中间神经元和运动神经元构成脊髓的神经环路，这些神经环路可以介导运动的一些基本反射活动。

脑干是运动系统的第二个水平结构。脑干运动区位于中脑上端，网状结构的最前端。从脑干发出许多下行的通路影响脊髓中间神经元，少数直接影响脊髓运动神经元。

基底神经节是指位于大脑皮层下，紧靠丘脑背外侧的神经核团，包括纹状体（尾核、壳核、苍白球）、丘脑底核、黑质和红核。基底神经节的传出冲动经过丘脑返回皮层，主要是辅助运动区（supplementary motor area）和运动前皮层（premotor cortex），与脊髓没有直接的联系。因此，基底神经节的运动功能是通过大脑皮层中与运动控制有关的区域而间接实现的。基底神经节与随意运动的产生和稳定、肌紧张的调节、躯体运动的整合及本体感觉传入信息的处理等有关。

小脑并不直接发起运动和指挥肌肉的活动，而是作为一个皮层下的运动调节中枢配合皮层完成运动调节机能。根据小脑的传入、传出纤维的联系，可分为前庭小脑（vestibulocerebellum）、脊髓小脑（spinocerebellum）和皮层小脑（cerebrocerebellum）。前庭小脑主要接受前庭器官传入的信息，与身体平衡有关；脊髓小脑主要接受脊髓小脑束传入纤维投射，其感觉传入主要来自肌肉与关节处的本体感受器。受损时，不能完成精巧的动作，肌肉在完成动作时抖动，行走时摇晃。皮层小脑仅接受由大脑皮层区传来的信息，与精巧运动的形成有关。

大脑皮层的主要功能是发动和控制随意运动。人和灵长类动物的大脑皮层运动区主要位于中央前回和运动前区（4 区和 6 区）。

二、感觉信息在运动控制中的作用

大脑皮质在控制躯体运动时，需要不断地从相关部位接受和获得有关视觉、听觉、前庭器官和躯体各个部分的感觉信息，根据这些信息才有可能及时纠正和调整发出的指令，实现对躯体运动的准确控制。

感觉信息可以到达运动系统的各个结构，对于编程运动和执行运动起必要的反馈调节作用。与控制有关的感觉信息有两类：视觉、听觉和皮肤感觉提供的运动目标的空间位置；由肌肉、关节感受器和前庭器官提供的关于肌肉的长度、张力、关节的位置以及身体的空间位置等的信息。

动物的感觉器官直接影响着动物活动的范围与灵活性。章鱼虽然属于低等的软体动物，但如其他头足类动物一样，具有发达的大脑和复杂的感觉器官。头足类的眼与脊椎动物的眼在构造上十分相近，是无脊椎动物中最复杂的视觉器官，脑的下面有一对平衡囊，司平衡感觉的功能，这使得它们成为自由活动的捕食者，在海底能自由游动，以蟹和其他动物为食。

三、前庭器官与身体的平衡

（一）前庭器官

与维持姿势和平衡有关的内耳感受装置称为前庭器官，其功能是使人和脊椎动物感知头部和身的运动和位置信号，同时在姿势反射和眼球运动控制中发挥重要作用。如果前庭系统受到某种损伤，则身体平衡、眼球运动以及空间方位感觉均会受到影响。

前庭器官（图 9-2）由三个半规管（semicircular canal）和耳石器官（otolith organs）组成，耳石器官由两个囊组成，分别称为椭圆囊（utriculus）和球囊（sacculus）。半规管分为水平半规管、前半规管和后半规管三部分，其内含有相应的三个膜半规管。三对半规管的一端稍膨大，形成壶腹。椭圆囊位于冠状平面内，球囊位于矢状平面内，椭圆囊与球囊互呈 90°夹角。在人直立并且头向前低 30°时，水平半规管所在平面与地平面平行。前半规管位于与矢状线约呈 45°的矢状平面内，后半规管位于与冠状线呈 45°的冠状平面内。三对半规管互呈 90°夹角。半规管的壶腹端各有一壶腹嵴，是感受角加速度的感受器；椭圆囊和球囊中各有一囊斑，或称耳石器，是感受线性加速度和重力的感受器。所以，半规管能测定旋转加速运动，而椭圆囊及球囊则能感受包括重力（地心吸引力）的直线加速运动。由于精细的结构及其解剖上独特的造型，这些前庭器官能准确地测定头部任何时候的空间位置及运动方向。当头部运动时，因旋转及直线加速的改变使前庭器官直接受到刺激。前庭器官将其转变为冲动，冲动沿第 8 脑神经的前庭支传向中枢，中枢神经系统便能向机体提供有关头部运动和头部与其四周环境、空间相对位置的主观感觉，并引起适当的反射动作。因此，前庭器官是测定机体平衡及定向的主要器官。

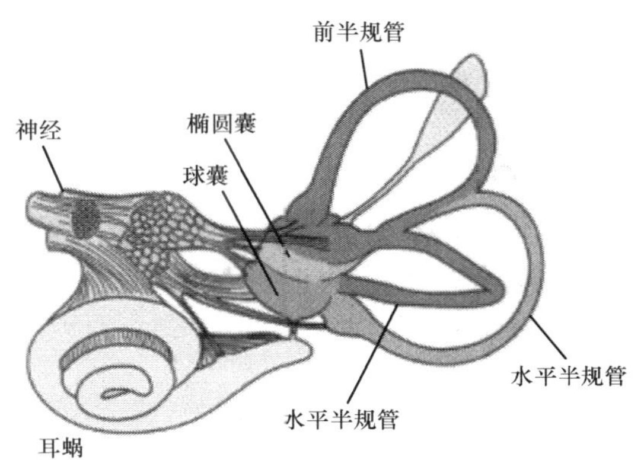

图 9-2　前庭器官示意图

（引自 http://www.bio.davidson.edu/people/midorcas/animalphysiology/websites/2005/Cowell/index.htm）

前庭器官的感受细胞称为毛细胞，它们具有类似的结构和功能。这些毛细胞通常在顶部有 60～100 条纤细的毛，按一定的形式排列。位于细胞顶端的一侧边缘处的一条最长，称为动毛。其余的毛较短，占据细胞顶端的大部分区域，称静毛。由于不同毛细胞所在位置和附属结构不同，使得不同形式的变速运动都能以特定的方式改变毛细胞纤毛的倒向，使相应的神经纤维的冲动发放频率发生改变，从而将机体运动状态和头在空间位置的信息传送至中枢，引起特殊的运动觉和位置觉，并出现各种躯体和内脏功能的反射性改变。

（二）本体感受器

本体感受器（propriocepto）指位于肌肉、肌腱和关节内的感受器，也称固有感受器。本体感受器能够感受身体在空间运动和位置的变更，向中枢提供信息。肌肉、肌腱和关节囊中分布有各种各样的本体感受器，它们能分别感受肌肉被牵拉的程度以及肌肉收缩和关节伸展的程度。这种本体感受器受到刺激所产生的躯体运动觉，称为本体感觉。本体感觉就是指人和高等动物对身体运动的感觉。

脊椎动物肌肉中存在两种感受器，肌梭（spindle）和腱器官（tendon organ）。肌梭位于肌纤维之间，与肌纤维平行排列，是一种感受长度变化或牵拉刺激的特殊感受装置。肌梭形如梭状，外层为结缔组织囊；囊内为 6～12 根梭内肌纤维（intrafusal muscle fiber）；梭内肌纤维收缩部分位于纤维两端，感受部分位于中间部。肌肉被拉长时，肌梭也随之被拉长，感受器受到刺激产生兴奋，冲动传入中枢，反射性地引起被牵拉的肌肉收缩。肌肉收缩时，肌纤维缩短，肌梭也随之缩短，刺激消除，传入冲动减少。腱器官分布在肌腱的胶原纤维之间，与肌外纤维成串联关系，是一种张力感受器，感受张力变化。当肌肉被牵拉的力量过强时，可使腱器官兴奋，冲动传入中枢，抑制中间神经元，使牵拉反射受到抑制，避免被牵拉的肌肉受到损伤。

人在运动时，肌肉被牵拉或主动收缩与放松均会对肌梭、腱器官构成刺激而产生兴奋，兴奋冲动传到大脑皮质的运动感觉区，经过分析综合活动，能感知人体的空间位置、姿势以及身体各部位的运动情况。一般认为，当肌肉受到牵拉时，首先兴奋肌梭的感受装置发动牵张反射，引致受牵拉的肌肉收缩以对抗牵拉；当牵拉力量进一步加大时，则可兴奋腱器官使牵张反射受到抑制，以避免被牵拉的肌肉受到损伤。

关节囊中存在关节感受器（joint receptor），关节感受器发出的信息有助于对关节位置的感觉。

（三）前庭系统与本体感受器的协同作用

人体维持平衡主要依靠前庭、本体感觉及视觉等三个系统的相互协调来完成，其中前庭系统最为重要。前庭系统与本体感受器相互配合提高肌肉张力，带动肌腱、韧带、骨骼与关节做出平衡动作，并维持一定姿势。前庭平衡觉与本体感受器和视觉感受器的信息整合，使生物体能够准确掌握四肢在空间的位置，形成有意义的身体知觉。

四、生存环境与动物运动器官的进化

（一）肌肉与运动

多细胞动物的运动是依靠肌肉的收缩和由肌肉收缩引起的骨骼的活动实现的。根据结构和功能特点，肌肉可分为骨骼肌（也称横纹肌）、平滑肌和心肌。一般而言，平滑肌的收缩缓慢，但有力而持久。横纹肌反应灵敏，能迅速收缩，但易疲劳。节肢动物，如虾和各种昆虫活动非常迅速，是因为其具有发达的横纹肌。扇贝和其他贝类在缺水或遇到天敌时，可持久关闭贝壳，与其贝壳肌上丰富的平滑肌有关。

肌肉在体内的排列方式对动物的运动有很大影响。脊椎动物中，肌肉长在骨骼上，成对出现，形成拮抗关系，如屈肌和伸肌。屈肌收缩时，伸肌舒张，使得运动器官如腿、手掌等能进行某种活动。肌肉生长在内骨骼上，内骨骼以关节相连。肌肉收缩产生应力，以骨骼、关节为支点使腿或臂移动从而形成不同类型的杠杆，使身体运动。

昆虫和甲壳动物具有含几丁质（chitin）的外骨骼，其附肢（腿）是管状的，肌肉长在管内的外骨骼突起上，所以附肢上肌肉不多。附肢转动点生有柔软的关节膜，肌肉呈羽状排列。

没有骨骼、没有外壳的低等三胚层动物如蚯蚓，体壁生长着分层的纵肌和环肌。纵肌收缩时身体变短，环肌收缩时身体变长。肌肉交替收缩时，身体前行。

（二）肌肉收缩的机制

肌肉主要由肌细胞组成，肌细胞之间有少量结缔组织以及血管和神经。肌细胞的功能是收缩和舒张。

骨骼肌由大量成束的肌细胞构成，每条肌纤维即为一个肌细胞，直径约 10～100μm。骨骼肌中含有大量的肌原纤维（myofibril）和丰富的肌管系统（sarcotubular system），排列整齐有序。肌原纤维构成骨骼肌的基本骨架，肌管系统则与信号转导有关。染色后，每条肌原纤维的全长都呈现出规则的明暗、交替，即明带（I 带）和暗带（A 带）。A 带中央为 H 带，H 带正中为 M 线；I 带正中为 Z 线。以 Z 线为界，肌原纤维可划分成若干纵向排列的功能单位——肌节(sarcomere)(如图 9-3)。肌节是骨骼肌纤维收缩和舒张的基本功能单位。

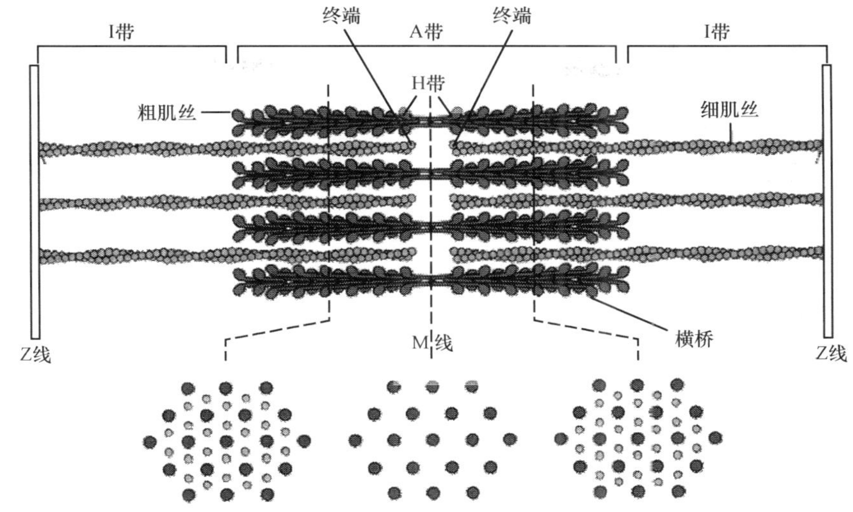

图 9-3　骨骼肌中肌微丝的相对位置

肌管系统可分为横管和纵管。纵管大致与肌原纤维长轴平行,相当于一般细胞的光面内质网膜(肌质网)。横管在Z线水平向细胞内凹入而形成,实际是细胞间隙在细胞内的延续。

肌原纤维由更细的肌微丝构成,肌微丝可以分为粗肌丝和细肌丝。肌肉的收缩实际上是粗肌丝和细肌丝的相对位置发生了变化。粗肌丝由肌球蛋白组成,肌球蛋白呈杆状,有两个"头"裸露在M线两侧粗肌丝主干的表面形成横桥。在一定条件下,横桥可与细肌丝上肌动蛋白可逆性结合,在消耗自身能量的情况下拖动细肌丝向M线方向移动,引起肌肉的收缩。细肌丝由肌动蛋白、原肌球蛋白和肌钙蛋白构成。肌肉在没有受到刺激时,原肌球蛋白遮盖了横桥在细肌丝上肌动蛋白的结合位点。因此,肌肉不能收缩。

当肌肉的锋电位通过横管传至肌肉深处时,可引起横管电变化,导致终池释放 Ca^{2+}。Ca^{2+} 进一步与肌钙蛋白结合,造成原肌球蛋白的构象发生变化,暴露出横桥与肌动蛋白的结合位点。横桥与肌动蛋白结合、摆动、解离和再结合,拉动细肌丝向肌节中央靠拢,使肌节缩短,引起肌肉的收缩。这就是肌肉的滑行学说(如图 9-4)。

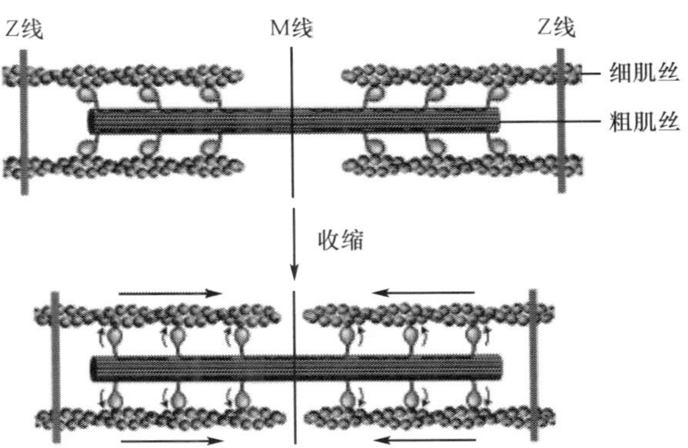

图 9-4　肌肉的收缩(引自 Matthews et al. 2001)

平滑肌的收缩与横纹肌有很大的不同,它们没有横纹肌那样发达的肌管系统,因此其 Ca^{2+} 的来源与横纹肌不同,对细胞外 Ca^{2+} 浓度的依赖性大。同时,细肌丝中没有肌钙蛋白。平滑肌细胞受刺激时,细胞外 Ca^{2+} 进入膜内,通过G蛋白产生第二信使,引起 Ca^{2+} 库中 Ca^{2+} 的释放。进入胞内的 Ca^{2+} 与钙调蛋白(calmodulin, CaM)结合,形成CaM复合体。钙调蛋白复合体与肌球蛋白轻链激酶(myosin light chain kinase, MLCK)结合并激活此酶。激活的MLCK进一步将肌球蛋白轻链磷酸化,横桥被激活,与肌动蛋白结合，引起肌肉收缩。与横纹肌相比，平滑肌横桥激活的机制需要相对较长的时间，因此平滑肌的收缩要慢一些。

（三）动物运动器官对环境的适应

动物的骨骼、肌肉的结构特性与其生存环境是相适应的。原生动物是真核生物中最原始的类群，一般为单细胞生物，其运动有两种基本形式：鞭毛或纤毛运动和变形运动。鞭毛或纤毛运动是靠鞭毛或纤毛打动水流而实现的，变形运动则是通过胞内原生质的流动形成的伪足运动。

鱼类是成功适应了水生环境的低等有颌脊椎动物。体型多为流线型或纺锤形，体被骨质鳞片或盾鳞；皮肤和真皮均为多层细胞，且皮肤与肌肉紧密相接，皮下组织极少，使整个身体成为坚实的实体；表皮内有大量单细胞黏液腺，可分泌黏液使体表黏滑。软骨鱼没有黏液，但它们皮肤上细小的、牙齿般的突起有类似的作用。这些特点大大减少了水中游泳的阻力。鱼类最主要的肌肉是大侧肌，由结缔组织所成的隔膜截成一节一节的构造，每一节叫做肌节。沿水平体轴可将大侧肌分成背腹两部分，背部的叫轴上肌，腹部的叫轴下肌。大侧肌是鱼体运动的主要器官和动力来源。其中，轴上肌发达而有力，几乎占整个身体质量的一半。鱼的肌节为锥形漏斗状，彼此套叠，呈同心圆状，这样一个肌节的收缩可延伸几个骨节，快速传递收缩的力量。鱼类的游泳就是借助于连续的肌节收缩和舒张完成的。当鱼体两侧的大侧肌有节律的交替收缩时，能形成运动波传到尾部，这种波状运动向后方作用于水，产生反作用将鱼体推向前进。

两栖动物是首先占领陆地的脊椎动物，从具有肺和鳍的鱼类演化而来。它们发展了陆生动物所具有的骨骼结构，包括在脊柱、四肢、肩带和腰带等方面的改造。它们的鳍有肌肉和骨骼支持，因此其身体能够在陆地移动，但在陆地上的活动尚不够灵活。

鸟类的几乎所有身体结构在进化中变得更适应飞行。其骨骼是蜂窝状的结构，从而变得更轻但更坚固。身体内部缺少其他脊椎动物存在的内脏器官，使得其身体更为轻盈。鸟类用于飞行的器官是翅膀，其动力来源于其胸部的龙骨突(keel)上的飞行肌即大、小胸肌。鸟类的翅膀与飞机的机翼具有相同的空气动力学原理，可通过改变气流来产生浮力。

哺乳动物的骨骼系统非常发达，支持、保护和运动的功能更趋完善。脊柱分区明显，结构坚实而灵活，颈椎 7 枚；四肢下移至腹面，出现肘和膝，将躯体撑起，适应陆上快速运动。为适应不同的生存环境，不同哺乳动物的骨骼结构发生了很大差异。空中飞行的翼手目蝙蝠，其前肢掌骨和 2～5 指骨延长，以支持躯干与前后肢之间的飞膜，胸骨有龙突骨。在树干间滑翔的啮齿目鼯鼠，体侧、四肢间延伸有被毛的皮膜。水中游泳的鲸目，前肢呈鱼鳍状，后肢退化。陆地奔跑的马，锁骨退化，四肢延长，第 3 趾发达。地下挖掘的穿山甲，前肢爪长，前肢骨、锁骨发达。

第二节　空间环境与平衡系统

保持正常的姿势是人和动物进行各种活动的必要条件。正常姿势的维持依赖于前庭器官、视觉器官和本体感觉感受器的协同活动来完成，其中前庭器官的作用最为重要。空间环境中由于重力的变化对已建立的高度自动化的感觉-运动模式的干扰，神经系统需要通过缓慢的学习获得新的策略，以适应这种变化。

一、空 间 环 境

距离地球表面100km以外的环境称为空间环境，此环境中对动物体最主要的影响因素是空间辐射、极端温度、高真空、微磁场和航天器中所特有的微重力环境。

空间辐射是影响动物体最主要的因素之一，主要包括电离辐射和非电离辐射，其中电离辐射起最主要作用，主要是高能粒子和高能电磁射线。

空间为高寒环境，平均温度为－270.3 ℃。当搭载动物的航天器受太阳光直接照射时，可产生极高温度。背向太阳光时，可接近绝对零度。搭载动物的航天器围绕地球旋转时，理论上其内部为零重力，但由于受到残余大气阻力、航天器自旋等因素影响，其内部表现为微重力环境。空间环境下，细胞性状的变化直接影响到细胞的结构和功能，进而影响生物体的整体结构和功能。动物及人体的循环系统、血液系统、肌肉骨骼系统、免疫系统、神经内分泌系统等都会受到不同程度的影响，发生功能性或器质性的变化。

另外，航空航天人员经常处于超重环境中，超重也可诱发心血管、肌肉、骨骼、神经等系统结构和机能的改变，其中对神经系统的作用极为重要。

二、微重力对运动行为的影响

（一）微重力对中枢神经系统认知功能的影响

神经系统在接受来自肌肉本体感受器、皮肤、前庭器官和眼睛的信号后，对自身在空间的位置和身体各部分肌肉的张力有正确的感知，才能进行对姿势和运动的精确调控。微重力条件会引起前庭器官、视觉系统、感觉系统和运动系统等方面的诸多改变，从而导致相应的感觉运动信息的变化。这种变化会引起与之相关的认知功能的变化，如空间定向障碍、姿势错觉和共济失调等。

研究证实，空间定向障碍的主要原因是重力变化对已建立的高度自动化的感觉-运动模式的干扰。在地面上，重力是自我方位感的最好的参照。而在微重力条件下，当自我方位有所变化时，重力这一参照不复存在，没有来自重力-惯性方面的信息，但是神经系统内（主要是视觉系统）仍存在对个体方位的判断，提供有关方位的信息。而前庭系统却能觉察到自我方位的变化，这样就产生了感觉冲突。这种对自我方位变化的冲突信息会导致空间失定向以及对身体位置和运动的错觉。研究表明，感觉通道的信息可以补偿微重力条件下的空间定向障碍。至少在早期，视觉线索、对触觉和本体感觉的注意会克服重力缺失的影响。例如，在视觉指导下，航天员的空间定向能力可以保持正常，但是反应时间较长。

由于缺乏重力的支持，在太空环境中姿势的控制也有所不同。在许多运动任务中，头部是稳定的参照系，重力提供了判断身体运动的参照系。这种以自我为中心的参照系使信息加工变得简单化。头部的稳定是优化动态平衡的策略。如果原有的姿势策略并不能提供有效输出，神经系统就有可能通过缓慢的学习获得新的策略。

需要注意的是，失重条件下，由于体液的重新分布，脑循环也发生了相应的变化如颅内压增高等，从而对认知功能可能产生潜在的短期或长期的影响。

（二）微重力对大脑皮层神经元结构及神经-肌肉接头处的影响

微重力能够改变大脑皮层神经元的结构，这种改变增强了神经系统对重力改变的适应能力。研究发现，大鼠送入空间飞行若干天后，皮层第3和第4层中上行的大脑皮层及第5

层大锥体细胞的树突棘明显增多，脑网状结构内专管前庭运动和三叉运动的网状脊髓通路中的巨形多极神经元的树突野显著增加。多极神经元树突的变化与空间飞行时间有关。飞行 7 天后，树突野虽无明显改变，但树突伸展方向发生了变化，朝向前庭神经核方向的树突明显缩短。飞行 14 天后，树突野和树突伸展方向均发生改变。巨形多极细胞存在于脑干网状结构中，可能参与了前庭系统在微重力环境下功能失常的视觉补偿，这种视觉补偿对于纠正前庭器官在失去重力刺激后所产生的对身体位置的判断错误非常重要。

微重力环境还可影响神经-肌肉接头处的结构，使肌肉出现萎缩，改变脊髓运动神经元的活动和机能，这种变化与其在太空停留的时间相关。飞行时间越长，影响越大。研究发现，太空飞行 22 天的小鼠脊神经节神经元的含量降低，脊髓前角运动神经元的含量无变化，但脊髓前角运动神经元和脊神经节神经元的蛋白含量显著降低。

三、超重对神经及运动行为的影响

动物翻倒后迅速反正、恢复直立的反射称为翻正反射(air right reflex)。这一过程涉及多个步骤：动物翻倒后，头部位置发生改变，视觉和前庭迷路感受器受到刺激兴奋，反射性地引起头部位置首先恢复正常状态。头部位置的恢复引起颈肌内感受器兴奋，导致动物躯体反转恢复直立。可以看出，视觉和前庭迷路在完成翻正反射过程中具有重要作用。有实验观测发现，在超重中怀孕、出生和生存 4 个月的 Log Evans 大鼠初入正常环境，背部朝下从 50cm 高处自由下落时，空中翻正反射的成功率只有 10%。

游泳行为和水中平衡能力是反映前庭系统功能变化的敏感指标。许多实验证实，进入正常环境初期，超重动物在水中不能保持正确的游泳，身体下沉和前后翻滚，游泳时错误动作的百分率和定向能力与正常组存在显著差别。回到正常环境一段时间后才能恢复。

超重可显著改变中枢神经系统递质的释放，并影响神经系统的发育。14 天的超重可使大鼠脑干和小脑中的促甲状腺释放激素水平显著提高，使大鼠后肢在大脑皮质感受代表区的 γ-GABA 免疫反应性减弱，第 5 层 γ-GABA 能锥体细胞的轴突末端面积缩小，并由此导致大脑皮层运动功能的改变。同时还可推迟单胺能(主要是 5-HT 能)神经系统的发育。在超重状态下，5-HT 能神经元呈营养不良状态，突触数量少，神经元的连接呈混乱状态。

许多实验证实，超重环境中动物前庭内、外侧核、下橄榄核、背内侧核、蓝斑和网状核等神经元中，fos 呈高表达。Krasnov 等研究发现，反复 5 天超重(2G，离心机旋转产生)可导致大鼠蓝斑神经元、侧生的大细胞亚核室旁核的垂体后叶加压素神经元以及迷走神经背核的结构改变。

第三节 运动与活性氧的生成

活性氧(reactive oxygen species, ROS)是一类性质活泼的含氧自由基及其衍生物的总称，一般包括超氧阴离子($O_2^{\bar{\cdot}}$)、单线态氧($^1O_2$)、羟自由基(· OH)、过氧化氢(H_2O_2)、一氧化氮(NO)、脂质过氧自由基(LOO·)和超氧亚硝酸($ONOO^-$)等。活性氧不仅产生于运动或以炎症、癌等为代表的疾病等特殊情况下，也产生于正常细胞。正常情况下，机体内 ROS 的产生和清除处于动态平衡。急性剧烈运动时，机体内清除 ROS 的能力不足以平衡运动应激情况下产生的 ROS 时可引起运动性内源 ROS 产生增多，导致机体氧化损伤。但合理的运动又能诱导抗氧化酶的产生，对组织细胞发挥保护作用，预防和治疗疾病。

一、运动中活性氧产生的证据

1982 年，Davies 等首次应用电子自旋共振技术（electron spin resonance，ESR）证实力竭运动后动物肝、肌肉中自由基明显增多。其后，利用还原型二氯荧光素（Dichlorofluorescein，DCFH）为探针的体外实验表明，持续电刺激 H-2k^{b} 肌细胞 10 分钟后，DCFH 的氧化速率可增加 4 倍。动物实验显示，剧烈运动可使青年鼠 DCFH 氧化速率增加 38%，老年鼠增加 50%。

由于 ROS 的寿命极短，检测比较困难，有人采用活性氧引致机体过氧化的终产物或副产品如丙二醛（malondialdehyde，MDA）、蛋白质羰基含量（protein carbonyl，PC）等来间接测定 ROS 的产生，也得出类似结果。Dillard 等报道，人以最大氧摄取量 50%的运动强度踏车运动 1 小时后，呼出气中脂质过氧化产物含量明显增加。Bejma 等发现，剧烈运动后骨骼肌脂质过氧化产物 MDA 增加 20%，氧化型谷胱甘肽（GSSG）显著增加、GSH/GSSG 比值明显降低。补充抗氧化剂可有效降低运动产生的活性氧水平，减小氧化应激引起的损伤。有研究发现，大鼠补充维生素 C 和维生素 E 2 周后下坡跑，运动后比目鱼肌、股中肌及血浆中 PC 浓度显著低于对照。

二、活性氧产生的机制

机体内生成活性氧和自由基的主要途径有线粒体电子传递系统、微粒体电子传递系统、黄嘌呤氧化酶、花生酸代谢系统及白细胞 NADPH 氧化酶等。由于运动而生成活性氧自由基的过程也发生在这些部位，尤其以线粒体电子传递系统最为重要，线粒体呼吸链是活性氧产生的重要来源。

研究表明，线粒体呼吸链电子漏是运动性内源 ROS 产生的重要来源。在线粒体呼吸过程中，电子传递链中途“漏出”少量电子可直接单价还原 O_2 分子形成氧自由基 $O_2^{\bar{\cdot}}$，即线粒体电子漏。机体约 85%的氧耗由电子传递链消耗，其中 1%～5%的氧通过电子漏生成 ROS。运动时，由于机体代谢增加，耗氧量激增，进入呼吸链的氧还原量增加，电子漏出呼吸链概率增加，进一步引起 $O_2^{\bar{\cdot}}$生成速率增加。极限运动时，机体氧耗可增加 20 倍，肌纤维的耗氧量可比安静时高 100 倍。

解偶联蛋白（uncoupling proteins，UCPs）是存在于线粒体内膜上的一种转运蛋白，与线粒体能量代谢、活性氧生成及脂肪代谢有关。有研究表明，线粒体呼吸链 ROS 产生过量时，可激活线粒体内膜上的 UCPs，引起 UCPs 轻度的解偶联作用从而降低 ROS 的生成，保护线粒体不受氧化损伤。

也有人提出黄嘌呤氧化酶（xanthine oxidase，XO）是运动时活性氧生成的诱导物。有研究表明，人体剧烈运动后血液中次黄嘌呤和黄嘌呤浓度明显增加。正常生理条件下，80%～90%的黄嘌呤氧化酶是以脱氢酶形式存在，以 NAD^+ 为电子受体。代谢应激时，黄嘌呤脱氢酶可通过二硫键的氧化或酶蛋白的水解转变为以 O_2 为电子受体的氧化酶。剧烈运动时，ATP 的利用超过其供给，造成机体能量短缺，激活腺苷酸激酶，导致次黄嘌呤在体内的蓄积，从而为黄嘌呤氧化酶提供了充分的底物。次黄嘌呤在 XO 催化下产生黄嘌呤和尿酸，伴随 O_2^- 的生成。

三、NO 与 运 动

一氧化氮(nitric oxide，NO)是透明、无色、无味的气体，在体内的半衰期仅为 3～5 秒，其最终代谢产物为硝酸盐和亚硝酸盐。NO 本身不带电荷，但由于含有一个未配对电子，因此具有很高的活性，是一种气体自由基。NO 是一氧化氮合酶(nitric oxide synthase，NOS)催化 L-精氨酸生成的。NOS 有三种异构体，分别称为神经元型 NOS(nNOS)、内皮型 NOS(eNOS)和诱导型 NOS(iNOS)。其中 nNOS、eNOS 为 Ca^{2+}/钙调蛋白(CaM)依赖型，受胞内 Ca^{2+} 浓度的调控，称为结构型。iNOS 的表达则受内毒素和多种细胞因子如 TNF-α 的诱导，故称为诱导型。在不同类型的骨骼肌中，nNOS 和 eNOS 有其特定的分布，而 iNOS 仅在一定条件下才被诱导。

静息状态下骨骼肌中 NO 的生成量比较低，肌肉收缩时明显增加。肌肉活动中葡萄糖的利用主要是通过胰岛素和肌肉收缩活动的调节，胰岛素和类胰岛素因子可提高内皮中 eNOS 和纤维中 iNOS 活性，进而使肌肉中 NO 的生成量增多。另一方面，肌肉收缩自身也可引起 NOS 活性升高，生成的 NO 促进糖转运入骨骼肌。如果在肌肉收缩活动后注入 NO 生成抑制剂 N-甲基-L-精氨酸(NG-monomethyl-L-arginine，L-NMMA)，可使 2-脱氧葡萄糖转运下降 25%。

NO 可调节骨骼肌收缩功能，在次最大强度的练习中，使用 NO 抑制剂可使肌肉力量升高，提示 NO 在调节肌肉收缩过程中起抑制作用。使用 NO 激活剂或炎症期间 NO 生成过量时，可降低肌球蛋白对 Ca^{2+} 的敏感性，使肌肉力量下降。NO 供体可降低离体骨骼肌肌质网 Ca^{2+} 的释放，降低脂双层中兰尼碱受体(Ryanodine receptor，RyR)Ca^{2+} 释放通道的开放频率。这些作用可被 NO 捕捉剂血红蛋白和 2-巯基乙醇阻断或逆转。骨骼肌中 NO 信号可作为 Ca^{2+} 信号的负反馈机制阻止肌肉收缩力过高。但也有研究发现，使用 NOS 抑制剂或运动前服用 L-Arg 可降低疲劳、改善机体运动能力，使力竭运动时间明显延长等。

目前认为，急性运动可以激活内皮与骨骼肌的 NOS，导致 NO 生成增加。其原因可能是：急性运动造成血流加速，产生搏动性血流诱导产生舒血管作用，同时增加对血管的切应力，致使内皮细胞 NOS 被激活。而骨骼肌胞内 Ca^{2+} 浓度的升高，激活了 Ca^{2+} 依赖的 cNOS。Roberts 等研究发现，大鼠在 45 分钟力竭性跑台运动后，肌肉 NOS 活性增强了约 37%；Johnson 等的研究显示，对小猪进行 1 周的短期训练(1 小时/次，2 次/ 天)可导致猪肺动脉内皮 eNOS 的表达显著增加。这些实验结果均是对上述机制的有力支持。

持久的运动锻炼可使内皮和骨骼肌 NOS mRNA 表达上调，增强产生 NO 的能力。长期训练机体生成 NO 的基础量比不训练的要高，运动员安静时血浆 NO_x^- 含量比普通人高 20%～25%，这是运动能够防治栓塞性疾病的重要原因。但长期大强度的体育运动可诱导 iNOS 活性过度增强，引起 NO 含量大量增加，对人体产生毒性作用，导致运动性疲劳和过度训练的发生。

四、运动与机体抗氧化系统

运动引起肌肉活性氧和自由基生成的同时，可诱发各种抗氧化酶如过氧化氢酶(catalase，CAT)、谷胱甘肽过氧化物酶(glutathione peroxidase，GSH-Px)、超氧化物歧化酶(superoxide dismutase，SOD)的生成，这在进行长期运动时更为明显。CAT可清除H_2O_2；SOD可清除超氧阴离子自由基O_2^-，因而在防御氧的毒性、抗辐射损伤以及预防衰老方面具有重要意义；GSH-Px可利用谷胱甘肽将脂质氢过氧化物或过氧化氢还原成醇类和水，从而保护细胞和细胞膜免受氧化损伤。因此，合理的运动可对组织细胞发挥保护作用，预防和治疗疾病。

第四节　环境因素与骨骼疾病

同人体的其他系统一样，骨骼系统的生长和发育也受环境因素如微量元素氟、硒、镉和铅以及很多环境污染物的影响。由于地壳运动以及人类活动等的影响，微量元素在环境中的分布极不均衡，造成部分地区人群某些微量元素的缺乏或者过多，引致机体骨代谢的障碍，出现大骨节病和氟骨病等严重的骨骼系统疾病，已经成为地方病发病的重要因素。另外，环境污染物对骨骼系统的发育也会造成很大影响，臭名昭著的痛痛病就是因为镉的污染造成的。

一、骨的结构

骨以骨质为基础，表面复以骨膜，内部充以骨髓。分布于骨的血管、神经，先进入骨膜，然后穿入骨质再进入骨髓。骨质由骨组织构成，分骨密质和骨松质。骨密质质地致密，抗压、抗纽曲性很强，配布于骨表面。骨松质由相互交织的骨小梁按力的一定方向排列，质地疏松但却体现出既轻便又坚固的性能，符合以最少的原料发挥最大功效的构筑原则。

在人的整个生命过程中，骨骼系统始终处于不断的新陈代谢之中。骨的框架是由骨胶原、无定形基质和无机盐构成的，里面还有骨细胞、成骨细胞和破骨细胞，一块完整的骨外面还要包一层骨膜。骨形成以后，存在反复再建的过程，包括骨吸收和骨形成。骨细胞不断地被破骨细胞消化，析出钙离子，进入细胞间液，再进入毛细血管，通过血液循环，输送到其他组织和器官。同时，血液循环系统又把消化食物当中摄取的钙，不断地输送到细胞间液和成骨细胞，析出和提炼出结晶，成为骨细胞。幼年时，骨形成大于骨吸收，故骨不断地加长变粗。成年后，骨形成与骨吸收趋于平衡。老年人，骨吸收可能大于骨形成，因而易发生骨质疏松等疾病。

二、环境因素与骨骼疾病

影响骨骼系统正常生长与发育的因素很多，包括内在的和外在的因素。内在因素如内分泌腺的功能状态等，外在因素如日照时间、营养、药物滥用、环境化学物的影响等。日光对骨骼的生长发育有重大影响，如在高寒地带黑龙江一些地区，小儿佝偻病的发病率高达80%，而在广州等小儿佝偻病则非常少见。究其原因，与高寒地带幼儿日照时间短、维生素D生成不足有关。

同人体的其他系统一样，骨骼系统的生长和发育也受环境因素如微量元素氟、硒、镉和铅等的影响。微量元素在环境中的分布极不均衡，因而造成很多地方病的发生。我国南方大部分地区缺氟，但西南地区如云南、贵州、四川、湖北西部、陕南等地却饱受氟中毒之苦。东北-西南大部分地区缺硒，因缺硒而造成的大骨节病、克山病曾使成千上万的人饱受痛苦煎熬；而湖北的恩施却因土壤、饮水中的硒太过丰富曾造成大范围的硒中毒。

（一）硒与大骨节病

硒与硫同属 VIA 族，化学性质与硫十分类似。其最基本、最主要的生物学功能是抗氧化性，其他功能如抗癌、抗衰老甚至治疗艾滋病都与硒的抗氧化有关。缺硒可引起很多疾病，如克山病、大骨节病和白内障等。

大骨节病（Kashin-Bek syndrome）是一种以软骨坏死为主要改变的地方性变形性骨关节病，国际上习惯称为卡辛-贝克氏病，发病区与克山病往往重叠，因此有克山病“姊妹病”之称。在我国，主要发生在东北、华北、西北及西南地区，呈条带分布，波及黑龙江、吉林、辽宁、河北、河南、内蒙、山东、山西、宁夏、甘肃、青海、四川和西藏等 16 个省区，个别地区群众称其为“柳拐子病”。

1. 大骨节病的临床特征

主要发生在 5～13 岁的儿童、少年中，全身骨关节均可遭受损害，以四肢长骨和短管状骨的骨端受害最重。由于骨骺板提前骨化，可使发育出现障碍，表现为侏儒型。患者体型矮小，关节粗大，并有疼痛与活动受限等症状。以踝关节发病最早，接着为手指关节、膝、肘、腕、足趾关节和髋部。可出现下肢膝内翻、膝外翻或髋内翻畸形等（见图 9-5）。患者手指短小粗小，足部扁平。一般来说，年龄越轻，畸形越重。如果在青春后期发病，则畸形不明显。主要表现为骨关节炎症状，关节肿胀，有少量积液，活动时有摩擦感，并时有交锁症状。成人下肢发病多，因踝、膝肿胀疼痛，行走十分不便，严重影响生产和劳动能力。

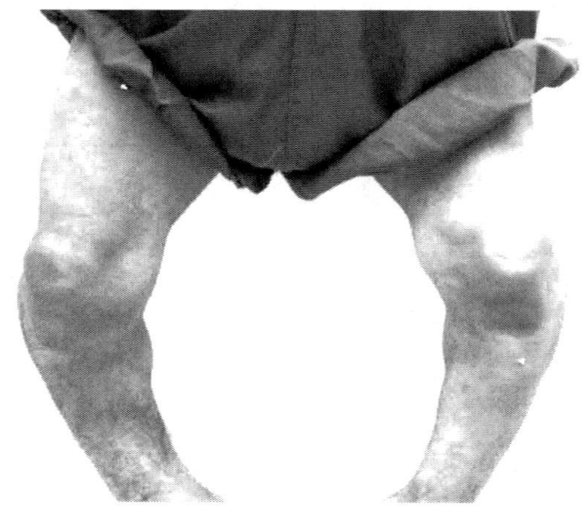

图 9-5 大骨节病（引自第四军医大学军事劳动与环境卫生教研室地方病教学材料）

2. 大骨节病的病因

大骨节病的病因目前尚不十分清楚，主要有两种学说，即镰刀菌毒素中毒学说和水土学说。

（1）镰刀菌毒素中毒学说。调查发现，某些病区玉米中存在产毒菌尖孢镰刀菌。尖孢镰刀菌可产生尖孢镰刀菌毒素（fusarial toxin），用病区谷物分离的镰刀菌接种于非病区玉米制成菌粮，按 10%比例加入正常饮料喂养雏鸡，可引起雏鸡膝关节骺板软骨带状坏死。病区居民长期食用被尖孢镰刀菌毒素污染的食物，很可能造成尖孢镰刀菌慢性中毒，引致软骨代谢障碍，从而形成大骨节病。

（2）水土学说。与大骨节病有关的水土因素主要有缺硒和有机物中毒，另外尚有缺磷、缺硫说。

调查发现，绝大部分大骨节病发病区处于缺硒地带，病区土壤总硒总量在 0.15mg/kg 以下，粮食硒含量多低于 0.020mg/kg。病区人群血、尿、头发硒含量低于非病区人群，病区人群多呈现与缺硒有关的代谢紊乱。补硒后能降低大骨节病的新发率，促进骨骺端病变的修复。但也有一些事实并不支持低硒是大骨节病的病因，因此低硒可能只是大骨节病发病的因素之一。

有机物中毒说认为本病系由于病区饮水被腐殖质污染所致。据调查，大骨节病区水中腐殖酸、酚酸类化合物、羟桂皮酸等有机酸含量很高，显著高于非病区。动物实验证实，这些物质的摄入可导致动物软骨细胞萎缩或软骨基质代谢紊乱。

（二）氟与氟中毒

氟在元素周期表中为第九号元素，原子序数为9，原子量为18.998。氟是人体必需的微量元素，正常成人体内共含氟2.6克，占体内微量元素的第三位。

氟是生物钙化作用所必需的物质，适量的氟可使骨质坚硬，强度增加。骨骼中的钙和磷以磷酸氢钙[$Ca_8H_2(PO_4)_6 \cdot 5H_2O$]和羟磷灰石[$Ca_{10}(PO_4)_6(OH)_2$]的形式存在，氟离子与羟基离子相互置换能形成一种更难溶于酸并且性质更加稳定的氟磷灰石，加速骨骼的形成，对骨吸收产生抑制作用。流行病学调查研究发现，缺氟地区骨质疏松发病率比较高。临床上应用氟化物治疗骨软化和骨质疏松有较好的效果，并且也有利于骨折愈合。但氟过多可导致氟中毒，出现氟斑牙，甚至氟骨病。

地方性氟中毒是一种环境性疾病，因环境中氟含量过高引致当地居民氟摄入过多而引起。山西省阳高县发掘出的10万年前古人类牙化石上就有氟斑牙病变。晋代学者嵇康的《养生论》中“齿居晋而黄”是人类历史上最早有关氟斑牙的记载。

1. 地方性氟中毒的类型

地方性氟中毒分布范围极广，欧洲、亚洲、非洲和美洲均存在发病区。在我国，除上海以外，其他省、市、自治区均有不同程度的地方性氟病发生和流行。根据机体所接触的含氟环境介质不同，可将地方性氟中毒分为水源型、生活燃煤型和天然食物型等三个类型。

水源型：主要因饮水中氟含量过高而引起，是我国最常见的氟中毒类型。主要在西北、华北和东北。

生活燃煤型：是我国特有的一种地氟病类型，病区多为高寒山区。当地居民有用劣质高氟煤取暖、烘烤粮食（特别是玉米）和做饭的习惯，导致食物、空气中氟的含量均很高，从而引致造成氟中毒。重病区主要分布在我国西南如云南、贵州、四川、湖北西部、陕南等地的高寒地区，尤以贵州省最为严重。

天然食物型：能引起氟中毒的含氟食物有啤酒、海产品、食盐、豆腐、砖茶等，其中以砖茶居多。四川省壤塘县、阿坝州、新疆北部阿勒泰地区和南部莎车绿洲、内蒙锡盟牧区和呼盟牧区、四川省甘孜州道孚县和甘肃省阿克塞哈萨克族自治县等地均曾发现饮茶型氟中毒。

2. 临床表现

地方性氟中毒的临床表现主要有氟斑牙和氟骨病。

氟斑牙是慢性氟中毒最早出现和最明显的体征，以门齿的氟斑釉最明显。先呈白垩状，继而出现褐染，重则牙面磨损、碎裂或牙齿脱落。出生在高氟区者几乎都可患氟斑牙，少数幼儿的乳牙亦可发生氟斑牙。

氟骨病发病缓慢，一般难以确定发病的准确日期，其症状也比较复杂，常见有疼痛、麻木、僵硬等。疼痛通常由腰、背始，逐渐累至四肢大关节及足根，也可遍及全身；麻木多发生在四肢和躯干，常伴有感觉异常和减退症状；僵硬的同时常出现疼痛症状，伴有双下肢关节发紧情况。

氟骨病发展至非常严重时可致神经系统损伤，大约可占氟骨病的10%，主要表现是神经根损害，肢端感觉异常，有被带子绑上的感觉，对温度及痛觉感觉迟钝。同时可使人记忆力减退，精神不振，易失眠、疲劳。脊髓损害可致瘫痪。

氟骨病的实质是广泛性的骨硬化或明显的骨质疏松软化。随着氟在骨骼的蓄积早期使骨质呈硬化型改变，此后衍变为骨质疏松或骨软化。

（三）镉与痛痛病

镉是有害元素，世界卫生组织和联合国粮农组织（WHO/FAO）将其列为第三位优先研究的食品污染物，仅次于黄曲霉毒素和砷。美国毒物管理委员会（ATSDR）将其列为第六位危及人体健康的有毒物质。在我国，镉及其化合物被“职业卫生监督执法工作标准”列为“高毒物品目录”，是化妆品、食品卫生标准的常规卫生检测指标。

镉的慢性中毒可导致骨软化、骨质疏松，举世闻名的“痛痛病”就是由于镉的慢性中毒所致。

1. 痛痛病的症状

痛痛病也称骨痛病，最先发现于日本富山县神通川流域，为世界十大公害病之一。日本富山县神通川上游有一从事铅锌矿的开采、精炼及硫酸生产的大型矿山企业，即神冈矿山。矿山在采矿过程中及在堆积的矿渣中会产生大量含有镉等重金属的废水，该矿山未将废水做任何处理便将其直接排入到环境中，造成当地土壤、河流底泥中等镉的沉淀堆积。镉通过稻米进入人体，从而引发该病。

患者初期只感到腰、背和手足等处关节疼痛，后来发展为神经痛。走起路来像鸭子一样摇摇摆摆，晚上睡在床上经常痛得直喊“痛、痛……”，因此这种病被称为“痛痛病”。患者身高缩短，骨骼变形、易折，轻微活动，甚至咳嗽一声，都可能导致骨折。

2. 痛痛病的发病机制

许多研究指出，镉的骨毒性与镉所致肾脏功能障碍有关。镉的慢性中毒导致肾小管功能异常，一方面导致慢性肾功能不全和营养障碍，直接导致骨质软化；另一方面，引起维生素 D_3 代谢障碍，从而影响骨质 Ca^{2+} 的沉着，进一步导致骨质软化。

另外，镉中毒还可导致骨胶原代谢障碍，引起赖氨酸酶活性降低，影响胶原蛋白的架桥和纤维化，从而影响骨质的成熟固化导致骨质软化，骨胶原代谢障碍是痛痛病发病的重要因素。临床研究发现，痛痛病患者尿中脯氨酸和羟脯氨酸排出增加，表明患者胶原代谢受到了严重影响。

（杨维东　刘洁生）

参考文献

常元勋. 2007. 靶器官与环境有害因素. 北京：化学工业出版社

邓树勋，王健. 2003. 高级运动生理学-理论与应用. 北京：高等教育出版社

欧阳五庆. 2006. 动物生理学. 北京：科学出版社

钦俊德. 2000. 动物的运动. 清华大学出版社；暨南大学出版社

邱一华，彭聿平. 2004. 生理学. 北京：科学出版社

王玢，左明雪. 2009. 人体及动物生理学. 北京：高等教育出版社

许崇仁，程红. 2000. 动物生物学. 北京：高等教育出版社

姚泰. 2006. 生理学（第7版）. 北京：人民卫生出版社

郑志仁，王炳森，蒋学之等. 1991. 环境病理学. 济南：山东科学技术出版社

钟慈声，孙安阳. 1997. 一氧化氮的生物医学. 上海：上海医科大学出版社

Campbell NA, Reece J B, Simon E J. 2004. Essential Biology (2nd Edition). Pearson Publishing

http://amuseum. cdstm. cn/AMuseum/perceptive

http://www. bio. davidson. edu/people/midorcas/animalphysiology/websites/2005/Cowell/index. htm

Kay I. 1998. Introduction to Animal Physiology. BIOS Scientific Published Limited

Lodish H, Berk A, Matsudaira P, et al. 2004. Molecular Cell Biology (5th Edition). WH Freeman and Company

第十章　环境因素对生殖系统的损伤效应

人类生殖是两性生殖配子形成、结合和产生新个体的活动过程，包括精子发生、成熟、射精，卵子发生、成熟、排卵，精卵相遇、受精，胚胎早期发育，胚胎着床，胎儿发育，分娩等一系列的生殖生理过程，它不仅使人类种族绵延，而且与人口素质和民族昌盛息息相关。

人类生殖是一个复杂的过程，所需的时间长，而且环节多，其间任一时段或任一生殖环节受到有害因素干扰，都可能造成生殖过程紊乱或异常。随着人口增长和经济发展，人们的生活和生产活动的某些方面已经严重地影响到环境质量，人类生殖整个过程不可避免地处于污染物逐渐增多和加重的环境中，这些来自于环境的污染源，包括化学的、物理的、生物的、食物的、生活的污染，如工业化和乡镇企业带来的大气、水质和土质的逐渐恶化，农业化肥和杀虫剂的普遍使用，食品滥用添加剂、着色剂，甚于加入违禁品，家畜饲料中掺入催肥、催长剂和激素，居室内空气污染（如冬季取暖、吸烟、油烟废气）、房屋不合格装修材料释放出的毒物，等等。所有这些有害因素可以通过不同途径、不同环节、不同方式作用于人体，直接或间接地起到损伤生殖系统结构和功能的效应。

环境污染对身体健康的危害早已认识。近三十年来，人们深刻认识到环境污染对生殖健康也存在严重的危害，环境恶化与人类生殖能力下降和先天性出生缺陷增多有密切的关系。追溯到 20 世纪 40 年代，美国在日本广岛、长崎上空投下两枚原子弹，导致了后来大量胎儿为唐氏综合征患者。50 年代，日本水俣湾一家氮肥公司排放甲基汞废水，污染了水体和鱼贝，引起先天性水俣病。60 年代西德生产反应停，以后英国、日本、加拿大等国引进，诱发了近 2 万婴儿“海豹”畸形（短肢畸形）。1984 年印度博帕尔市的农药厂泄露 45 吨异氰酸甲酯剧毒物至大气，造成了急性肺部疾患，死亡 2000 人，中毒 20 万人的恶性环境污染事件，在事件期间怀孕的 865 名妇女，379 名妇女娩出死产，占 43.8%，其余 486 名娩出活产中，有 14.2%婴儿在出生 30 天内死亡。1940～1990 年人类精液平均精子浓度和精液量减少了 1 倍，睾丸异常率显著上升，全世界包括我国在内男性精液品质和生育力普遍逐年下降。目前全世界有生育障碍的夫妇超过 8 千万对，每年约新增 2 百万对不育夫妇。在我国，先天性畸形发生率约占出生总数的 5%，其中 5%～10%与外界环境致畸因素有关，还有 60%～65%可能是多因子的综合效应结果。大量的事例业已证明，环境污染不仅损伤人体生殖系统，引起生殖功能紊乱或障碍，导致男、女性不育，而且容易造成异常的妊娠结局，增加子代出生缺陷的风险。

第一节　环境因素作用于生殖系统的途径与特点

一、影响生殖的环境因素

人们日常生产和生活中接触到对人生殖系统结构和功能有影响的环境因素，按其属性可分为以下类别。

（一）物理因素

环境中影响生殖的物理因素主要是 X 射线、γ 射线、高频电磁场、微波、红外线、紫外线等电磁辐射，超声波、噪声、高温、振动等。

（二）化学因素

环境中充满着各种化学物质，有很多化学物对人类生殖系统的结构和功能有不同程度的影响，主要有：重金属（如铅、汞、镉、锰、铬、铜）及其化合物，农药如有机磷类（敌敌畏、乐果、甲胺磷）、有机氯类（DDT、狄氏剂、松油烃）、氨基甲酸酯类，除莠剂、杀真菌剂、杀螨剂及熏剂，饲料添加剂如提高畜禽瘦肉率的克伦特罗（“瘦肉精”）等，食品添加剂如亚硝基化合物、着色剂，有机类毒物如苯及苯系物、苯的硝基化合物、二溴氯丙烷、甲醛等，环境内分泌干扰物如环境雌激素、环境雄激素等。

（三）生物学因素

环境中能引起人生殖系统疾病或出生缺陷的各种病原体，如巨细胞病毒、风疹病毒、肝炎病毒、布氏杆菌、炭疽杆菌以及梅毒螺旋体、弓形虫等。

二、环境因素影响生殖的途径

（一）环境污染

生产过程中排放的废气、废水和废料，污染了周围的空气、水源和土壤，城市交通工具如汽车、摩托车的尾气对城市空气造成污染。室内油烟废气、香烟烟雾中成分如尼古丁、重金属离子等对生殖也有潜在危害。有些香烟镉含量高达 6.7μg/支，香烟燃烧时的高温使烟草中镉挥发量高达 85.3%，而过滤咀的吸附量仅为挥发量的 6.7%～7.4%，无论是主动吸烟还是被动吸烟，体内血镉浓度与精子运动参数呈显著负相关。

（二）职业接触

职业工作的工作环境及劳动过程接触或暴露于某些影响生殖的环境因素，如生产车间的高分贝噪音，高温作业，原材料或生产过程接触金属毒物、有机溶剂、高分子化合物、药剂粉尘，电离辐射，振动，印染、洗衣业工作中需接触有害的生物材料等，如果防护措施不够，可以由于职业接触或暴露而导致对生殖过程产生不良影响。

（三）食品污染

食品的原材料、加工或生产、包装、运输、销售等过程中受污染或被人为污染，受污染的食品被食用直接进入人体，或污染物通过食物链或生物链间接进入人体，进而影响生殖系统。

（四）生活接触

吸烟、室内不合格装修、现代家具造成的居室空气环境污染，室内电器辐射，移动电话使用不当，美容美发的化妆品、厨房清洁用品往往含有生殖毒性物质。移动电话已成为普遍使用的通讯工具，睾丸是微波辐射、脉冲辐射等电磁辐射敏感的靶器官之一，若手机长期使用不当（例如手机放置在睾丸附近的裤袋）或手机品质差，手机天线的电磁辐射影响到睾丸，会引起生精细胞凋亡，精子生成减少。强的电磁辐射还可造成精子核 DNA 损伤和染色体畸变，意味着对生殖结局会有不良影响。

（五）自然环境条件

有些地区的地质和地理条件存在影响生殖的环境因素，可导致不育症或先天性出生缺陷高发生率。国外有资料显示，高砷地区居民的不育症发生率、自发流产率和死产率高于低砷地区。

三、环境因素影响生殖的特点

（一）生殖过程存在对环境毒物的“敏感窗”

环境有害物质对生殖活动的影响表现出仅对生殖过程的某个环节、或某个具体时间点发生作用，即生殖过程存在对环境毒物的“敏感窗”。如睾丸生精细胞处在不同发育阶段对热敏感性不同，初级精母细胞阶段对高温敏感，温度升高会引致大量初级精母细胞凋亡。在胚胎发育的第3～8周（器官形成期）是对大多数环境毒物高度敏感的发育阶段，胚胎若受到有毒物质作用可引致多种结构畸形，并常伴随胚胎死亡和自发性流产。相对地，器官形成期后至分娩的阶段，胚胎中大多数器官逐渐形成以及这些器官对有毒物质的敏感性亦逐渐降低，这一时期胚胎作为一个整体对有毒物质的敏感性低于器官形成期的胚胎。

（二）环境因素对生殖影响的机理复杂和多样化

环境因素对生殖活动的不良作用，在一定程度上与其自身属性或理化性质有关，故不同环境毒物对生殖活动的损伤效应复杂和多样化。如微波辐射可减少精子生成，主要是微波产生的热效应引起了睾丸生精细胞大量凋亡。环境雌激素可对成年男性精子发生过程造成紊乱，导致少精子症；在妊娠期受环境雌激素作用会使男性胎儿性别分化异常和隐睾症。

（三）环境多因素的联合毒性作用

环境中的污染物多不是单独一种存在，往往是多种共存，如珠江三角洲被重金属污染的农田菜地是含有汞、镍、铅、镉等近10种重金属离子，石油化工废气中经常同时存在丙烯腈、乙腈和氢氰酸等。人们在接触一种污染物的同时，也可能暴露于另一种污染物，故环境因素对生殖过程的影响常常不是单一的作用，而是多因素的联合毒性效应，其作用结果表现在即使单一的污染物是低浓度或低剂量，但两种或多种联合作用则对生殖系统损伤起着叠加或协同增效的后果。如镍和铬（Cr^{6+}）即使在低剂量，联合作用比单一作用对睾丸支持细胞的损伤更严重。农药西维闰与马拉流磷联合作用增加了母体毒性和胚胎畸形。

（四）环境因素对生殖的毒性作用

环境因素对生殖活动或生殖系统的毒性作用，可以是直接的、间接的，或两者都有。毒性直接作用是环境毒物对靶标直接产生了损伤效应，例如睾丸暴露于较高温度，热诱导生精细胞很快凋亡。间接作用是毒物进入机体后经过代谢，其产物再与靶标进行作用，从而引起细胞的一系列生理生化改变，例如，孔雀石绿（malachite green）为四甲基代二氨基三苯甲烷，曾被广泛用作染料及水产养殖业中的杀菌除虫剂，但在生物体内有高毒性、残留时间长，容易致癌、致畸变和致突变，很多国家包括我国已禁止孔雀石绿在水产养殖业中应用。孔雀石绿进入生物体后的残留形式是隐色孔雀石绿，其再代谢产生小分子芳香胺。芳香胺具有疏水结构，可以透过睾丸的血-睾屏障，芳香胺进入曲细精管后改变了管腔内环境，干扰了生精细胞和支持细胞的生理活动，导致精子发生减少。环境毒物也可以作用于机体神经、内分泌、心血管等系统，再间接地影响生殖系统的功能。

（五）环境因素对生殖系统的作用

环境因素对生殖系统的作用多不是急性损伤，而是缓慢地逐渐造成生殖系统的结构异常和生殖功能减退，往往是接触的环境毒性物质低剂量、长周期的作用后果，另一方面，有些毒物的半衰期很长，如镉的半衰期长达15～30年，蓄积在体内后对生殖系统起着慢性损伤的后果，而且其损伤效应往往滞后，生育障碍、生殖力或不育症一般到婚后才显现出来，对胚胎或胎儿的损害在流产或分娩后才显现，危害性很大。

第二节　环境因素对男性生殖系统的损伤

男性生殖系统由睾丸、附睾、输精管道和附属性腺组成。输精管道包括输精管、射精管和尿道。附属性腺包括前列腺、精囊腺和尿道球腺。在成年男性，环境因素对男性生殖系统的不良效应主要体现在睾丸和附睾，也影响到前列腺和精囊腺，但对输精管的作用较少。

一、睾丸组成与精子发生

睾丸(testis)是男性生殖腺，形似卵圆体，表面白色、光滑，左右各一，位于阴囊内，具有产生精子和内分泌产生雄激素两种功能。睾丸在组织学上分为曲细精管和间质区两部分。

(一) 曲细精管与精子发生

曲细精管是产生精子的场所，曲细精管管壁上皮为特殊的生精上皮，由两类形态与功能完全不同的细胞组成：支持细胞(Sertoli cell)和处在不发育阶段的生精细胞(spermatogenic cell)。生精细胞包括精原细胞、初级精母细胞、次级精母细胞、精子细胞和精子。这些生精细胞依序由曲细精管的基膜向管腔有规律地排列成多层，支持细胞相嵌着生精细胞排列在内，这一结构称为生精上皮(spermatogenic epithelium)。

精子发生(spermatogenesis)是精原细胞经过一系列增殖、分化和发育形成精子的连续过程。青春期开始，在下丘脑-垂体-睾丸性腺轴的调控下，睾丸曲细精管中精原细胞经过一系列分裂和分化阶段，发育成为高度特化的睾丸精子。精子发生全过程可分为三个阶段：①精原细胞有丝分裂，增殖和分化为初级精母细胞阶段；②初级精母细胞经过两次成熟分裂(减数分裂)，中间通过短暂的次级精母细胞期发育的精子细胞阶段；③精子细胞变态与精子形成阶段。

(二) 人精子的组成

人精子形如蝌蚪，具头、颈、尾三部分(图10-1)，正面观呈卵圆形，侧面观呈梨形。头部由核、顶体和顶体后环组成。核的染色质含有鱼精蛋白和DNA，染色质高度致密，减少了头部体积，有利于精子在女性生殖道迁移和穿透运动，并且抑制了染色质的转录活性，使核物质不易发生变化。顶体是覆盖精子核前2/3的帽状膜相结构，由顶体外膜、顶体内膜和外、内膜之间的顶体基质组成，顶体基质含有顶体蛋白酶、透明质酸酶等多种酶类，在受精过程精子穿透卵子外的卵泡细胞层、卵透明带和卵膜起了重要作用。顶体后环是顶体后缘的特化增厚致密薄环带，紧贴于细胞膜之下，为精卵识别的部位。精子颈部很短，由连接段和近中心粒组成，起连接头部与尾部的作用。近中心粒在精子入卵后，参与雄性原核在卵胞浆内的迁移。精子尾部长约55μm，分为中段、主段和末段。中段含有线粒体鞘，是精子运动的供能中心。成熟精子是高度特化和具有活泼运动能力的细胞。

(三) 睾丸间质

睾丸内曲细精管之间的部分为睾丸间质(testicular interstitium)，由疏松结缔组织所充

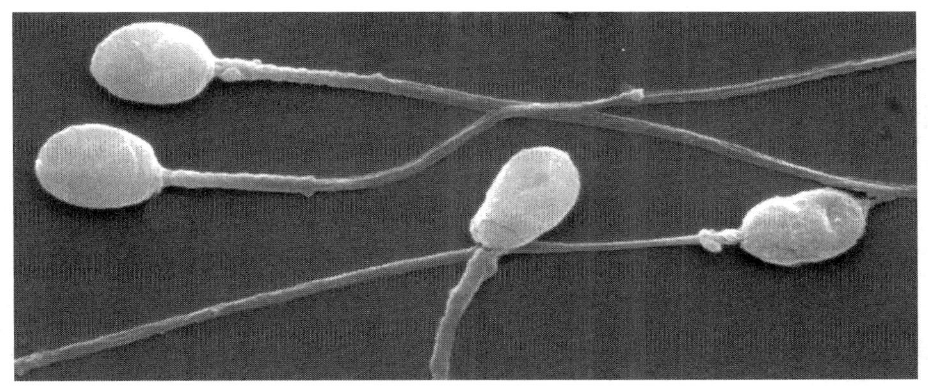

图 10-1 人正常形态精子和畸形精子(朱伟杰提供)

填,其中含有丰富的毛细血管、毛细淋巴管和神经,细胞成分包括大量的间质细胞(Leydig cell)、少量成纤维细胞、巨噬细胞,亦可见肥大细胞和未分化的间充质细胞。间质细胞是一种分泌功能活跃的内分泌细胞,主要分泌雄激素,特别是睾酮,还分泌少量雌激素和一些生物活性物质。

二、环境因素对睾丸的损伤

睾丸是对环境因素敏感的靶器官。外源性的有害环境因素对睾丸的效应,可干扰睾丸中支持细胞、生精细胞和间质细胞的正常生理活动,损伤睾丸组织与细胞结构,进而降低睾丸的生精功能和雄激素合成,严重的可造成精子发生衰竭。

当前环境因素对睾丸作用较突出的是重金属离子污染,重金属及其化合物的环境含量如铅(Pb^{2+})、镉(Cd^{2+})、镍(Ni^{2+})、铬(Cr^{6+})、汞(Hg)等在我国不少地区已处在较高的水平,而这些重金属离子是人体非必需的重金属离子。近年对 28 个城市儿童血 Pb^{2+} 水平进行了调查,检测出大部分城市的儿童血 Pb^{2+} 水平为 120～160μg/L,城市工业区内为 160～450μg/L,比美国儿童高出约 70～90μg/L,有 51.6% 城市儿童血 Pb^{2+} 浓度超标,工业区内为 50%～85%,明显高于美国儿童 Pb^{2+} 浓度,处于无症状的亚临床铅中毒状态,其中两个城市新生儿血 Pb^{2+} 平均水平分别已达 71μg/L 和 84μg/L,超过了建议标准值 50μg/L。据 1997～1999 年我国部分城市调查,有 38.8%的城市儿童超过铅中毒标准,按此比例,我国 3.3 亿 14 岁以下儿童中有 1 亿以上受到铅中毒威胁。据国家环保总局组织的调查结果显示,广东省珠三角等多个地区,40%的农田土壤重金属污染超标,其中 10%属严重超标,西江流域重金属离子超标率近 60%。2010 年广东省海洋环境质量公报披露,2010 年珠江八大入海口携带入海的污染物约 108.1 万吨,导致部分贝类体内重金属含量严重超标。多数的重金属污染物性质稳定,不能被环境中的生物降解,进入人体后可随血液循环到达睾丸,并且在睾丸可以蓄积长达 10～30 年的时间,缓慢地逐渐改变睾丸的结构与功能,对睾丸的危害很大。此外,环境中内分泌干扰物如类雌激素物质等含量近年有增高的趋势,其可以通过食物、水、土壤、家畜、水产品等食物链或生物链进入人体,进而影响和危害男性生殖腺。

睾丸细胞中对外源性毒物最敏感的是支持细胞。支持细胞的主要功能是支持、营养生精细胞,以及通过其旺盛的合成、分泌活动对生精过程进行广泛的调节。在高温、重金属离

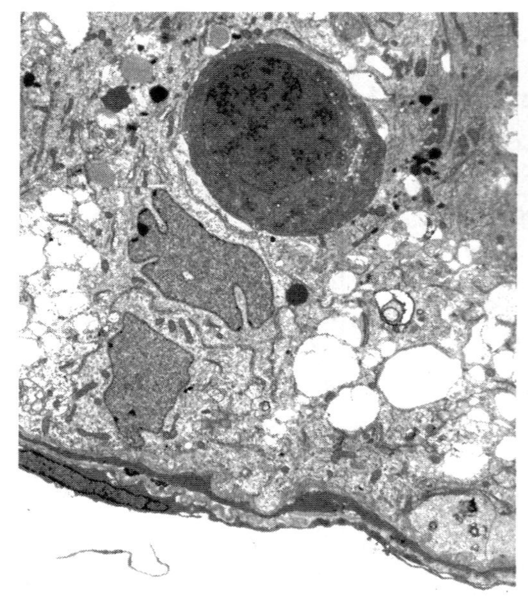

图 10-2 大鼠受 Cd^{2+} 作用后，睾丸支持细胞的胞质空泡化（朱伟杰提供）

子、外源性化学物等有害因子作用下，支持细胞的胞质容易出现增大的空泡（图 10-2）。支持细胞内有发达的细胞骨架，骨架结构成分在维持细胞高锥体状和不对称结构，以及发挥功能活动起着支撑作用。细胞骨架由微管、微丝和丰富的中间丝纤维组成。中间丝纤维的主要成分是波形蛋白，波形蛋白是支持细胞特有的成分。中间丝纤维沿胞核分布，在支持细胞顶部成束，一端结合在核膜上，另一端与细胞膜的黏附生精细胞的“黏着斑”相连接。雄性生殖毒物如 2-乙基己基邻苯二甲酸单酯（MEHP），外源性雌激素，重金属离子如 Cd^{2+}、Cr^{6+}、Ni^{2+} 等，可使支持细胞的波形蛋白合成减少或分泌抑制，破坏了支持细胞的细胞骨架，这就会减弱支持细胞与生精细胞之间的信号传导及物质交流，进而影响精子发生。

生精细胞在曲细精管生精上皮的增殖、发育分化和变态成为精子是一个严格、有序的过程，每一阶段受到作用或干扰都可出现生精紊乱、发育阻滞。睾丸位于阴囊内，阴囊内的温度低于体温，这对精子生成是必需的。阴囊局部高温环境对生精细胞的损伤作用非常显著，大鼠阴囊 43℃温水浴 30 分钟，生精细胞大量凋亡，初级精母细胞、精子细胞及精子的生成数量显著下降（图 10-3）。临床上的精索静脉曲张症不育患者，阴囊表面温度比正常生育力男性的阴囊温度高约 0.3℃，这些不育患者的睾丸精子生成减少，畸形精子率显著升高。定期桑拿浴、热水浸泡、长期穿紧身内裤（阴囊散热不良，导致阴囊温度升高）能明显导致精子减少。依据生精细胞对睾丸温度增高非常敏感和易于凋亡的特点，已研制有热内裤用于男性避孕。杀虫剂如有机氯衍生物类能进入睾丸，使睾丸出现退变、生精上皮脱落。醋酸铅处理的大鼠睾丸重量明显下降，曲细精管萎缩，转录因子调节物表达异常，生长因子和核糖体蛋白合成下调，热休克因子与细胞周期调控蛋白表达增加，导致生精紊乱，精子发生减少。

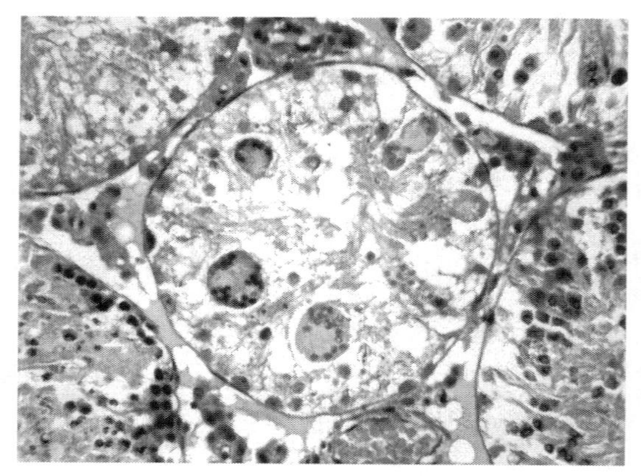

图 10-3 大鼠阴囊 43℃温水浴 30 分钟，曲细精管内生精细胞大量凋亡，多核巨细胞显著增多（朱伟杰提供）

男性血浆中睾酮约 95%是由间质细胞产生的。间质细胞的雄激素合成功能容易受环境毒物的干扰，导致激素合成减少。动物实验和流行病学调查显示，有机磷农药，重金属或离子如 Hg、Pb^{2+}、Cd^{2+}、Cr^{6+}、Ni^{2+}，二硫化碳，三硝基甲苯，环境雌激素等，对间质细胞有毒性作用，使参与睾酮合成的酶活性被阻断，间质细胞退化，睾酮水平下降。对 Cd^{2+} 等多种重金属离子有解毒作用的金属硫蛋白，其基因在睾丸内不能被诱导表达或合成量不足，故与肝脏等器官相比，睾丸更易受损。间质细胞的雄激素的合成水平低下，可引致性欲降低、阳痿、精子生成严重减少。

三、环境因素对附睾的损伤

附睾(epididymis)是附于睾丸后上方的器官，外形细长扁平，主要由附睾管组成，为连接睾丸与输精管之间的精子管道。人的附睾管总长约5～6m。附睾可分为3个解剖学部位：附睾头、附睾体和附睾尾。附睾头由睾丸网发出的8～15条输出小管与汇合通入的附睾管前段组成。附睾体和附睾尾则由长且高度盘曲的附睾管组成。

附睾上皮为假复层柱状，由主细胞、基细胞、晕轮细胞和顶细胞等组成，以主细胞数量最多。附睾具有重吸收水分、分泌多种生物活性物质、免疫屏障等功能，睾丸生成的精子在附睾内成熟、贮存和转运。睾丸精子进入附睾后，循着附睾头向附睾尾缓慢运行和在附睾的贮存过程，精子受附睾微环境的影响，精子发生了形态结构、生化代谢和生理功能的深刻变化，达到高级成熟阶段，获得运动能力和受精能力，这个过程称为精子的附睾成熟(epididymal maturation)。人类精子的附睾成熟需约14天。

附睾结构与功能的异常会影响精子成熟，导致精子功能降低甚至不育。附睾是重金属离子Pb^{2+}、Cd^{2+}等的敏感部位，Pb^{2+}、Cd^{2+}处理的大鼠、小鼠附睾中，精子畸形率增高，精子活动率下降，受精能力降低。重金属离子Pb^{2+}、Cd^{2+}等可蓄积在附睾头和体部，使附睾的重量减轻，附睾上皮的主细胞有明显的损害，胞质疏松、空泡化，线粒体肿胀，胞核呈凋亡变化、坏死等。主细胞是附睾上皮的主要细胞类群，它合成和分泌多种物质，如甘油-3-磷脂酰胆碱、前向运动蛋白等，对精子正常运动能力的获得有重要作用。环境生殖毒物作用附睾后引起主细胞的病理改变，不可避免地使主细胞的功能发生变化，进而使胞内生物活性物质的合成和分泌减少，影响了精子运动能力和受精能力的获得。

四、环境因素对附属性腺的损伤

男性生殖系统的附属性腺包括前列腺(prostate)、精囊腺(seminal vesicles)和尿道球腺(Cowper's glands)。它们的分泌物构成精液中的精浆，在保护精子、介导精子活动和润滑尿道以利射精等起着作用。

前列腺是附属性腺中最大的实质性器官，分5叶，位于膀胱尾端，环绕尿道起始部，形似前后扁平的栗子。在青壮年，前列腺直径为3～4cm，重约20g。腺体组织由30～50个复管泡状腺组成，腺泡汇成15～30条导管，开口于尿道前列腺部精阜两侧。腺泡上皮为单层柱状或假复层柱状，部分区域可出现单层立方或单层扁平上皮。腺上皮由主细胞和基细胞组成。在射出的精液中，前列腺分泌液约占精液体积的1/3，呈酸性(pH为6.5)。前列腺是外分泌腺，分泌有柠檬酸、精胺、酸性磷酸酶、蛋白水解酶、纤维蛋白酶、甘油磷酸胆碱、Zn^{2+}等。柠檬酸是前列腺的特征分泌物，蛋白水解酶和纤维蛋白酶参与射出精液的液化过程，酸性磷酸酶是判断前列腺功能、癌变和法医鉴定的敏感指标。

精囊腺为1对长椭圆形囊状器官，位于膀胱后下方，上宽下窄，前后稍扁，主要由迂曲的小管构成。精囊腺长3～5cm，下端细直为排泄管，与输精管末端汇合成射精管。精囊腺上皮为单层或假复层柱状上皮，由主细胞和基细胞组成。在射出精液中，精囊腺分泌液约占精液体积的2/3，呈弱碱性(pH为8)。精囊腺是外分泌腺，分泌有果糖、前列腺素、尿酸、胆碱、肌醇、蛋白酶等。果糖是精囊腺的特征分泌物，可被精子利用，作为精子运动的能源。蛋白酶参与射出精液的凝固过程。尿酸是一种还原物质，对精子有保护作用。前列腺素可促进尿道平滑肌收缩，以利射精；射精后可引起阴道收缩，有利于精子迁移。

前列腺液和精囊腺液构成了精液体积的大部分，这两种附属性腺液在射精后混匀，使得精液呈中性（pH 为 7.0～7.4）。环境中的化学物质如 Pb^{2+}、Cd^{2+}、Hg、Mn^{2+}、Cr^{6+} 等重金属离子，以及苯、二甲苯、二硫化碳等化合物，可以损害前列腺和精囊腺，对尿道球腺的损伤效应尚少评价。铅作业工人精液的酸性磷酸酶、柠檬酸和果糖含量显著减少，表明前列腺和精囊腺分泌功能受损。对大鼠给予 Cd^{2+} 慢性染毒，观察到前列腺的腺泡上皮基膜肿胀、分离，主细胞内质网排列紊乱、线粒体肿胀；精囊腺泡萎缩，主细胞空泡化，调节细胞增殖的原癌基因 *c-fos* mRNA、*c-jun* mRNA 在前列腺和精囊腺的表达显著降低。附属性腺受到环境毒物作用后发生病理改变，腺体的分泌功能降低，分泌物质减少，导致精液性状如 pH、精液量、黏稠度、液化时间和渗透压等改变，从而影响精子生理活动，降低精子功能，甚至降低男性生育力。

第三节　环境因素对女性生殖系统的损伤

女性生殖系统由卵巢、输卵管、子宫、阴道和外阴组成。这些器官的生殖功能主要受下丘脑-垂体-卵巢轴的内分泌调控，以及器官内不同组织细胞类群分泌的生物活性物质局部调节。由于女性生殖活动的激素关系复杂，变化较大，加之不能直接评价卵子的结构与功能，故环境因素对女性生殖系统不良效应的研究较困难。在成年女性，环境因素对女性生殖系统的损伤主要体现在卵巢、输卵管和子宫，对阴道的不良效应研究尚少。

一、卵巢组成与卵子发生

卵巢（ovary）是女性性腺，呈扁椭圆形，长约 2～4cm，宽约 1～2cm，厚 0.5～1cm，重约 8g，位于盆腔上方两侧，借助韧带与子宫和盆壁相连，由皮质、髓质和卵巢门三部分组成，具有产生卵子和产生性激素两种功能。皮质是卵巢的主要结构，由生殖上皮、不同发育阶段的卵泡和卵子、黄体组成；髓质是由结缔组织和卵巢间质组成，含有很多血管、淋巴管及神经；卵巢门是卵巢血管进入的部位，基质中有门细胞及少量平滑肌。

（一）卵泡的发育与成熟

卵泡（follicle）是女性生殖的基本单位，它由卵子及其周围的内分泌细胞（颗粒细胞）构成。卵泡的发育是一个连续变化的过程，一般可分为始基卵泡（primordial follicle）、初级卵泡（primary follicle）、次级卵泡（secondary follicle）、三级卵泡（terliary follicle）、囊状卵泡（antral follicle 或 Graafian follicle）等发育阶段。女性从青春期开始，卵巢在脑垂体促性腺激素主要是卵泡刺激素（FSH）和黄体生成素（LH）的周期性调节下，每隔 28 天左右有 1 个卵泡达到成熟并排卵。成熟并排卵的卵泡形成黄体，如果未妊娠，黄体退化形成白体。

（二）卵子的结构

卵子是排卵时由卵巢排出的生殖细胞，为次级卵母细胞，在形态学上由卵透明带、卵膜、极体、细胞核和胞浆组成（图 10-4）。卵透明带是卵子表面的一层糖蛋白结构，在识别同种精子，阻止多精子受精和对早期胚胎机械性保护等方面有重要作用，卵透明带也是卵子与外部微环境物质交流和信息传递的部位，卵泡颗粒细胞伸出一些突起进入卵透明带，甚至可达卵胞浆，卵子外的物质由此可进入卵内。排卵时，卵细胞核停留在第二次成熟分裂的后期，直至受精以后才完成第二次成熟分裂。

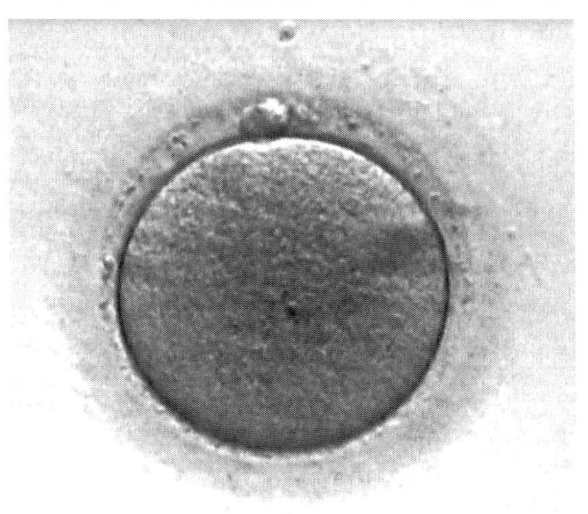

图 10-4　人 MⅡ期卵母细胞(朱伟杰提供)

二、环境因素对卵巢的损伤

卵巢对外源性毒物敏感，卵巢中尤其是颗粒细胞、卵母细胞、卵泡膜细胞容易成为毒物的靶标，影响细胞的酶活性、对促性腺激素的敏感性、类固醇激素的合成、各种受体/生物活性物质的表达，引致卵巢功能紊乱或功能衰竭。由于卵泡数目在出生时已固定，如果在青春期前卵巢中的始基卵泡大部分损伤，则会出现原发性闭经。在成年卵巢，卵泡处在各级发育阶段，外源性毒物对不同发育阶段的卵泡有不同效应，例如，始基卵泡和初级卵泡受损后，可导致没有优势卵泡发育，降低女性生殖力，甚至卵巢早衰，使绝经期提前。暴露化学毒物的囊状卵泡，会被抑制卵泡破裂过程，使卵子释放受阻，而且多会造成卵子损伤。

环境因素介导卵巢损伤通常有两条途径：①影响了下丘脑-垂体-卵巢轴任一环节的内分泌调节，使得女性生殖内分泌紊乱或异常，导致卵巢功能降低和损伤。②直接作用于卵巢，使卵巢内的组织细胞发生病理性改变，进而使卵巢器质性损伤和卵巢功能障碍。重金属离子(Pb^{2+}、Cd^{2+}、Ni^{2+}、Cr^{6+})、噪声、电离辐射、有机磷农药、二硫化碳、烷化剂、环境激素是常见影响卵巢的环境因素。卵巢受损后，视毒物作用的靶标和程度有多种表现：①月经异常，这是环境因素影响卵巢后的常见现象。Pb^{2+}染毒雌性大鼠可出现动情期不规则，染毒雌猴月经周期延长和不规则周期。长期处在噪声环境的妇女，她们的月经周期紊乱、月经异常率增加。铅作业女士月经异常发生率显著高，主要表现为月经周期延长或紊乱，月经量减少和痛经。二硫化碳作业女工易出现月经失调，长期暴露于二硫化碳会导致绝经年龄提前。②激素水平降低或紊乱，使卵泡生长受限，排卵紊乱或不排卵。③卵母细胞成熟障碍，不受精或退化。④卵母细胞毒性，引致生殖遗传损伤。如Cd^{2+}、二硫化碳染毒小鼠可发生卵母细胞染色体畸变，小剂量电离辐射可引起卵母细胞基因突变。

三、环境因素对输卵管的损伤

输卵管是女性生殖系统的管状结构器官。在生殖过程，输卵管起着运输卵子、支持受精和卵裂、转运胚胎等重要作用。这些功能是通过输卵管黏膜上皮细胞分泌，输卵管壁平滑肌收缩蠕动，纤毛摆动，以及管内液体流动等一系列生理活动完成的，其直接或间接受卵巢分泌的甾体激素调控。环境因素介导输卵管损伤可能通过以下途径：①环境化学物或内分泌干扰物如环境类雌激素、类雄激素等，拮抗或增强了调节输卵管正常生理活动的激素水平，使得输卵管收缩蠕动紊乱，或者改变了输卵管壁肌层收缩活动规律，纤毛摆动方向和速度异常,导致输卵管伞部捡拾卵子失败,或者卵子或胚胎的转运时间缩短或延长。②输卵管黏膜上皮分泌细胞的分泌活动受卵巢激素调节,而且有周期性变化。分泌细胞受环境生殖毒物作用后,其分泌成分和周期性分泌特征会发生变化,使得输卵管内液体成分和性状改变,导致抑制受精和胚胎的早期发育。③输卵管长期受环境生殖毒物作用后,黏膜上皮退化,分泌细胞功能减弱甚至无分泌活动,纤毛细胞的纤毛稀疏,输卵管壁变硬,导致输卵管功能丧失。

四、环境因素对早期胚胎的损伤

受精后,胚胎在子宫着床和发育。受精到第 2 周末为胚胎早期,此时期早期胚胎在子宫着床和早期发生,早期胚胎受到环境毒物作用,可能出现发育不良,胚胎碎片增多,不能着床,甚至停止发育而流产。第 3 周一第 8 周末为胚胎期,此时期是主要器官系统的形成期,胚胎对环境毒物的感受性最强,环境毒物作用胚胎后可某些器官系统发生畸形一些外源性激素类物质可引起胚胎的性分化异常,导致外生殖器畸形。受精后 7 周胚胎暴露于一定剂量的外源性雌激素如己烯雌酚或雄激素拮抗剂,易使男性胎儿发生隐睾症。妊娠时,母体为宫内胚胎提供生长发育所需要的适宜条件和微环境。外源性因素对胚胎的影响是经由母体发生效应的。环境毒物介导胚胎损伤是复杂的事件,可能通过以下途径产生有害作用:①透过胎盘屏障进入,对胚胎产生直接影响,常见环境毒物如 Pb^{2+}、Cd^{2+}、Hg、砷、磷、苯、二硫化碳、一氧化碳、尼古丁、有机含氯化合物等均可通过胎盘。某些病原体如巨细胞病毒、风疹病毒、梅毒螺旋体等,可以通过胎盘或经宫颈上行发生宫内感染。②损伤胎盘功能。有些化学物质如 Pb^{2+}、Cd^{2+} 等可在胎盘蓄积,引起胎盘组织病理学改变,降低了胎盘的血液和营养转运能力,使母一胎之间物质交换发生障碍,导致宫内胚胎处在缺血、缺氧状态,阻碍了胚胎发育。③干扰胎盘的激素合成和分泌,使维持妊娠必需的激素水平降低或异常升高,导致胚胎发育不良,甚至不能维持妊娠。④干扰了母体其他系统、器官的正常生理功能,间接地影响了胚胎发生和发育。例如,孕妇受噪声长时间干扰,通过神经反射能降低胎盘血流量而导致胎儿缺氧。总之,在胚胎的早期发育阶段,胚胎对环境因素的敏感性高,超过一定剂量或强度(浓度)的物理、化学、生物因素,可引起胚胎降解,早早孕丢失,或后续发育异常导致先天性缺陷发生。

(朱伟杰)

参考文献

保毓书. 2002. 环境因素与生殖健康. 化学工业出版社

丁训诚,蒋学之,顾祖维,李灵宏. 1997. 男性生殖毒理学. 中国人口出版社

侯瑜琼,朱伟杰. 2006. 孔雀石绿对 Fas/Fas-L 诱导的小鼠睾丸生精细胞凋亡的影响. 生殖与避孕,26(12):708-713

卢丽华,朱伟杰,李菁. 2003. 盐酸克仑特罗对小鼠胚胎体外发育的影响. 生殖与避孕,23(1):7-10

任军慧,朱伟杰. 2005. 铅离子对雄(男)性生殖系统的毒性影响. 生殖与避孕,25 (2):107-110

任军慧,朱伟杰. 2006. 青春期大鼠受己烯雌酚持续作用对成年后睾丸波形蛋白表达的影响. 生殖与避孕,26(3):131-134

任军慧,朱伟杰. 2007. 镍铬联合慢性染毒对成年大鼠睾丸波形蛋白表达的影响. 生殖与避孕,27(6):378-381

任欣,朱伟杰,侯瑜琼. 2009. 孔雀石绿对小鼠睾丸基因组随机扩增 DNA 多态性的影响. 生殖与避孕,29 (7):422-425

苏念军,朱伟杰,李菁. 2004. 镉对雄(男)性生殖系统的毒性影响. 生殖与避孕,24(2):103-107

Galal-Gorchev H. 1993. Dietary intake, levels in food and estimated intake of lead, cadmium, and mercury. Food Addit Contam,10(1):115-128

Klaassen CD. 2001. Casarett and Dooull's Toxicology. 6th. McGraw-Hill Press

Mori C. 2004. High-risk group and high-risk life stage: key issues in adverse effects of environmental agents on human health. Reproductive Medicine and Biology,3(1):51-58

Pflieger-Bruss S, Schuppe HC, Schill WB. 2004. The male reproductive system and its susceptibility to endocrine disrupting chemicals. Andrologia,36(2):337-345

第十一章　环境因素对胎儿发育的损伤效应

人类从受精卵至新生儿的发育过程可分为胚胎早期、胚胎期、胎儿期和围产期。受精后第3周末的发育体称为胚胎(embryo)。胚胎发育是人类生命在相对短时期内发生的一系列快速而复杂变化的过程,它也是最易受环境因素不良刺激导致发育异常的阶段。从精卵结合后的第8周末,胚胎已具有人体的完整外形,从第9周开始,直至第38周末,胚胎学上称之为胎儿(fetus)。胎儿是胚胎发育的延续,环境因素对胚胎的不可逆损伤不仅影响后续胎儿的生长发育,而且还可能继续作用于胎儿,导致胎儿或新生儿生理异常。

胎儿的生长发育是人类生殖过程中的一个重要阶段。胎儿发育损伤(development lesion)是指妊娠前父、母或双方接触,或母亲妊娠期间接触,或者胎儿发育体直接接触环境有害因素后引起的停止发育、结构畸形、出生后器官或系统功能异常、精神行为异常、智力障碍或新生儿肿瘤等。人胚胎和胎儿发育的主要环境是母体子宫(uterus)和胎盘(placenta),母体的生理和病理状态对胚胎和胎儿发育有很大的影响。此外,现代生活中,所有影响人类生存的物理、化学、生物、社会-经济等环境问题,均有可能成为胎儿生长发育中的环境有害因素,它们通过直接或间接途径作用于胎儿生长发育的不同环节,导致胎儿可逆或不可逆、单一或多重的器官或系统损伤。

环境因素对胎儿发育的损伤早已为人们所关注。古代文献记载,汞接触的孕妇多死产。1928年Murphy首次报道孕妇妊娠早期被放射线作用后,所生婴儿会小头围和智力迟钝。1941年澳大利亚眼科医生Gregg观察到妊娠时感染过风疹病毒的妇女所生婴儿中先天性白内障及先天性心脏病和先天性耳聋发病率升高,使人们认识到外源性生物因素对人类胚胎和胎儿的发育有影响。20世纪60年代初,西欧和日本等国家普遍使用镇静剂反应停(thalidomide,商品名“Grippex”),导致了2万多例四肢发育不全的严重畸形新生儿,这一事件唤起了社会对药物和环境化学物质对胎儿发育损伤的重视。化学有害物质污染是导致环境恶化的主要因素。美国每年约有25 000种化学物发生泄漏,加上工业污染物的排放,估计约有数百万吨的化学产品弥散到空气或水源中。近年应用恒河猴实验证实,化学物质双酚A可致雌性幼仔的子宫发育滞后。美国每年约有25万名患有出生缺陷的婴儿出生,约占活产婴儿总数的7%,其中20%由遗传因素所致,10%～20%由环境因素引起,其余60%可能由遗传和环境因素共同作用所致。我国也是世界上出生缺陷率较高的国家之一,每年约有80万～120万缺陷儿出生,畸形儿的发生率约占所有新生儿的4%～6%。因此,环境健康是关系到几代人乃至未来民族素质,甚至整个人类前途的重大问题,环境保护与优生优育、中华民族繁衍昌盛、国家富强和人类未来息息相关。

第一节　胎儿的生理与发育

胎儿期是生殖过程的最长阶段,早期胚体的外形建立已经完成,胎儿生长迅速,中后期相继是各器官系统的发育和功能完善,不同胎龄的胎儿具有各个时期的发育特征和生理特点,母体吸收环境有害物质作用于胎儿可影响胎儿的生长发育,母体出现病理变化导致胎盘血管病变、血供异常等均可造成胎儿生长迟缓，甚至流产(abortion)、早产、死胎、死产等。

一、胎儿的发育特征

随着胚泡植入(implantation)的完成，受精后第2周囊胚内细胞群分化形成内胚层和外胚层，两层紧贴形成二胚层胚盘，受精后第3周，由内外胚层中央的一群细胞分裂增生出胚内中胚层，形成三胚层胚盘。由滋养层与胚外中胚层壁层变窄形成、连接胚盘与绒毛膜的带状物，称为体蒂，以后构成脐带的主体。从第4周开始，进入胚胎(图11-1)、胎儿发育阶段，随着妊娠月份的增加，不同时期胎儿的发育特征各不相同。妊娠时间通常以孕妇末次月经第一日计算为280天或40周。描述胚胎、胎儿的发育特征以4周(28日)为一个孕龄单位。

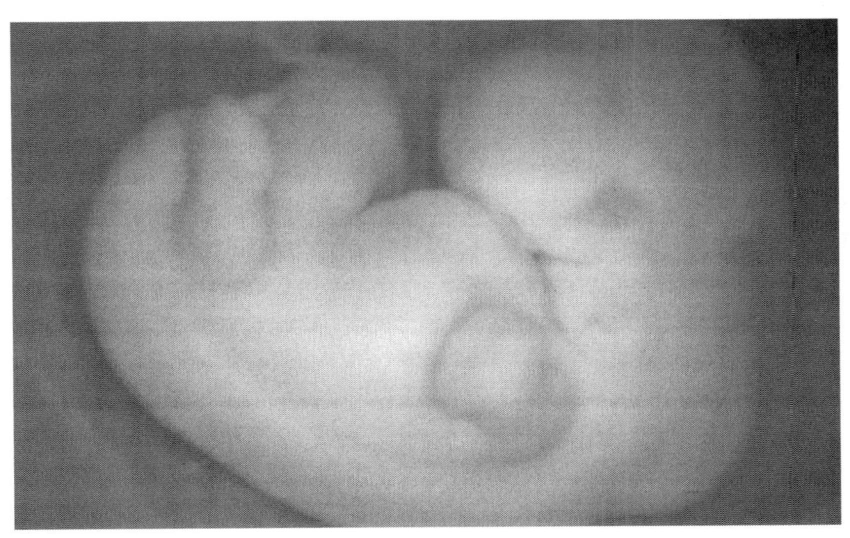

图11-1　受精后第4周末的胚胎

受精后第4周末(即妊娠6周末)，胚胎呈C形弯曲，头尾相折，其中明显凸起称为心脏突，体侧外方突起形成上、下肢芽

4周末：可以辨认出胚盘与体蒂。

8周末：胚胎初具人形，头大，占整个胎体近一半。能分辨出眼、耳、鼻、口、手指及足趾，各器官正在分化发育。心脏已形成，B型超声可见心脏搏动。

12周末：胎儿身长约9cm，顶臀长约6.1cm，体重约14g。头部占全长的1/3，可见散在的短头发，脸面宽，两眼距分的较开，两耳位置低，眼睑合拢。外生殖器已发育，部分可辨出性别。四肢可活动，如轻拍胎儿，可引起反射性吸吮和眨眼，肠管已有蠕动，指趾已分辨清楚，指甲形成(图11-2)。子宫已出盆腔，在耻骨联合上缘以上可扪及宫底。B超可检出胎儿心率，此可为妊娠中胎心最快的速率，可高达170～180次/分，也可测得胎动。

16周末：胎儿身长约16cm，顶臀长12cm，体重约110g。头相对小，腿较长，骨化过程较快，脑已开始发育。从外生殖器可确认胎儿性别。头皮已长出毛发，胎儿已开始出现呼吸运动。皮肤菲薄呈深红色，无皮下脂肪。部分经产妇已能自觉胎动。

20周末：胎儿身长约25cm，顶臀长16cm，体重约320g。皮肤暗红，胎儿皮脂腺开始分泌，并与脱落的上皮细胞形成一层胎脂，保护胎儿体表的皮肤，使其在羊水的浸泡中不致皱

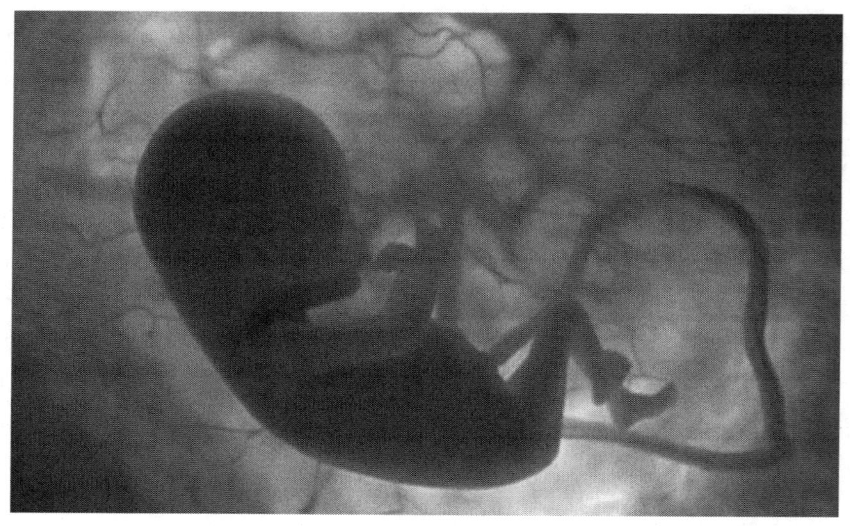

图 11-2　妊娠 12 周末的胎儿

妊娠 12 周末，胎儿会出现吸吮手指、脐带、手臂的现象，可以做出打哈欠的动作

裂、硬化和擦伤。胎儿体表棕色脂肪开始形成，可以提供一定的热量。全身覆盖毳毛，并可见少许头发。此时胎动明显，故称“胎动期”，虽有初步呼吸、排尿、吞咽活动，但尚不产生功效，此时早产，胎儿不能存活。

24 周末：胎儿身长约 30cm，顶臀长 21cm，体重约 630g。身体各部分比例相称，出现眉毛。各脏器均已发育，皮下脂肪开始沉积，但量不多，皮肤仍呈皱缩状，皮肤半透明，可透见毛细血管中的血，颜色偏红。呼吸系统仍未成熟，此时胎儿流产仍不存活。

28 周末：胎儿身长约 35cm，顶臀长 25cm，体重约 1000g。眼睛半张开，出现眼睫毛，头发毳毛发育良好，皮下脂肪不多，胎儿面似老人。皮肤粉红，有时有胎脂。四肢活动好，有呼吸运动，但肺泡Ⅱ型细胞产生的表面活性物质含量较少，出生后易患特发性呼吸窘迫综合征。如能加强护理，可以存活。

32 周末：胎儿身长约 40cm，顶臀长 28cm，体重约 1700g。皮肤深红，面部毳毛已脱落，四肢圆胖，出现脚趾甲，男性胎儿的睾丸下降，生活力尚可。出生后注意护理能存活。

36 周末：胎儿身长约 45cm，顶臀长 32cm，体重约 2500g。胎儿渐丰满，皮下脂肪较多，毳毛明显减少，面部皱褶消失。胸部、乳房突出，睾丸位于阴囊。指（趾）甲已达指（趾）端。出生后能啼哭及吸吮，生活力良好。出生后基本能存活。

40 周末：胎儿身长约 50cm，顶臀长 36cm，体重约 3400g。发育成熟，胎头双顶径值＞9.0cm。皮肤粉红色，皮下脂肪多，头发粗，长度＞2cm。外观体形丰满，肩、背部有时尚有毳毛。足底皮肤有纹理。男性睾丸已降至阴囊内，女性大小阴唇发育良好。出生后哭声响亮，吸吮能力强，有觅食反射，四肢活动好，肌肉张力好，能很好存活。此时胎头周径仍为身体最大。

总之，胎儿期是各系统、器官进一步生长发育，趋向完善并开始发生功能的阶段，其发育特征可总结为下表（表 11-1）：

表 11-1　胎儿期(9～38周)外形特征及身长、体重、顶臀长

月经龄(孕龄)		受精龄(周)	外形特征	身长(cm)	体重(g)	顶臀长(cm)
月	周					
第3月	9～12	7～10	胎头大,眼睑闭合,有颈,性别可辨	9	14	6.1
第4月	13～16	11～14	颜面具人形,皮肤薄,母体始觉胎动,性别可确认	16	110	12
第5月	17～20	15～18	出现胎脂、毳毛,胎动明显,有呼吸、排尿、吞咽活动	25	320	16
第6月	21～24	19～22	有眉毛,胎体比例相称、无脂肪,呼吸系统发育不全	30	630	21
第7月	25～28	23～26	眼睑张开,毛发好,脂肪不多,面似老人,早产可存活	35	1000	25
第8月	29～32	27～30	出现脚趾甲,皮下脂肪增加,睾丸下降入阴囊内	40	1700	28
第9月	33～36	31～34	胎毛脱落,指(趾)甲达指(趾)端,出生后生活力好	45	2500	32
第10月	37～40	35～38	胎体四肢圆润,活动好,足底有纹理,头发长>2cm	50	3400	36

二、胎儿的生理特点

(一) 循环系统

胎儿的营养供给和代谢产物排出,均需由脐血管经胎盘、母体来完成。胎儿脐血管有1条脐静脉和2条脐动脉,脐静脉血是来自胎盘的含氧量较高血液,提供胎儿的营养需要;脐动脉血是来自胎儿的含氧量较低的血液,最终注入胎盘与母血进行物质交换。

胎儿血循环的特点是:胎儿体内无纯动脉血,而是动静脉混合血。进入肝、心、头部及上肢的血液含氧量较高及营养较丰富以适应需要。注入肺及身体下半部的血液含氧量及营养较少。

(二) 血液系统

1. 红细胞生成

胎儿血循环约于受精后3周末建立,早期红细胞生成主要来自卵黄囊,妊娠10周,肝是主要生成器官,以后骨髓、脾逐渐有造血功能,妊娠足月时骨髓产生90%的红细胞。妊娠32周红细胞生成素大量产生,故妊娠32周以后的早产儿及妊娠足月儿的红细胞数均增多,约为6.0×10^{12}/L。胎儿红细胞的生命周期短,仅为成人120日的2/3,需不断生成红细胞。

2. 血红蛋白生成

血红蛋白在原红细胞、幼红细胞和网织红细胞内合成,包括原始血红蛋白、胎儿血红蛋白和成人血红蛋白。在妊娠前半期均为胎儿血红蛋白,至妊娠最后4～6周,成人血红蛋白增多,至临产时胎儿血红蛋白仅占25%。

3. 白细胞生成

妊娠8周以后,胎儿血循环出现粒细胞。于妊娠12周,胸腺、脾产生淋巴细胞,成为体内抗体的主要来源。妊娠足月时白细胞计数可高达$(15\sim20)\times10^{9}$/L。

(三) 呼吸系统

胎儿呼吸功能由母儿血液在胎盘进行气体交换来完成。胎儿出生前需具备呼吸道(包括气道直至肺泡)、肺循环及呼吸肌的发育。B型超声于妊娠11周可见胎儿胸壁运动,妊娠

16周时出现能使羊水进出呼吸道的呼吸运动。若出现胎儿窘迫时，出现大喘息样呼吸运动。

（四）消化系统

1. 胃肠道

妊娠11周时胎儿小肠已有蠕动，至妊娠16周胃肠功能基本建立，胎儿能吞咽羊水，吸收水分、氨基酸、葡萄糖及其他可溶性营养物质。

2. 肝

胎儿肝功能尚不健全，肝内缺乏许多酶，如葡萄糖醛酸基转移酶、尿苷二磷酸葡萄糖脱氢酶等，以致不能结合因红细胞破坏产生的大量游离胆红素。胆红素主要经胎盘排出，并由母体肝代谢后排出体外。仅有小部分在肝内结合，经胆道排入小肠氧化成胆绿素。胆绿素的降解产物导致胎粪呈黑绿色。此外，胎肝还参与妊娠期雌激素的代谢。

（五）泌尿系统

妊娠11～14周时胎儿肾已有排尿功能。于妊娠14周胎儿膀胱内已有尿液，羊水的重要来源是胎儿尿液，胎儿排尿参与羊水的循环。胎儿肾对抗利尿激素（antidiuretic hormone，ADH）无反应，不能浓缩尿液。

（六）内分泌系统

胎儿甲状腺于妊娠第6周开始发育，是胎儿最早发育的内分泌腺，妊娠12周已能合成甲状腺激素。胎儿肾上腺发育良好，其重量与胎儿体重之比远超过成年人，胎儿肾上腺皮质主要由胎儿带组成，约占肾上腺的85%以上，能产生大量甾体激素（steroid hormone），尤其是产生硫酸脱氢表雄酮（dehydroepiandrosterone sulfate），与胎儿肝、胎盘、母体共同完成雌三醇（estriol）的合成。因此，测定孕妇血或尿液雌三醇值，已成为了解胎儿胎盘功能最常用的方法。胎儿肾上腺与胎儿自身发育、分娩发动和分娩时的应激均有关。妊娠12周胎儿胰腺分泌胰岛素。

（七）生殖系统分化发育

1. 男性

胎儿睾丸于妊娠第9周开始分化发育，至妊娠14～18周形成曲细精管。有睾丸后刺激间质细胞分泌睾酮，促使中肾管发育，支持细胞产生副中肾管抑制物质，使副中肾管（ductus paramesonephricus）发育受到抑制而退化。外阴部5α-还原酶使睾酮衍化为二氢睾酮，外生殖器向男性分化发育。胎儿睾丸于临产前才降至阴囊内。

2. 女性

胎儿卵巢于妊娠11～12周开始分化发育，因缺乏副中肾管抑制物质，致使副中肾管系统发育，形成阴道、子宫、输卵管。外阴部缺乏5α-还原酶，外生殖器向女性分化发育。女性胎儿受母体雌激素影响，子宫内膜及阴道上皮增生，宫颈腺体分泌黏液，可在生后出现撤激素性阴道流血或液性白带，无需特殊处理。

三、胎儿与妊娠母体的关系

胎儿在生长发育过程中，通过胎盘、胎膜（embryonic membrane）、脐带（umbilical cord）和羊水（amniotic fluid）与母体保持着密切的联系，它们统称为胎儿附属物，担负着营养、支持、包被和保护的作用。

（一）胎盘

1. 胎盘的结构

胎盘由羊膜、叶状绒毛膜和底蜕膜构成。

羊膜由羊膜上皮和其外侧的胚外中胚层构成，为胎盘最内层的半透明薄膜，无血管、神经及淋巴，其上皮细胞表面有微绒毛，利于羊水与羊膜间进行交换。叶状绒毛膜构成胎盘的胎儿部分，为胎盘的主要组成部分。大量绒毛(villus)的发育增大了绒毛膜与子宫蜕膜(decidua)的接触面，有利于胚胎与母体间的物质交换。底蜕膜构成胎盘的母体部分，占胎盘很小部分。组成底蜕膜的蜕膜细胞系母体子宫内膜的间质细胞，含有大量糖类和脂质，大量蜕膜细胞退化，成为胚胎的丰富营养来源。

2. 胎盘的血液循环

母体和胎儿两套血液循环系统在胎盘内是不直接相通的。母体动脉血经子宫螺旋动脉流入绒毛间隙，再经子宫静脉，流回母体。胎儿的血液经脐动脉及其分支，流入绒毛内的毛细血管网，后经脐静脉回流到胎儿体内。绒毛间隙内的母体血与绒毛内的胎儿血进行物质交换，母体和胎儿的血液在各自的封闭管道内循环，互不相混地进行物质交换。胎儿血与母体血在胎盘内进行物质交换所通过的结构，称胎盘膜(placental menbrane)或胎盘屏障(placental barrier)。早期胎盘膜由合体滋养层、细胞滋养层及其基膜、薄层胚外中胚层组织及毛细血管内皮基膜与内皮细胞组成。发育后期，胎盘膜变薄，胎儿血与母血间仅隔以绒毛的毛细血管内皮和薄层合体滋养层及两者间的基膜，更有利于胎儿血与母血间的物质交换。

3. 胎盘的功能

胎儿在发育的过程中通过胎盘从母血中获得营养物质和 O_2，排出代谢产物和 CO_2。环境因素中空气污染、母体心功能不全、贫血、肺功能不良使母血 PO_2 降低均不利于胎儿发育；母体子痫前期或子痫时，绒毛血管常发生闭塞性内膜炎，加之母体血流量减少，胎儿获 O_2 明显不足，容易发生胎儿窘迫(fetal distress)。

胎盘具有防御功能(defense function)，能阻止母血中某些有害物质进入胎儿血中。但胎盘屏障作用极有限，环境因素中多种化学有害物质(如铅或汞化合物、二甲苯、汽油等)、病毒(如风疹病毒、巨细胞病毒等)、分子量小对胚胎及胎儿有害的药物，均可通过胎盘影响胎儿，导致胚胎或胎儿畸形甚至死亡。细菌、弓形虫、衣原体、螺旋体不能通过胎盘屏障，需在胎盘部位先形成病灶，破坏绒毛结构后进入胎体感染胚胎及胎儿。多数药物如以高浓度或长期暴露多可渗入胎儿体内，具有特殊结构的药物亦可为胎儿所接受，例如药物含有似必需氨基酸那样的氨基酸，则可利用同种运输机制来通过胎盘，如甲基多巴。麻醉药物、镇定药物、止痛剂、肌肉松弛剂均可通过胎盘而造成呼吸中枢的抑制，因此在使用这类药物时必须对剂量、时间有严格的限制。

胎盘具有内分泌功能(endocrine function)，能分泌数种激素，对维持妊娠和胎儿的正常发育起重要作用，如在受精第2周开始分泌人绒毛膜促性腺激素(human chorionic gonadotropin, HCG)，第8周达高峰，以后逐渐下降，其作用与黄体生成素类似，能促进母体黄体的生长发育，以维持妊娠。环境有害因素可影响胎盘合成激素和酶的能力，导致胚胎或胎儿停止发育、流产或早产等。

（二）胎膜、脐带和羊水

胎膜是由绒毛膜和羊膜组成。胎膜外层为绒毛膜，在发育过程中缺乏营养逐渐退化萎缩成为平滑绒毛膜，至妊娠晚期与羊膜轻轻贴附，能与羊膜分开。胎膜内层为结实、坚韧而柔软的羊膜，与覆盖胎盘、脐带的羊膜层相连。胎膜在胚胎发育过程中起着重要的营养、保护、呼吸和排泄等功能。环境因素影响胎盘功能的同时，同样可能作用于胎膜，影响胚胎或胎儿的生长发育。

胚胎脐部与胎盘间相互连接的索状结称脐带。脐带外面包裹羊膜，内含胚外中胚层结缔组织，结缔组织内有两条脐动脉和一条脐静脉，连接胚胎血管和胎盘绒毛血管。脐动脉将胚胎血液运送至胎盘绒毛血管与绒毛间隙中的母体血进行物质交换，脐静脉将丰富的营养物质和氧输送给胚胎。脐带是母体及胎儿气体交换、营养物质供应和代谢产物排出的重要通道，环境有害因素作用使脐带发育过细、过短、过长或脐带受压、扭转使血流受阻时，引起缺氧致胎儿窘迫，甚至危及胎儿生命。

妊娠早期羊水主要由羊膜分泌，后期由胎儿的排泄系统产生。羊水不断地产生，又不断地被羊膜吸收、被胎儿吞饮，因此，羊水是不断地循环、更新的。羊水含量异常，通常与某些先天性畸形有关，胎儿无肾或尿道闭锁时可导致羊水过少；消化道闭锁或神经管封闭不全可导致羊水过多。羊水含少量脱落的胎儿上皮细胞和一些胎儿的代谢产物，通过穿刺抽取羊水，进行细胞染色体检查、DNA 分析或测定羊水中某些物质的含量，有助于监测胎儿的发育情况和早期诊断某些先天性疾病。

第二节　环境因素作用于胎儿的途径与特点

环境因素对胎儿发育的损伤效应复杂多样，环境有害物质的种类、剂量、作用时间、作用强度的不同，对胎儿的损伤不同。母体的生理和病理状态引致对环境因素的易感性不同，胎儿期不同阶段对环境因素的敏感性存在差异，而相同有害因素对不同发育阶段的胎儿作用的结局各异，多种环境因素作用以及直接或间接作用途径的差异，可导致胎儿发育中止而流产，出现胎儿畸形或生长受限，以及出生后的功能发育障碍。

一、环境因素作用于胎儿后的异常结局

人类发育个体发生的不同阶段，环境有害因素对胚胎发生及胎儿发育的不良效应也各不相同，其异常结局主要表现以下四类：

（一）发育个体死亡

多发生在受精后未发育即死亡，或着床后生长发育到一定阶段死亡，很少可持续到妊娠终期，多表现为吸收胎或自然流产、死胎和死产。在自然流产中，畸形及其他先天异常较活产可高 60 倍以上。

（二）结构异常

指胎儿形态结构（包括器官）的异常，即畸形。多数在受精后 9 周内形成，此时期是各主要器官系统的形成期，对致畸作用的感受性最强，受环境有害因素影响，易引起畸胎发生。如畸胎出生则为先天畸形，各类先天畸形的发生有严密的规律性，而在器官分化过程中，大多数器官都有其对致畸作用的特殊敏感期，由于各器官系统的敏感期有交叉，故往往有多

种畸形同时发生。

（三）影响发育个体的生长

通常指胎儿生长受限(fetal growth restriction，FGR)，即胎儿的大小、胎儿的体重和骨骼骨化程度均比正常差，一般以胎儿的生长发育指标比正常值低2个标准差作为生长受限的判定标准。受精后第9周至妊娠终了的胎儿阶段，器官分化已基本完成，对致畸的敏感性逐渐下降，除尚未完成分化的生殖器官和继续分化的神经系统仍可能出现形态学上的异常外，此时期环境有害因素主要可导致胎儿生长受限，出生低出生体重儿或影响出生后的神经行为发育。

（四）行为功能异常

即新生儿在生化、生理、免疫功能、神经行为等方面的异常。有的行为功能缺陷往往要在出生后经过一定时间才能诊断，例如胎儿期正常发育的性激素受体受到外源性环境激素的干扰后，有可能使脑的性别分化出现变异或异化，并导致非可逆的性状形成，最终成年表现为性选择和性行为的异常。值得注意的是生殖系统和神经系统的形成和分化要晚于其他的组织器官，尤其是神经系统的分化及发育要持续到出生后，因此，更容易受到各种环境有害因素的影响。

二、环境因素作用于胎儿的途径

环境因素作用于胎儿有直接途径和间接途径。当环境有毒物质进入妊娠母体时，毒物本身或其代谢产物往往能通过胎盘屏障进入胚胎，对不同发育阶段的胚胎产生直接的毒性效应；而由于某些环境有害因素如噪音、高热等引起的妊娠母体内分泌紊乱(endocrine disturbance)、代谢失衡、营养缺乏或器官功能异常，将间接地影响胎儿发育，导致异常结局。

（一）直接毒性作用

许多环境有毒物质能通过胎盘屏障进入胎儿体内，对胎儿细胞产生直接的毒性作用。常见的有化学物质铅(Pb^{2+})、汞(Hg)、镉(Cd^{2+})、镍(Ni^{2+})、铬(Cr^{6+})、磷(P^{5+})、二硫化碳(CS_2)、一氧化碳(CO)、苯、汽油、尼古丁、有机含氯化合物，还有烷化剂、抗肿瘤药物和某些诱变剂等，胚胎或发育组织对这类物质毒性反应的一个基本特征是，靶器官或靶组织细胞出现过度的细胞死亡，发育个体不能予以代偿和修复，继而形成畸形。这类毒物引起的胚胎细胞死亡，总是选择性地发生在某些器官和组织，在较小剂量时可以引起发育个体生长迟缓，较大剂量可以引起胚体的畸形，更大剂量则会导致发育个体死亡。

胚胎发育过程中几乎所有组织都要发生细胞凋亡(apoptosis)，但细胞凋亡又是一易受到环境有害物干扰的过程，毒物可诱导/抑制细胞凋亡，造成靶细胞的缺失、发育不良、生长过度等不良后果。环境有害物质也可以通过许多途径干扰细胞凋亡而对胚胎具有致畸作用，化学毒物诱导的细胞凋亡是胚胎畸形中细胞死亡的主要方式，过度的细胞凋亡可能是出现畸形的原因；*p*53肿瘤抑制基因、*Bcl-2*基因、*ICE*基因、*c-myc*基因、*bax*基因等是凋亡的信号途径中可能参与控制细胞周期和调节凋亡的因子，其功能的改变也可影响细胞对特异受体、配体的反应进而影响凋亡信号转导，或激活病理过程和通过凋亡的效应器影响正在进行凋亡的细胞。如二噁英是含氯化物的工业产品在加工过程中产生的副产品，或焚烧大量垃圾时或含铅汽油的尾气中以烟尘、气溶胶颗粒的形式排放到大气中，再沉积于地表，污染水源或食物，不易被察觉，妊娠期妇女如长期处于二噁英浓度较高的环境中，可引起胎儿死胎、流产、发育畸形、发育迟缓等；二噁英具有强致癌作用，美国在越南战争（1962年～1971年）期间，用飞机大量施洒含二噁英的枯叶剂引起了生育缺陷以及致癌作用等，历史上称为“越战综合征”。

外源性化学毒物的直接损害还可引起子代遗传物质的突变（mutation），包括基因突变和染色体异常，而其引起的先天畸形，可以由亲代生殖细胞突变遗传而来，也可能源自胚胎发育过程中新发生的体细胞突变。由生殖细胞突变引起的遗传性先天畸形主要通过隐性突变、显性突变和伴性遗传三种方式影响子代，严重的显性遗传性先天畸形，常影响胎儿发育个体的存活，导致胚胎或胎儿死亡。近来研究发现，某些致畸物可引起不同阶段胚胎细胞的突变，诱发发育基因和发育调控基因的损伤，可导致胚胎/胎儿死亡和胎儿畸形。如 *Wt-1*、*Wnt-3a*、*Keratin8*、*Sp*、*Rb*、*C-myb*、*S1* 等基因损伤或失效可导致中晚期胚胎或胎儿死亡；*Ld*、*Lg*1 插入突变的胎儿发生肢体缺陷。

有些环境有害物质具有直接干扰或破坏正常胚胎发育的某些特异性分化的作用，这类环境有害物质的共同特点是，胚胎接触后可诱发各种不同类型的畸形，通常在胚胎器官形成期的短暂接触后，即可诱发明显的结构畸形，或某些表现独特的畸形综合征。如肾上腺皮质激素（adrenal cortex hormone）在药理剂量下，可诱发实验动物腭裂畸形，但不会同时出现胚胎死亡或整个胚胎生长受限，腭裂畸形发生过程中也不存在广泛的细胞死亡。

（二）间接毒性作用

外源性有毒物质尚可影响胎盘功能，使胎盘出现组织病理学改变，血管收缩，胎盘血流量减少，影响胎儿血液循环及胎盘的转运功能，使胎儿缺氧和营养不足，严重影响胎儿的正常发育；同时，环境有害物质也可影响胎盘的内分泌功能，影响胎盘合成维持妊娠所必需的各种激素，从而间接加重有毒物质对胚胎或胎儿的致畸作用。

母体和胚胎自稳态功能的紊乱，如某些引起胎盘功能障碍的母体疾病、服用外源性药物等，可减少母体到胚胎的营养转运从而间接地影响胚胎发育，造成畸形。例如，锥虫蓝的致畸作用就是由于干扰了胚胎从卵黄囊摄取组织营养所致。子宫胎盘血流的改变可能是致畸间接作用的一个重要原因。胎儿期能量的主要供给形式为糖类和氨基酸，由胎盘输送至胎儿，胎盘的功能异常如梗死，可减少营养物的输送，进而造成胎儿生长受限；其他母体血管病变、脐带扭转、打结、脐带过细等造成胎盘、胎儿血供异常，均可导致胎儿生长迟缓甚至流产、早产、死胎等。例如，高血压妇女的子宫-胎盘血流减少，可能是胎儿生长受限的主要原因之一。一些作用于血管的药物如5-羟色胺、肾上腺素、麦角胺等诱发的畸形、胚胎死亡和生长迟缓等发育异常，可能都是通过子宫胎盘血流的改变引起的。

非特异性的胚胎发育毒性是由于在胚胎发育期间，组织细胞的增殖速度极快，短时间内需要消耗大量的能量，如果能量代谢的某一环节（如三羧酸循环，tricarboxylic acid cycle）受到破坏，则引起胚胎发育异常。这些环境有害因素的特点是：对胚胎和发育个体的作用是一些非特异性影响，即不是引起胚胎某个器官的某种畸形表现或影响，而是整个胚胎的生长迟缓和死亡。这是由于早期胚胎中不存在对这类有害因素特别敏感的靶器官或组织，因而这些有害因素对所有器官组织的影响程度也趋于一致。当早期胚胎的细胞活动受到这类有害因素干扰时，其发育异常表现是胚胎整体的生长迟缓；如干扰作用继续加剧，乃至超过细胞能量衰竭的阈值（threshold）时，就会引起胚胎死亡。如孕妇吸烟时烟草燃烧产生的CO影响了血红蛋白的携氧量，导致胎盘缺氧，胎儿供氧不足，以及香烟烟雾中硫氰化物的作用消耗了大量的营养物质、维生素 B_{12} 及氨基酸，以致影响胎儿发育，使胎儿体重减轻，发育迟缓。连续微波辐照离体小鼠受精卵，可使受精卵表面微绒毛减少、脱落，细胞表面形成囊泡，电镜下可见辐照受精卵细胞间隙扩大，线粒体膨大、空化，同时卵胚细胞表面碱性磷酸酶（alkaline phosphatase，AKP）、三磷酸腺苷酶（adenosine triphosphatase，ATPase）活性降低。

三、环境因素作用于胎儿的特点

对胎儿而言，环境因素种类繁多和复杂。除了母体宫内环境因素，母体外各种理化、生物、社会诸因素均可影响胎儿。不同的环境有害因素或不同强度、剂量的作用，对胎儿发育的不良影响各不相同。而在人体发生的不同阶段，环境有害因素对胚胎发生及胎儿发育的影响具有不同的特点。

（一）胚胎/胎儿期不同阶段对环境因素的敏感性存在差异

各类先天畸形的发生，有严密的规律性，即器官分化开始后，大多数器官都有其对有害环境因素作用的特殊敏感期（图 11-3）。如唇裂发生的最敏感期是胚胎发育 5～6 周之间，6 周之后唇分化完成，有害环境因素作用就不再引起唇裂畸形；而腭裂敏感期在 7～8 周之间，8～9 周为低敏感期，环境因素可能导致腭裂，但 9 周之后就不再引起腭裂；胚胎发育 7～9 周之间是外生殖器发育畸形的高敏感期，但 9 周以后的整个妊娠期间有害环境因素均有可能影响外生殖器的发育和完善；胚胎发育 3～6 周，心脏最易受影响，随后为四肢和眼睛；神经系统的易感期最长，为自受精后第 20 天直至胎儿娩出。自妊娠的第 9 周初至妊娠终了的胎儿期阶段，器官分化已基本完成，随着妊娠月份的增加，对有害环境因素的敏感性逐渐下降。此期以组织分化、生长以及生理功能成熟为主要特征。在胎儿期器官继续发育以便在出生前获得必要的功能，包括精细结构的形态发生，如神经生长和突触形成，支气管树的

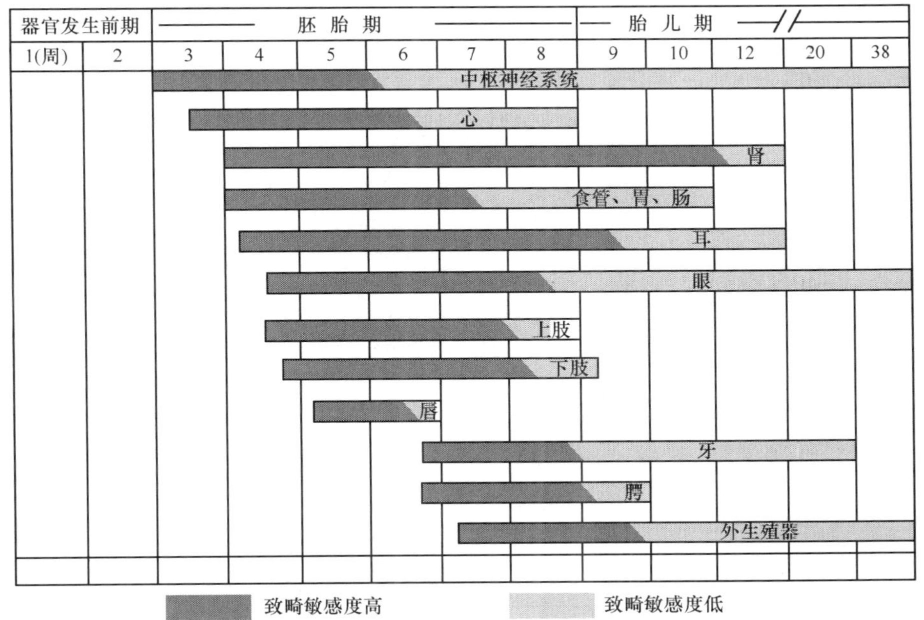

图 11-3　人胚胎主要器官的致畸敏感期

分支和肾皮质小管的形成，以及深化上的成熟，如诱导组织特异酶和结构蛋白酶。而胎儿少数器官尚未发育完善的亦有可能出现先天畸形，如自受精后第 10～12 周，可以发生腭裂、肠回转异常、脐疝、麦克尔憩室、双角子宫、尿道下裂等；第 26～34 周，可发生隐睾；34～38 周，可发生动脉导管未闭。另外，胎儿期接触有致癌作用的化学物质，引起儿童期恶性肿瘤的发生率明显增高。近年来儿童期恶性肿瘤特别是儿童白血病的发病率在很多国家有上升趋势，父母工作环境长期接触化学物质，如石油产品、有机溶剂、烃类等是儿童期恶性肿瘤的危险因素。

（二）不同环境因素对胎儿发育的损伤不同

环境因素按其属性分为物理性、化学性和生物性，只有特定的环境有害因素才会对胎儿的生长发育具有损伤作用，而且因其种类不同，所产生的损害性质也不同。胎儿期环境有害因素的作用主要可导致胎儿生长受限和中枢神经系统发育异常，影响出生后的神经行为发育等，少数可致泌尿生殖系统畸形、消化系统畸形或腭裂或动脉导管未闭等。胎儿期环境有害因素也可引起遗传物质突变从而发生致畸损伤，其中化学物质占重要地位，如果突变发生在胎儿体细胞的遗传物质，在胚胎发育的早期可导致畸胎；在胎儿发育期，则有导致恶性肿瘤发生的危险，但不具有遗传性。

化学有害因素中以工业和环境化学物质及药物对胎儿发育的损伤最多见。工业化的高速发展，引致工业泄漏越来越严重，汞污染是典型的化学污染之一。汞进入母体后可通过胎盘与核酸结合延迟细胞分裂和成熟，可致胎儿发生一系列中枢神经系统为主要表现的中毒症状。1953 年首先在日本熊本县水俣镇发现的因食用了富集在水产品体内甲基汞而引起的一种综合性疾病，称为水俣病，是世界上曾发生的一种严重的公害病（图 11-4）。甲基汞的毒性很强，孕妇吃了被甲基汞污染的海产品后，可能引起婴儿患先天性水俣病，许多先天性水俣病患儿，都存在运动和语言方面的障碍，其病状酷似小儿麻痹症。在日本的某海湾地区，居民摄入受到工业汞污染的鱼、贝类后，曾在 10 年内婴儿发生脑瘫的病例高达 6%。2002 年 11 月～2003 年 1 月对湖北省大冶市镉污染地区和对照地区的待产孕妇进行问卷调查和体格检查，同时采集孕妇静脉血、脐带血和胎盘标本测定镉含量，结果镉污染地

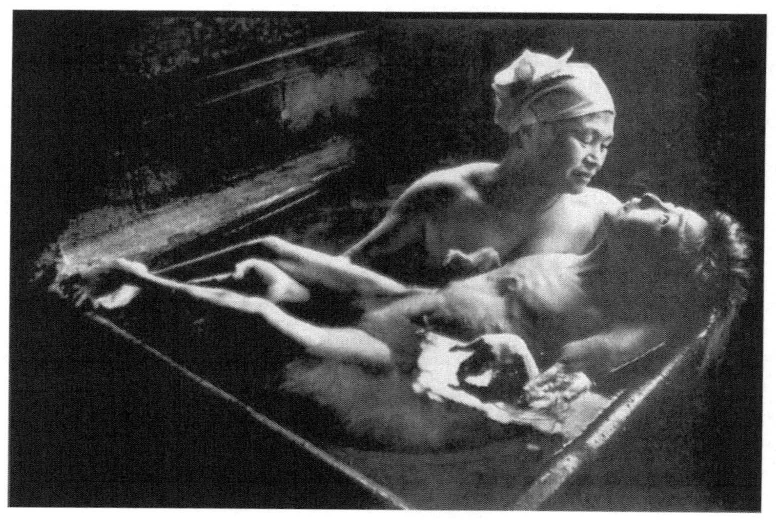

图 11-4　水俣病患者照片
（美国摄影家史密斯拍摄）

区新生儿出生身长显著低于对照地区。妊娠妇女食用残留农药的粮食、蔬果，或农村孕妇喷洒农药，均可使胎儿出现多指(趾)、头小等畸形。亚硝胺、联苯胺和黄曲霉素等40余种化学致癌物质，可通过食物经胎盘诱发胎儿脑畸形、脑积水、四肢畸形或致癌肿。维生素A是人体所必需的、只能从外源环境中摄取的脂溶性维生素，但孕妇过量摄入会导致胎儿颅面部、心血管系统、中枢神经系统和胸腺等结构畸形，并以多系统畸形合并存在较多见，同时可能导致患儿神经行为缺陷和智力低下。

物理和生物有害因素对胎儿发育的损伤也各不相同。日本福岛核事故中，所谓的核污染主要指核裂变时产生的易挥发的物质：放射性碘和铯分子，此类放射性尘埃的成分沉淀，落在人身上或者物品上，或者被吸入、吃入体内，就会对人体造成核辐射的危害。核辐射可损伤染色体与基因，处于有丝分裂的细胞对辐射是最敏感的，而胚胎细胞就处于细胞分裂状态。因此核辐射和高能射线，如X射线和γ射线，均可引起胎儿发育畸形或新生儿癌症，常见的是白血病、甲状腺癌和肺癌。

长期处在噪声环境的妇女，她们的月经周期紊乱、月经异常率增加。孕妇受噪声长时间干扰，通过神经反射能降低子宫胎盘血流量而导致胎儿缺氧。噪音还有对胎儿听力方面的危害。由于胎儿耳蜗及其他结构尚未达到结构和功能上的成熟，虽然母体腹壁的各种组织、子宫、羊水以及其他组织结构对胎儿听力可以起到保护作用，但效果非常有限，尤其对于低频的声音，几乎没有减弱功能。加拿大近年研究表明，曾经接受过超过85分贝以上强噪声影响的胎儿，在出生前就已经丧失了听觉敏锐度，这种影响随着噪声强度的增加还会更加严重。胎儿内耳受到噪声刺激，会使脑的部分区域受损，并严重影响大脑的发育，导致出生后婴儿或儿童智力低下。

妊娠期母体感染风疹病毒、巨细胞病毒、单纯疱疹病毒和弓形虫均可导致胎儿中枢神经系统损害和发育不全，另有小头畸形、耳聋、瘀斑瘀点、内分泌系统机能失调等；人类免疫缺陷病毒(HIV)感染可致胎儿颅面畸形和脑组织损害，新生婴儿复发性细菌感染，淋巴结病，复发性唾液腺肿大，肺部疾患，肥大性心肌病及瓣膜畸形等。

(三) 母体的生理和病理状态引致胎儿对环境因素的易感性不同

妊娠母体的年龄、生活习惯、营养状况、内分泌状态等属于生理状态，而母体疾病状况则属于病理状态，其状态不同引致胎儿对环境因素的易感性不同。例如，高龄孕妇出生唐氏综合征小儿的频率增高；酒精可引发胎儿宫内发育迟缓、小头畸形、中枢神经失调和智力发育障碍等，吸烟可导致胎儿体重不足，其发生率约2倍于非吸烟妇女的胎儿，同时烟草中的尼古丁还可导致流产、早产、死产等。妊娠期间母体的病理状况对胎儿的正常发育关系极大，因为外界环境中的各种有害因素多数是经由母体对胎儿发生影响的。例如，患妊娠期糖尿病的孕妇，其高血糖可通过胎盘使胎儿血糖升高，胎儿的胰岛素分泌细胞受刺激而产生大量的胰岛素，高胰岛素造成血糖下降、呼吸窘迫症、巨婴症、心脏缺损、神经管缺损、脊椎裂、尾椎退化不良等先天畸形，甚至胎死宫内。母体甲状腺功能低下，影响胎儿碘的吸收，缺碘可导致胎儿神经系统发育不良、智力发育障碍、死胎等。妊娠时胎儿的废物需经母体排泄，过敏体质的孕妇肝和肾对环境有害因素的敏感性明显增高，肝、肾更易受到损伤，从而对胎儿的正常发育产生不良影响。

(四) 环境因素的强度、剂量不同引致损伤不同

在同一发育阶段，环境有害因素作用的强度、剂量不同对胎儿发育引致的损伤不同，其

致畸率和致畸的严重程度随有害因素的剂量或强度的增加而增加，且呈剂量-反应关系。绝大多数有害因素均有其引起畸形发生的阈作用剂量或强度，低于此值时不致于出现发育异常或胚胎毒性；在致畸作用剂量范围内，畸形的发生率随着剂量的递增而增加。例如，在动物实验中，低浓度的二硫化碳对妊娠大鼠子代的形态结构影响不明显，但能影响子代的行为发育；高浓度的二硫化碳则可引起子代的外表畸形，主要表现为脑和肢体的畸形。

（五）环境因素对胎儿会造成多重损伤

在胚胎、胎儿发育的过程中，作为一个整体，胚胎在器官形成期内对致畸作用最敏感，但由于各个器官在这一时期内同时发育但进程又并非一致，所以环境有害物质会对各器官造成多重损伤。有害因素作用于不同发育时间的胚胎不仅引起反应程度不一，而且所累及的器官和发生的畸形类型也有很大差别。目前所知的人类环境有害因素中，绝大多数都对胚胎和胎儿具有特异性作用时间并累及多个器官系统产生数种不同类型的畸形，如先天性风疹综合征等。这可能是由于这些所累及器官的致畸敏感期重叠，也可能是胚胎在这些器官的不同敏感期内持续接触有害因素的缘故。另外，出生缺陷的发生是一个非常复杂的过程，多种环境因素可以引起同一种畸形表现，某一种环境有害因素也可以引起多种类型的出生缺陷，如风疹病毒感染可同时引起白内障、先天性耳聋、先天性心脏病等多种严重畸形。

（六）环境因素对胎儿的发育有可逆和不可逆损伤

按有害环境因素损伤胎儿的恢复情况，环境因素对胎儿发育的损伤有可逆性毒作用和不可逆毒作用。在胎儿的生长发育过程中，存在着补偿性生长和修复机制，如胎儿接触的有害因素浓度低、时间短，损害只局限于少到中量的细胞，停止接触有害因素后其损伤作用可逐渐消退，对发育不会有明显的影响。如胎儿期母体短期接触有害物质使得发育个体生长受限或某器官组织生长缓慢等，多数属于可逆性损伤。而当损害波及较大数目的细胞时，就会出现胚胎的畸形或者死亡；即使停止接触有害物质，引起的损伤继续存在，甚至可进一步发展，如突变、致癌、神经元损伤、肝硬化等属于不可逆性损伤。不可逆性损伤又包括胚胎的致死性损伤（胚胎吸收、流产和死亡）和非致死性损伤（结构和功能缺陷），胚胎期接触有害因素或胎儿期接触有害物质剂量大、时间长，常产生不可逆性损伤。

第三节　环境因素对胎儿发育的损伤

环境因素对胎儿发育的损伤除了结构畸形、胚胎死亡和生长迟缓外，还可能引起新生儿的功能缺陷、精神行为异常及由于母体子宫内接触所致的肿瘤，其中结构畸形是胎儿发育损伤中发生率最高的先天缺陷。我国目前每年畸形儿的出生占所有新生儿的 4%～6%，而广东省及其周边地区的新生儿出生缺陷发生率比十年前翻了一番，且珠江三角洲 9 个城市的出生缺陷率是周围城市的 4 倍多。

从胚胎发育和病理学角度，环境因素引起的先天畸形可分为如下 9 大类：①发育不全：指发育失败或未能发育，如肾发育不全、无眼畸形等；②发育不良：指发育过早停止，如腭裂畸形、幼稚子宫等；③增生：发育过度，如多指（趾）畸形；④骨骼发育异常：如短（缺）肢畸形等；⑤遗迹结构残留：由于退化失败所致，如主动脉导管未闭、肛门闭锁等；⑥未分隔或管道未形成：如并指（趾）畸形、食道闭锁等；⑦神经管闭合不全：如脊柱裂等；⑧非典型分化：如骶尾畸胎瘤、神经胚细胞瘤等；⑨附件：器官形成多个发生中心或器官发生异位，如多乳头和输尿管异位畸形等。

环境因素的种类不同、作用时间和剂量不同，可以引起不同器官系统分化阶段的胚胎、胎儿不同类型的先天畸形。如环境因素中的化学毒物、药物、射线等均有可能使胚胎发育早期脑部停止发育、颅顶骨发育缺陷，导致无脑儿畸形；病毒感染、微波以及烟酒嗜好等可使早期发育的胚胎房、室间隔发育不全，导致房间隔缺损或室间隔缺损（表 11-2）。母亲妊娠期间长期大量服用维生素 A 可引起典型的畸形包括：中枢神经系统畸形、颅面畸形、心血管畸形等。孕妇妊娠中期或中期以后使用新双香豆素引起的胎儿出生缺陷累及多个系统，但以中枢神经系统畸形更多见，有脑积水、脑膨出、小头畸形、脑萎缩、胼胝体发育不全、癫痫发作、痉挛（强直）状态、张力减退、脊柱侧凸等。抗肿瘤药物氨基蝶呤引起的主要畸形有颅骨畸形、颜面部异常和四肢远端畸形等。二硫化碳引起的出生缺陷类型主要以先天性心脏病、中枢神经系统缺陷（大脑发育不全、无脑儿和脊柱裂）和腹腔缺陷（腹股沟疝和脐疝）为主，其次有消化系统缺陷、唇腭裂、四肢畸形、眼耳异常和生殖系统缺陷。大剂量核辐射和电离辐射（γ 射线和 X 线）可引起胎儿生长迟缓、大头畸形（图 11-5）、小头畸形和智力低下以及出生后肿瘤等。妊娠前 5 个月有发热史的孕妇后代中，发生率最高的先天畸形是：尿道下裂、先天性心脏病和小眼畸形。妊娠期风疹病毒感染导致胎儿心脏和血管畸形、眼睛损害、中枢神经系统异常、耳聋等。妊娠期巨细胞病毒感染则可引起肝脾肿大、小头畸形、视觉与听觉损害、牙齿缺损、生长迟缓等。弓形虫感染可导致胎儿生长受限、脑积水、小眼畸形、脉络膜视网膜炎等。人类免疫缺陷病毒（HIV）感染可引起生长受限、小头畸形、多种面部畸形、脑和神经系统损害和神经行为发育的异常。此外，有些环境因素对胎儿的损伤不在出生时显现出来，而是存在长期效应，需要若干年后才变得明显，有些效应可能在晚年导致衰老和器官衰竭。大鼠妊娠后期高剂量的乙醇暴露，导致子代寿命缩短，雌性的寿命缩短 20 周，雄性的缩短 7 周。

表 11-2　主要器官系统常见畸形

系统	畸形	特点	形成原因
口面部	唇裂	上唇呈缺口	上颌突未与内侧鼻突愈合
	腭裂	腭板发育不全，口鼻腔未分开	两侧腭板未在中线愈合
	异位牙	某一臼齿不发生在齿槽内	臼齿移位到腭骨
消化系统	食管狭窄或闭锁	婴儿吮奶后立即吐出	增厚食管上皮未消失或只部分消失
	十二指肠狭窄或闭锁	婴儿吮奶后不久吐出	增厚十二指肠上皮未消失或只部分消失
	先天性脐疝	婴儿出生后脐处有大囊，内含有消化管道	生后肠襻未退回腹腔，脐腔未封闭
	脐粪瘘	婴儿出生后脐处漏粪（小肠内容物）	出生时卵黄蒂仍存留为管状
	肛门闭锁	婴儿出生后无肛门	肛膜未破或原肛与后肠末端之间中胚层组织过厚
	内脏易位	内脏器官均与正常位置相反	消化管逆向扭转，常使所有内脏器官均位置相反
泌尿系统	马蹄肾	二肾尾侧合并	二肾由盆部上升时受阻，尾侧合并如马蹄状
	易位肾	肾居骨盆	肾未上升至腰处
	多囊肾	肾表面有大小不同的突起，切面呈现大小不同的囊泡	肾单位与集合管未接通，尿不能排出，肾小管膨大形成许多囊

续表

系统	畸形	特点	形成原因
泌尿系统	脐尿瘘	出生后脐处漏尿	脐尿管未闭合
	膀胱直肠瘘	膀胱与直肠相通	直肠与尿生殖窦分隔不全
	膀胱外翻	膀胱黏膜外翻,露在腹壁外面	腹壁发育不全,泄殖腔未缩小
	尿道下裂	阴茎下面呈现一条长裂隙	尿道沟未闭合
生殖系统	隐睾	阴囊内无睾丸	睾丸未下降,停留在腹内或腹股沟处
	先天性腹股沟疝	部分消化管突入阴囊内	腹膜鞘突未闭
	双子宫双阴道	两个阴道两个子宫	两个米勒管未合并
	无阴道或阴道闭锁	阴道不通	米勒管下段为上皮细胞所堵塞
	假两性畸形	内生殖器与外生殖器性别不一致	性染色体畸变,雄激素分泌异常和干扰
	畸胎瘤	含有毛发、牙齿等的囊肿	三个胚层的组织混合在一起,未按胚胎发育规律进行发育
心血管系统	右位心	心移位到右侧,大血管一般也移位,常伴有内脏移位	同内脏移位
	房间隔缺损	左右房相通	第一、第二房间隔发育不全,或卵圆孔未闭
	室间隔缺损	左右室相通	室间隔发育不全
	动脉球不分隔	主动脉与肺动脉为一个通道	动脉球嵴未发生或发育不全
	主动脉与肺动脉转位	两个动脉的位置颠倒	动脉球嵴生长方向异常(未旋转)
	主动脉或肺动脉狭窄	主动脉特别细小或肺动脉特别细小	动脉球嵴的发生偏向一侧,造成两个血管粗细不一
	法乐氏四联症	同时存在肺动脉狭窄、室间隔缺损、主动脉骑跨在室间隔缺损处、右心室肥大	动脉球嵴偏位,室间隔发育不全
	动脉导管未闭	出生后动脉导管仍不闭合	主动脉与肺动脉血流相通
骨骼、肌肉系统	脊柱裂	背侧脊柱有裂口	有一段椎弓未耦合,多发生在腰骶部
	颅脊柱裂	颅与脊柱都呈现裂口,脑与脊髓均外露	严重的颅脊柱发育不全
	楔状头或尖头	头为楔状或圆锥形	颅骨缝愈合过早
	无肢畸形	只有躯干而无四肢	未发生肢芽
	短肢畸形	四肢特别短,上肢更短	肢芽发育不全
	并肢(鱼样)胎	两下肢合并在一起	下肢合并
	多指(趾)	手指或脚趾较正常者多	肢芽末端分叉增多
神经系统	脊膜或脊髓膨出	一般在腰骶部突出一囊,有的大如婴儿头,外面包以皮肤	这种膨出主要与脊柱裂伴随
	无脑儿	脑部只发育到神经板即停止	脑部停止发育的同时,颅顶骨亦有缺陷
	脑疝	颅后膨出一囊,有时甚至大于头部	颅骨发育不全,以致脑膜与脑膨出
	脑积水	胎头特别大	脑室阻塞,脑脊液循环障碍
	小脑小头	婴儿头特别小	骨缝愈合过早,脑部发育不全,头小于正常

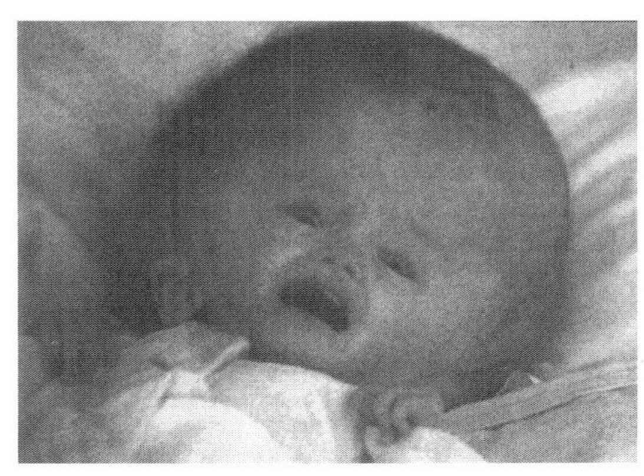

图 11-5　核污染造成的大头畸形

（引自 1993 年世界新闻摄影获奖作品）

随着 B 型超声波扫描在临床上的广泛应用、胎儿镜(fetoscope)检查采样、脐血管穿刺、羊膜腔穿刺和绒毛膜绒毛采样等产前诊断技术的不断改进，先天结构畸形儿的出生率有所下降，但有害因素对胎儿发育损伤导致的新生儿功能缺陷、精神行为异常甚至肿瘤尚需加强监护，有些有害因素对胎儿发育的损伤甚至延续到成年才会表现出来。羊膜腔穿刺术是指抽取妊娠 16～20 周羊水，利用羊水中的胎儿脱落细胞进行染色体检查，诊断性染色体连锁隐性遗传病，如血友病、红绿色盲等，或用于诊断酶缺失的胎儿代谢病，预测胎儿溶血症，羊水中 DNA 检测还可以用于诊断胎儿基因病。绒毛活体检查使得早孕期即可进行遗传病的产前诊断(prenatal diagnosis)，并比孕中期染色体异常的检出率高。胎儿脐血管穿刺术为胎儿染色体异常的快速诊断和胎儿宫内感染症的产前诊断提供了较好的技术方法。胎儿镜检查主要用于超声显像技术不能显示的胎儿微小畸形，观察胎儿体表、采取胎儿血样或采取胎儿皮肤标本及肝脏活检以诊断某些遗传病，如镰状贫血、地中海贫血、血友病、肌营养不良、多发性关节弯曲、腭裂及某些酶缺陷性疾病等。胎儿镜检查技术的不断完善推动了胎儿宫内治疗(fetal in utero treatment)学的发展，如先天性膈疝、唇、腭裂修补、部分脊柱裂、骶尾部畸胎瘤、双胎输血综合征、羊膜带综合征等先天畸形和缺陷，可以在子宫中进行胎儿手术治疗；胎儿宫内发育迟缓和贫血等，可以在宫内对胎儿进行输血、营养支持、造血干细胞移植或基因治疗(gene therapy)等，使一些可以纠正的胎儿畸形或发育异常在出生前就得到了治疗或手术，从而保证了更多正常新生儿的出生。

综上所述，胚胎、胎儿发育的不同阶段受环境因素作用后发生的效应是不同的。在胚胎早期发育阶段，超过一定剂量或强度(浓度)的物理、化学、生物因素，可引起胚胎降解，早早孕丢失。在胚胎的器官形成期，胚胎对外源性物质作用的感受性最强，环境毒物对胚胎的影响主要表现为结构畸形和修复损伤，易导致畸胎、死胎和流产。胎儿期阶段对环境因素的敏感性逐渐降低，此时期受环境有害因素影响，主要导致胎儿生长受限，出生低体重儿或影响出生后的神经行为发育。在胚胎、胎儿发育阶段，胚胎、胎儿对环境因素的敏感性较母体的高，环境毒物的剂量或强度(浓度)对母体尚未出现明显毒害作用时，已可能对胚胎、胎儿产生了损伤效应。

（王玉霞）

参考文献

保毓书. 2002. 环境因素与生殖健康. 北京：化学工业出版社

曹泽毅. 2004. 中华妇产科学. 北京：人民卫生出版社

付立杰，阎云，张红恩. 1996. 畸胎学. 上海：上海科技教育出版社

刘高金，张佩珠. 2001. 现代优生学. 北京：中国人口出版社

孟紫强. 2003. 环境毒理学. 北京：中国环境科学出版社

王簃兰,蒋学之,顾祖维. 1994. 环境与生殖. 上海:上海医科大学出版社

王玉霞,谢杏美,朱伟杰. 2010. 肥胖与非肥胖多囊卵巢综合征患者血清 TNF-α 水平的比较. 生殖与避孕,30 (10): 675-678

王振刚. 2001. 环境医学. 北京:北京医科大学出版社

吴刚,伦玉兰. 2000. 中国优生科学. 北京:科学技术文献出版社

杨云衣. 2008. 生长与发育. 北京:人民卫生出版社

曾北危,姜平. 2005. 环境激素. 北京:化学工业出版社

庄志雄. 2006. 靶器官毒理学. 北京:化学工业出版社

Alfonso-Loeches S, Guerri C. 2011. Molecular and behavioral aspects of the actions of alcohol on the adult and developing brain. Crit Rev Clin Lab Sci,48(1):19-47

Aschner M, Jiang GC. 2009. Toxicity studies on depleted uranium in primary rat cortical neurons and in Caenorhabditis elegans: what have we learned? J Toxicol Environ Health B Crit Rev,12(7):525-539

Floyd RL,O'Connor MJ, Sokol RJ, et al. 2005. Recognition and prevention of fetal alcohol syndrome. Obstet Gynecol, 106(5 Pt 1):1059-1064

Flynn MR, Susi P. 2009. Neurological risks associated with manganese exposure from welding operations--a literature review. Int J Hyg Environ Health,212(5): 459-469

Golub MS, Wu KL, Kaufman FL, et al. 2010. Bisphenol A: developmental toxicity from early prenatal exposure. Birth Defects Res B Dev Reprod Toxicol,89(6): 441-466

Grant TM, Huggins JE, Sampson PD, et al. 2009. Alcohol use before and during pregnancy in western Washington, 1989-2004: implications for the prevention of fetal alcohol spectrum disorders. Am J Obstet Gynecol, 200(3):278. e1-8

Klaassen CD. 2001. Casarett and Dooull's Toxicology. 6th. McGraw-Hill Press

Masuo Y, Ishido M. 2011. Neurotoxicity of endocrine disruptors: possible involvement in brain development and neurodegeneration. J Toxicol Environ Health B Crit Rev,14(5-7):346-369

McGowan JE, Alderdice FA, Holmes VA, et al. 2011. Early childhood development of late-preterm infants: a systematic review. Pediatrics,127(6):1111-1124

Newbold RR, Jefferson WN, Padilla-Banks E. 2009. Prenatal exposure to bisphenol a at environmentally relevant doses adversely affects the murine female reproductive tract later in life. Environ Health Perspect,117(6):879-885

Newbold RR. 2008. Prenatal exposure to diethylstilbestrol (DES). Fertil Steril,89(2 Suppl):e55-56

Perera F, Herbstman J. 2011. Prenatal environmental exposures, epigenetics, and disease. Reprod Toxicol, 31(3): 363-373

Perera FP,Rauh V, Whyatt RM, et al. 2005. A summary of recent findings on birth outcomes and developmental effects of prenatal ETS, PAH, and pesticide exposures. Neurotoxicology,26(4):573-587

Richter CA, Birnbaum LS, Farabollini F, et al. 2007. In vivo effects of bisphenol A in laboratory rodent studies. Reprod Toxicol,24(2):199-224

Simkó M, Mattsson MO. 2010. Risks from accidental exposures to engineered nanoparticles and neurological health effects: a critical review. Part Fibre Toxicol,7:42

Wakefield I, Stephens S, Foulkes R, et al. 2011. The use of surrogate antibodies to evaluate the developmental and reproductive toxicity potential of an anti-TNFalpha PEGylated Fab' monoclonal antibody. Toxicol Sci,122(1):170-176

Wigle DT, Arbuckle TE, Turner MC, et al. 2008. Epidemiologic evidence of relationships between reproductive and child health outcomes and environmental chemical contaminants. J Toxicol Environ Health B Crit Rev, 11(5-6): 373-517

中英文索引